JAHRBUCH
LITERATUR UND MEDIZIN
Beihefte

Herausgegeben von
FLORIAN STEGER

Band 9

Gesundheit als Metapher

Herausgegeben von

AMELIE BENDHEIM und
JENNIFER PAVLIK

Universitätsverlag
WINTER
Heidelberg

Bibliografische Information der Deutschen Nationalbibliothek
Die Deutsche Nationalbibliothek verzeichnet diese Publikation in der Deutschen Nationalbibliografie; detaillierte bibliografische Daten sind im Internet über *http://dnb.d-nb.de* abrufbar.

ISBN 978-3-8253-4806-9

Imprimé en Allemagne · Printed in Germany
Umschlaggestaltung: Klaus Brecht GmbH, Heidelberg
Druck: Memminger MedienCentrum, 87700 Memmingen

Gedruckt auf umweltfreundlichem, chlorfrei gebleichtem und alterungsbeständigem Papier

Den Verlag erreichen Sie im Internet unter:
www.winter-verlag.de

Inhalt

Amelie Bendheim/Jennifer Pavlik

Gesundheit als Metapher. Über die ästhetischen Dimensionen eines nicht nur medizinischen Begriffs

Ein Bild hielt uns gefangen. Und heraus konnten wir nicht, denn es lag in unserer Sprache.[1]

Susan Sontag hat mit ihrem weltbekannten Essay *Krankheit als Metapher* (1978) eine breite Öffentlichkeit dafür sensibilisiert, welche Probleme und Gefahren auftreten, wenn sprachliche Bilder herangezogen werden, um die Entstehung und den Verlauf von Krankheiten zu beschreiben. Ihr zufolge „wird die romantische Vorstellung, daß die Krankheit den Charakter ausdrückt, unweigerlich zu der Behauptung erweitert, der Charakter verursache die Krankheit – weil er sich nicht ausgedrückt hat."[2] Durch diese implizite Verkettung werde eine Schuldzuweisung vorgenommen, die die betroffenen PatientInnen in die Verantwortung nehme, indem sie sie zu VerursacherInnen ihres Leids erkläre und dadurch doppelt belaste. Sontag spricht sich daher dafür aus, Krankheit *nicht* als Metapher zu begreifen; „die ehrlichste Weise, sich mit ihr auseinanderzusetzen – und die gesündeste Weise, krank zu sein – [besteht] darin [...], sich so weit wie möglich von metaphorischem Denken zu lösen, ihm größtmöglichen Widerstand entgegenzusetzen."[3] Nur so könne das Leid der Krankheit als medizinische Tatsache begriffen und damit als persönliches Schicksal ertragen werden.

Sontags Appell, Krankheiten jenseits ihrer Metaphorizität zu reflektieren und dadurch auf die ‚gesündeste Weise krank zu sein', impliziert eine weiter reichende Frage, auf die sie in ihrer Schrift nicht eigens eingeht und die auch in der Folge lange Zeit unbeachtet geblieben ist: Was bedeutet es eigentlich, *gesund* zu sein, und welche imaginativen Bilder, welche Metaphern, werden mit der Vorstellung von Gesundheit verknüpft?

Auch in den Human- und Geisteswissenschaften standen in den letzten Jahren und Jahrzehnten vor allem die Erforschung von ‚Krankheit' und die mit ihr verbundenen Assoziationen und Vorstellungsbilder im Fokus.[4] In diesem Zusammenhang wurden auch

1 Ludwig Wittgenstein: *Philosophische Untersuchungen*, in: ders., *Werkausgabe. Bd. 1*, Frankfurt a. M. 1984, S. 225–589, hier § 115.

2 Susan Sontag: *Krankheit als Metapher*, Frankfurt a. M. 1989, S. 56.

3 Ebd., S. 5. Für eine detailliertere Ausführung der Kritik siehe: Amelie Bendheim/Jennifer Pavlik: *Einleitung*, in: *Figurationen von Krankheiten. Chancen und Grenzen der Ästhetisierung*, hg. von dens., Heidelberg 2019, S. 7–17.

4 Vgl. exemplarisch *Figurationen von Krankheiten*, hg. von Bendheim/Pavlik (Anm. 3); *Krank geschrieben. Gesundheit und Krankheit im Diskursfeld von Literatur, Geschlecht und Medizin*, hg. von Rudolph Käser/Beate Schappach, Bielefeld 2014; *Krankheit schreiben. Aufzeichnungs-*

die ästhetischen Dimensionen von ‚Krankheit' analysiert und es wurde dargelegt, welche sprachlichen Bilder mit den verschiedenen Krankheiten verknüpft sind. Inzwischen ist auch der Gesundheitsbegriff als eigenständige Reflexionsfolie ins Blickfeld der wissenschaftlichen Forschung geraten, Bezugnahmen auf seinen metaphorischen Gehalt sind bisher jedoch eher die Ausnahme.[5] Dies erstaunt insbesondere, da Metaphern aus dem semantischen Feld der Gesundheit in der gegenwärtigen Alltagskultur zunehmend an Präsenz gewinnen. Sie mischen sich etwa in Verlautbarungen von vermeintlichen Vorbildern, die Ernährungs- und Fitnesstrends propagieren und Auskunft darüber geben, welche Vorstellungen mit einem gesunden Leben verknüpft werden sollten. Die diesen Bildern zugrunde liegenden Gesundheitsclaims finden sich in nahezu allen Formen der öffentlichen Kommunikation, sie bestimmen die Werbung, deren Produkte, die auch und vor allem mit Blick auf ihre gesundheitsfördernde Wirkung angepriesen werden, sie sind Gegenstand von Ratgeberliteratur und füllen in kaum mehr überschaubarem Maß die Regale der (digitalen) Buchauslagen – *Public Health* ist inzwischen ein Geschäftsmodell.

‚Gesundheit' wird jedoch nicht nur als individuelles oder soziokulturelles (Lebens-)Ziel vermarktet, sondern auch von der Politik als Kollektivziel eines prosperierenden Staates verstanden und gefördert, wie unter anderem in der aktuellen Diskussion um die Einführung eines Nutri-Scores deutlich wird, der die Nährstoffzusammensetzung von Lebensmitteln anzeigen soll, oder sich in der kontrovers geführten Debatte rund um die präventive Covid-19-Impfung zeigt – „Health, it seems, has become a ubiquitous motive in our culture."[6] Wie Sarah Nettleton in ihrem Werk *Sociology of Health and Illness* (2013) beschreibt, haben die meisten Menschen vor rund 50 Jahren im Zusammenhang mit Krankheit oder Gesundheit noch vornehmlich an MedizinerInnen und Krankenhäuser gedacht. Inzwischen mischen sich Vorstellungen von gesunder Ernährung, von Vitaminen, Pillen, Sport und seelischem *well-being* in diese Imaginationen und nehmen vermehrt Einfluss auf die alltägliche Lebensführung.[7] Dass diese Verschiebung sich auch im Verständnis von Gesundheit niederschlägt, beschreibt Simon Sauter, indem er darauf hinweist, dass Gesundheitsvorstellungen vor der Schwelle zum 20. Jahrhundert noch Ausdruck der „Funktionsfähigkeit des menschlichen Körpers, seiner Arbeitsfähigkeit", wa-

verfahren in Medizin und Literatur, hg. von Yvonne Wübben/Carsten Zelle, Göttingen 2013; *Endliches Leben. Interdisziplinäre Zugänge zum Phänomen der Krankheit*, hg. von Markus Höfner/Stephan Schaede/Günter Thomas, Tübingen 2010; *Rhetorics of Bodily Disease and Health in Medieval and Early Modern England*, ed. by Jennifer C. Vaught, Farnham 2010; *Kunst und Krankheit. Studien zur Pathographie*, hg. von Matthias Bormuth/Klaus Podoll/Carsten Spitzer, Göttingen 2007; *Epochen/Krankheiten. Konstellationen von Literatur und Pathologie*, hg. von Frank Degler/Christian Kohlroß, St. Ingbert 2006; *Repräsentationen. Medizin und Ethik in Literatur und Kunst der Moderne*, hg. von Bettina von Jagow/Florian Steger, Heidelberg 2004; *Krankheit verstehen. Interdisziplinäre Beiträge zur Sprache in Krankheitsdarstellungen*, hg. von Gisela Brünner, Bielefeld 2002; Ralph Driever: *Krankheit und Gesundheit in der Kunst. Der ästhetische Ausdruck als Lebens- und Zeitdiagnose*, Essen 1989; Thomas Anz: *Gesund oder krank? Medizin, Moral und Ästhetik in der deutschen Gegenwartsliteratur*, München 1989.

5 Vgl. exemplarisch die im Herbst 2018 an der Universität Freiburg abgehaltene Tagung *Gesundheit erzählen. Ästhetik, Performanz und Ideologie seit 1800.*

6 Sarah Nettleton: *Sociology of Health and Illness*, Cambridge 2013, S. 1.

7 Vgl. ebd. sowie hierzu insbesondere Simon Sauter: *Im Namen der Gesundheit. Gesundheitsförderung an Schulen zwischen Disziplinierung und Ermächtigung. Eine soziologische Studie*, Bielefeld 2017, S. 22 f.

ren, während sich danach die Idee einer „absoluten Gesundheit" durchgesetzt habe.[8] Der semantische *turn* zeigt sich auch in der Neuausrichtung des medizinischen Diskurses, der neben der Pathogenese auch und zunehmend auf die Salutogenese ausgerichtet ist und damit die Frage, wie Gesundheit gefördert werden kann, zum Ausgangspunkt medizinischer Behandlungen nimmt.[9] Wie auch immer man zu diesen Entwicklungen stehen mag, westliche Gemeinschaften scheinen sich immer mehr zu „Gesundheitsgesellschaft[en]"[10] zu entwickeln.

Auch wenn sich die Vorstellungsbilder von Gesundheit deutlich gewandelt haben, ist das Streben nach einem möglichst gesunden Leben keine Erscheinung des 21. Jahrhunderts – es lässt sich bis zu den Anfängen der Menschheitsgeschichte zurückverfolgen, sodass das Nachdenken über Gesundheit als „anthropologische Grundkonstante"[11] begriffen werden kann. Überblickt man diesen Diskurs, lassen sich die jeweiligen Gesundheitskonzepte, die im Lauf der Zeit entwickelt und mitunter wieder verworfen worden sind, als „Variationen oder Kombinationen einer überschaubaren Zahl von Grundgedanken" erfassen, „die seit Tausenden von Jahren in unterschiedlichsten Verkleidungen wiederkehren."[12] So ist Gesundheit je nach betrachtetem Zeitraum und je nach soziokultureller Lokalisierung zu verstehen als

> Harmonie verschiedener Teile und Funktionen eines Ganzen, als Kampf zwischen entgegengesetzten Mächten oder Prinzipien, als Moment eines dialektischen Prozesses, in dem Gesundheit und Krankheit sich gegenseitig bedingen, als Hierarchie von Teilen und Funktionen verschiedener Ebenen, als Potentialität, also Vermögen bzw. Tauglichkeit zu etwas, als Transzendenz bzw. Überschreitungsbewegung hin zu einem höheren, geistigen Zustand, als Autonomie oder Tugend, das heißt Resultat eigenverantwortlichen Handelns, als kausaler Wirkmechanismus bzw. optimales Ineinandergreifen mechanischer Prozesse, als Organisation, etwa als Ergebnis staatlicher Planung und Gesundheitspolitik, und unter den Bedingungen postmoderner Pluralität und Heterogenität als je eigenes, vom individuellen Kontext abhängiges Konzept, das nicht mehr verallgemeinert werden kann.[13]

Auch die leitende Bestimmung der Weltgesundheitsorganisation aus dem Jahr 1946 lässt sich in das Spektrum dieser Definitionsansätze einordnen: Sie definiert ‚Gesundheit' als „ein[en] Zustand des vollständigen körperlichen, geistigen und sozialen Wohlergehens und nicht nur [als] das Fehlen von Krankheit oder Gebrechen"[14] und rekurriert damit auf

8 Ebd., S. 24. Vgl. hierzu insbesondere *Gesundheitskonzepte im Wandel: Geschichte, Ethik und Gesellschaft*, hg. v. Daniel Schäfer/Andreas Frewer/Eberhard Schockenhoff/Verena Wetzstein, Stuttgart 2008.

9 Vgl. Aaron Antonovsky: *Salutogenese. Zur Entmystifizierung der Gesundheit*, Tübingen 1997.

10 Sauter: *Im Namen der Gesundheit* (Anm. 7), S. 25.

11 Christoph Klotter: *Einleitung*, in: *Wandel der Gesundheits- und Krankheitsvorstellungen*, hg. von Elmar Brähler/Hans-Wolfgang Hoefel/dems., Lengerich 2018, S. 9–15, hier S. 9.

12 Josef M. Schmidt: *Gesundheit als Leitbegriff*, in: *Wandel der Gesundheits- und Krankheitsvorstellungen*, hg. von Brähler/Hoefel/Klotter (Anm. 11), S. 44–56, hier S. 44.

13 Ebd.

14 *Übersetzung. Verfassung der Weltgesundheitsorganisation*, unterzeichnet in New York am 22. Juli 1946, Stand am 6. Juli 2020, https://www.admin.ch/opc/de/classified-compilation/19460131/202007060000/0.810.1.pdf (letzter Zugriff 01.04.2021), S. 1.

die ursprüngliche Vorstellung, ‚gesund' sei dasjenige, das ‚vollständig' sei: „Das *erste* Gesunde (und also das *Maß* der G.) ist das Ganze – die Welt. Zu ihrer G. gehören Gesundsein *und* Kranksein der Einzelwesen, zu ihrem (unzerstörbaren) Leben *Leben und Tod.*"[15] Im Hintergrund dieses kosmologischen Gedankens steht die Annahme, dass Gesundheit auf eine ursprüngliche Einheit verweist, die einzelne Krankheiten dialektisch in ihre Wesenheit zu integrieren vermag. Gesundheit im Sinne eines Zustandes der Harmonie ist im Verlauf der Medizingeschichte, von der Humoralpathologie bis ins 21. Jahrhundert, für den Gesundheitsbegriff prägend, auch wenn das Konzept im Lauf der Zeit zahlreiche Veränderungen erfährt.[16] Neu an der Definition der WHO ist, dass sie in das ‚harmonische Grundverständnis' nicht nur biologische, sondern auch soziale und psychologische Aspekte einbindet und dadurch Gesundheit nicht allein auf Basis messbarer Laborparameter betrachtet, sondern die subjektive Wahrnehmung als Teilbestimmung von Gesundheit einbezieht. Gleichzeitig scheint die Definition insofern ungenügend, als sie den Einfluss kultureller Faktoren auf Gesundheitsvorstellungen nicht angemessen berücksichtigt und dadurch ein allzu utopisches Ideal von Gesundheit entwirft.

Betrachtet man das Gros der Gesundheitsvorstellungen vor dem Hintergrund der Bandbreite der Bestimmungsansätze, die im Verlauf der Zeit deutliche Inhaltsverschiebungen erfahren haben, drängt sich der Verdacht auf, dass es eine „Gesundheit an sich" nicht gibt „und alle Versuche, ein Ding derart zu definiren, [...] kläglich missrathen",[17] wie Nietzsche betont hat: „Es kommt auf dein Ziel, deinen Horizont, deine Kräfte, deine Antriebe, deine Irrthümer und namentlich auf die Ideale und Phantasmen deiner Seele an, um zu bestimmen, *was* selbst für deinen *Leib* Gesundheit zu bedeuten habe."[18] Auch wenn man Nietzsche nicht darin folgen mag, ‚Gesundheit' so stark zu subjektivieren, dass der Begriff sich letztlich auflöst, so scheinen Vorstellungen von Gesundheit die jeweilige kulturelle Situiertheit einer Gemeinschaft widerzuspiegeln und kulturelle Faktoren Einfluss darauf zu nehmen, was zu welcher Zeit als ‚gesund' gilt. Denn „[m]it ihren Gesundheits- und Krankheitsvorstellungen verständigt sich eine bestimmte Kultur [auch; d. Verf.] über sich selbst."[19] Dies lässt sich beispielhaft an der Vorstellung eines gesunden Körpers ablesen, der bestimmten Anforderungen entsprechen sollte: Während Körper in Europa gegenwärtig bis zu einer gewissen Gewichtsgrenze als ‚gesund' bezeichnet werden, gelten für andere kulturelle Gemeinschaften andere Maßstäbe. Hier liegen unterschiedliche kulturelle Schönheitsideale vor, die Einfluss auf die jeweilige Vorstellung von Gesundheit

15 *Historisches Wörterbuch der Philosophie*, Bd. 3, hg. von Joachim Ritter/Karlfried Gründer/Gottfried Gabriel, Basel 1974, s. v. Gesund, Gesundheit, S. 559 ff., hier S. 559, Hervorhebung im Original.

16 Vgl. Brähler/Hoefert/Klotter (Hg.): *Wandel der Gesundheits- und Krankheitsvorstellungen* (Anm. 11); Johannes Kiesel: *Was ist krank? Was ist gesund? Zum Diskurs über Prävention und Gesundheitsförderung*, Frankfurt. a.M. 2012; *Literatur und Medizin. Ein Lexikon*, hg. von Bettina von Jagow/Florian Steger, Göttingen 2005, s. v. Gesundheit und Krankheit, S. 299–304.

17 Friedrich Nietzsche: *Die fröhliche Wissenschaft* [1887], in: ders.: *Kritische Studienausgabe, Bd. 3: Morgenröte. Idyllen aus Messina. Die fröhliche Wissenschaft*, hg. von Giogio Colli/Mazzino Montinari, München 2003, S. 343–642, hier S. 477.

18 Ebd., Hervorhebung im Original.

19 Christoph Klotter: *Einleitung*, in: *Wandel der Gesundheits- und Krankheitsvorstellungen*, hg. von Brähler/Hoefel/dems. (Anm. 11), S. 9–15, hier S. 9.

nehmen.[20] *Ex negativo* kann eine Reflexion darüber, was in spezifischen Regionen, sozialen Schichten und kulturellen Gruppierungen als ‚gesund' gilt, Aufschluss darüber geben, wie eine Gesellschaft ‚tickt', welche Normen, Werte und Maßstäbe sie mit einem guten, gelingenden und damit gesunden Leben verbindet.

Diese Perspektive wollen wir in der vorliegenden Publikation genauer in den Blick nehmen und nach den Einflüssen von (Sprach-)Bildern auf unsere Vorstellung von Gesundheit fragen, um ein Verständnis davon zu entwickeln, inwiefern der Begriff der Gesundheit auch durch Metaphern formiert wird.

Menschen verwenden seit jeher Wörter aus dem semantischen Feld ‚Gesundheit', um ihr körperliches oder psychisches Befinden zu artikulieren, und sie übertragen diese Begriffe auf andere Bereiche, wenn sie von einem ‚gesunden Volkskörper' sprechen oder an den ‚gesunden Menschenverstand' appellieren. Entgegen dem landläufigen Verständnis von Metaphern, dem zufolge sprachliche Bilder vorrangig in literarischen Werken vorkommen und als rhetorische Mittel dazu beitragen, eine übertragene Bedeutung (*metaphorà*, griech.: Übertragung) zu generieren, spricht vieles dafür, ihnen eine weitreichendere Funktionalität einzuräumen: So argumentieren etwa Georg Lakoff und Mark Johnson in ihrem Werk *Leben in Metaphern. Konstruktion und Gebrauch von Sprachbildern*[21] dafür, dass Metaphern sowohl unser Denken strukturieren als auch unser Handeln leiten:

> Unser alltägliches Konzeptsystem, nach dem wir sowohl denken als auch handeln, ist im Kern und grundsätzlich metaphorisch. Konzepte, die unser Denken strukturieren, sind nicht auf den intellektuellen Bereich begrenzt. Sie lenken auch unser nichtreflektiertes Alltagshandeln bis in die prosaischsten Einzelheiten. Unsere Konzepte strukturieren das, was wir wahrnehmen, wie wir uns in der Welt bewegen und wie wir uns auf andere Menschen beziehen. Folglich spielt unser Konzeptsystem bei der Definition unserer Alltagsrealität eine zentrale Rolle. Wenn, wie wir annehmen, unser Konzeptsystem zum größten Teil metaphorisch angelegt ist, dann ist unsere Art zu denken, unser Erleben und unser Alltagshandeln weitgehend eine Sache der Metapher.[22]

Die Beeinflussung unseres Denk- und Handlungsradius wirkt sich auch auf unsere Wertungskategorien aus: Metaphern haben Anteil daran, wie wir die Welt und uns selbst wahrnehmen und mit welchen Emotionen wir unsere Wahrnehmungen verbinden.[23]

20 Damit ist nicht besagt, dass, neben kulturellen Deutungsmustern, Körperzustände im medizinischen Fachbereich nicht auch nach objektivierbaren Parametern als krank bzw. gesund klassifiziert werden können. Beide Deutungsansätze, der kulturelle wie der fachwissenschaftlich-medizinische, sind wiederum in Bezug aufeinander zu betrachten.

21 George Lakoff/Mark Johnson: *Leben in Metaphern. Konstruktion und Gebrauch von Sprachbildern*, Heidelberg 2018, S. 11.

22 Ebd.

23 Diese Mechanismen sind im Übrigen auch im medizinischen Diskurs am Werk, da sich die „[ä]rztliche Praxis […] auf der Basis von Metaphern [generiert]": „Ob es sich um den ersten Blick handelt, den ÄrztInnen auf ihre PatientInnen werfen, um eine Vermutungsdiagnose, um die Auswahl diagnostischer Verfahren und therapeutischer Instrumente oder um die Gestaltung der Arzt-Patient-Beziehung, all dies erklärt sich aus den Implikationen metaphorischer Konzepte, die der jeweiligen Praxis zugrunde liegen." Christina Schachtner: *Ärztliche Praxis. Die gestaltende Kraft der Metapher*, Frankfurt a. M. 1999, S. 13.

Der vorliegende Sammelband nimmt diese ästhetisch-kulturellen Dimensionen von ‚Gesundheit' in den Blick, indem elf interdisziplinäre Beiträge aus den *Humanities* über die Frage reflektieren, was Menschen zu unterschiedlichen Zeiten unter ‚Gesundheit' verstanden haben und mit welchen sprachlichen Bildern sie versucht haben, die semantischen Leerstellen, die der Begriff mit sich führt, zu füllen. Anhand beispielhafter Analysen zeigen sie, welche Gesundheitsmetaphern in den jeweiligen Disziplinen verwendet werden und welche Bedeutungen sich mit ihnen verknüpfen; sie vermitteln einen fachlich fundierten Eindruck von der Präsenz und der realitätsstiftenden Kraft von Gesundheitsmetaphern.

Übersicht der Beiträge

Katharina Grätz und *Sebastian Kaufmann* analysieren die Gesundheitsmetaphorik im literar-philosophischen Werk Friedrich Nietzsches, was insofern einen neuen Zugriff eröffnet, als die Nietzsche-Rezeption (wie auch die mitunter kulthafte Verehrung des Dichterdenkers) bis dato zumeist mit dessen spektakulärer Krankengeschichte verbunden wurde. Dass hingegen auch Reflexionen über Gesundheit, deren Wert und Bedeutung, maßgeblich Einfluss auf Nietzsches Philosophie und Metaphysikkritik genommen haben, zeigen die AutorInnen in einem *close reading* von *Also sprach Zarathustra*. Sie legen dar, inwiefern die Begriffe ‚Krankheit' und ‚Gesundheit' in Nietzsches populärstem Werk interagieren, beleuchten ihren ‚schillernden' Sinngehalt und decken das kulturkritische Potenzial auf, das mit der kalkulierten metaphorischen Funktionalisierung einhergeht.

Auch in der mittelalterlichen Literatur können metaphorische Darstellungen von Heilung und Genesung als wiederkehrende und in der Vorstellungswelt der Rezipierenden fest verankerte Motivkomplexe gelten. *Sonja Kerth* nimmt sie exemplarisch in den Blick und zeigt, welchen religiös-theologischen, humanpathologisch-medizinischen, sozialen und ästhetischen Diskursen der Vormoderne die dabei evozierten Bilder und Redeweisen entstammen. Zwei prominenten Heilungen wendet sich die Autorin genauer zu – der Genitalverletzung des Gralskönigs Anfortas aus Wolframs von Eschenbach *Parzival* sowie der *miselsuht* (dem Aussatz) Heinrichs in Hartmanns von Aue gleichnamigem Roman. In ihrer Analyse deckt Kerth auf, was sich aus den Narrationen der Genesung in Bezug auf die Vorstellung von idealer Herrschaft, gesellschaftlicher Ordnung sowie eines rechten, harmonischen Lebens ableiten lässt.

Yvonne Ilg setzt an der Schnittstelle zwischen linguistischem und medizinischem Diskurs an, indem sie erörtert, wie der medizinische Diagnoseterminus ‚Schizophrenie' in metaphorisch-metonymischer Verwendung in den alltäglichen Sprachgebrauch integriert wird. Seine Übertragung in neue Gebrauchskontexte transportiert unter anderem implizite Vorstellungen von Gesundheit und Normalität, ist aber auch mit Blick auf Rückwirkungen auf die medizinische Fachterminologie zu problematisieren. Ilgs Überlegungen zu Metaphern der Schizophrenie basieren auf einem umfangreichen Textkorpus (darunter Tageszeitungen, Literatur- und Kulturzeitschriften sowie Protokolle parlamentarischer Debatten), das etablierte Gebrauchsmuster des aktuellen öffentlichen Diskurses erfasst.

Auch in der politischen Rhetorik spielen Metaphern seit jeher eine besondere Rolle, wie *Karin Bischof* anhand der Metaphern des Staatsschiffs (Platon) und des Leviathans (Hobbes) beispielhaft ins Gedächtnis ruft. Im Rahmen ihrer Analyse erforscht sie insbesondere die Frage, welche Bedeutungsebenen den Vorstellungen von Gesundheit in politischen Körpermetaphern zukommt und wie diese mit Imaginationen eines prosperierenden Staates und von politischer Macht in Verbindung stehen. Die Analyse führt Bischof zu der Frage, wie sich unter den Bedingungen von Transnationalisierung und Globalisierung die Vorstellung von Kollektivkörpern verändert.

Der Beitrag *Felix Tirschmanns* führt diese Reflexionen zur Bedeutung von Metaphern im politischen Diskurs in anderer Perspektive fort, indem er die Gesundheitsmetaphorik im Kontext der aktuellen Covid-19-Pandemie und mit einem soziologischen Erkenntnisinteresse betrachtet. Am Beispiel der metaphorischen Sprache Donald Trumps sowie des NRW-Ministerpräsidenten Armin Laschet bestimmt Tirschmann Funktionen und Wirkungen von sprachpolitisch motivierten Metaphern und analysiert die ‚Politik der Metaphorik' im Hinblick auf die Interaktion von gesundheitsbezogener Krisenkommunikation, Gesellschaftsbildern und Machtinteressen.

Die sich anschließenden Beiträge befragen Gesundheitsmetaphern hinsichtlich ihres Potenzials zur Konstruktion eines noch gesunden bzw. bereits erkrankten Selbst: Lässt sich Metaphern eine ‚gesundheitsfördernde' Wirkung zuschreiben? *Mona Baie* diskutiert diese Frage auf der Basis von Susan Sontags einflussreichem Werk *Illness as Metaphor* (1978) und reflektiert weiterführend, inwiefern sich populäre Metaphern aus dem journalistischen Bereich von solchen im Medium des Tagebuchs unterscheiden. Der Beitrag fokussiert die Konzeptualisierung von Krebs im Magazin *Der Spiegel* sowie in zwei Krebstagebüchern (Schlingensief, Herrndorf) und schließt mit einem Plädoyer für den fruchtbaren, wenn nicht gar notwendigen Einsatz von (Gesundheits-)Metaphern in der medizinischen Therapie.

Irene Poczka verbindet ihre Forschungsinteressen auf dem Gebiet der Gesundheitspolitik, der Wissenstheorie und der Diskursgeschichte, um sich der Bedeutung von Gesundheitsmetaphern für ein gesundes Selbst zu widmen. Ausgehend von Foucaults Verständnis antiker Selbstpraktiken geht die Autorin der Frage nach, welchen Einfluss das Ideal eines gesunden Lebens auf die Teilhabe am Gemeinwesen hat und, vice versa, inwiefern Regierungen diese Vorstellungen nutzen können, um politische Macht auszuüben. Hierfür analysiert Poczka Schlüsselmomente der Herausbildung moderner Selbstpraktiken und macht deutlich, dass sich die philosophische Reflexion des ‚gesunden Selbst' im spannungsvollen Kontrast zwischen individuellen Verstandeskräften, menschlicher Freiheit und Vernunft auf der einen sowie machtpolitischen Fragestellungen auf der anderen Seite zu bewegen hat.

Der ‚symptomfreie Virusträger' bildet im Beitrag *Claus Zittels* den Ausgangspunkt, um die vermeintlich objektive Distinktion zwischen ‚gesund' und ‚krank' einer kritischen Betrachtung zu unterziehen und darzulegen, inwiefern die Einordnung als ‚gesund' bzw. ‚krank' von kulturellen und sozialen Faktoren sowie von unserer Weltanschauung abhängt. Zittel referiert hierzu auf das Werk des Mikrobiologen Konrad Fleck (1896–1961), der als einer der ersten erkannt habe, dass auch naturwissenschaftliche Tatsachen nicht als objektive Wahrheiten betrachtet werden können. Im Rekurs auf Fleck kann gezeigt werden, wie sich Begriffe, Metaphern und Vorstellungen von Gesundheit zu Denkmustern und ‚objektiven Bildern' verfestigen, die bis heute das medizinische Fachvokabular prägen. Flecks Anspruch, ‚Krankheit' als ‚Verlaufsform' zu begreifen, wie auch sein Plädoyer für eine Beschreibungssprache, die ohne polare Denkmuster auskommt, scheint den medizinischen Diskurs bis heute herauszufordern.

Dies legt auch der Beitrag von *Kirsten Brukamp* nahe, in dem die Verfasserin auf das in der Medizintheorie bestehende Defizit eines unspezifischen und idealisierten Gebrauchs des Gesundheitsbegriffs als ‚umfassende Metapher für Wohlbefinden' verweist und daraus ihre Forderung einer neuen Beschreibungssprache für Gesundheits- wie auch Krankheitszustände ableitet. Brukamp spricht sich für eine Klassifikation und ein Kategoriensystem aus, das verschiedene Domänen des Wohlbefindens im Rahmen eines biopsychosozialen Modells erfasst und so eine breitere Differenzierung des Gesundheitsbegriffs vornimmt. Am Fallbeispiel der Covid-19-Pandemie werden Vorschläge einer neuen Systematisierung konkretisiert, die den notwendigen Austausch mit der sprachwissenschaftlichen Metaphorologie voraussetzen und zu einer Verbesserung des öffentlichen Gesundheitsmanagements beitragen können.

Die Medizindidaktiker *Daniel Teufel* und *Pascal O. Berberat* konstatieren eine im ärztlichen Betrieb weitverbreitete ‚Metaphernblindheit', die von einem unbewussten und unreflektierten Umgang mit figürlicher Rede zeuge. Sie sprechen sich für ein Konzept der ‚metaphorischen Mündigkeit' aus, dessen Verankerung im Medizinstudium sie nicht nur theoretisch fordern, sondern anhand eines Best-Practice-Modells universitärer Lehre auch konkret veranschaulichen. Der exemplarische Workshop, der im Rahmen des Programms LET ME *(Lettered Medicine & Lettered Medical Education)* an der medizinischen Fakultät der TU München entstanden ist, verfolgte das Ziel, den Studierenden Kompetenzen im Umgang mit medizinischen Metaphern zu vermitteln. Auf Basis einer thematischen Auseinandersetzung mit der Metapher der ‚Gesundheit als Burg' regt das Unterrichtskonzept bildgestützt dazu an, die medizinische Behandlung und das Betreuungsgespräch zwischen ÄrztInnen und PatientInnen als ‚Vermessen eines imaginären Raumes' zu begreifen, der auch Übergangsbereiche zulässt. So könne es gelingen, angehenden ÄrztInnen ein Bewusstsein für die Schwierigkeiten der Abgrenzung zwischen ‚gesund', ‚ungesund' und ‚krank' zu vermitteln und in einem offenen Austausch die Wirkungen und Einflüsse metaphorischen Sprechens für die medizinische(n), ärztliche(n) und gesellschaftliche(n) Wirklichkeit(en) zu eruieren.

Im Beitrag von *Katharina Fürholzer* aus dem Bereich der *Medical Humanities* tritt Hygienia, die Göttin der Sauberkeit, in den Fokus. Betrachtet wird das Begriffsverständnis der Hygiene im Wandel der Zeit, das von seiner ursprünglichen Situierung im Bedeutungsfeld der Medizin und Gesundheit ausgehend hin zu einer allegorischen, metonymischen, metaphorischen und symbolischen Übertragung des Konzepts auf gesundheitsferne Bereiche – wie den der Sauberkeit oder der Schönheit – führt. Anhand vielschichtiger Beispiele aus Mythologie, Kunst und Literatur deckt Fürholzer jene mitunter ‚verborgenen' Facetten und semantischen Dimensionen auf, die sich mit der (privaten) Körperhygiene verbinden können, und erörtert die medizinischen und soziokulturellen Folgen, die (nicht zuletzt im Kontext pandemischer Herausforderungen) mit der Bedeutungsverschiebung des Hygienebegriffs einhergehen.

Die im Band versammelten Beiträge verdeutlichen, gewissermaßen den Worten Nietzsches folgend, dass es „unzählige Gesundheiten des Leibes" gibt und dass, „je mehr man dem Einzelnen und Unvergleichlichen wieder erlaubt, sein Haupt zu erheben, je mehr man das Dogma von der ‚Gleichheit der Menschen' verlernt, um so mehr [...] auch der Begriff einer Normal-Gesundheit, nebst Normal-Diät, Normal-Verlauf der Erkrankung unsern Medicinern abhanden kommen"[24] muss. Auch wenn die metaphorischen Dimensionen wohl nicht so weit reichen, dass sie den Begriff der Gesundheit vollständig auflösen, so scheinen sie doch dessen Fragilität deutlich werden zu lassen. Der dem Band zugrunde liegende Versuch, ‚Gesundheit' unter sprachästhetischen Aspekten in den Blick zu nehmen, kann daher im besten Fall dafür sensibilisieren, den Begriff auch als ein metaphorisches Konstrukt zu verstehen, das Aufschluss darüber gibt, welche gesellschaftlichen, politischen, philosophischen, theologischen usw. Norm- und Normalitätsvorstellungen zu welcher Zeit als erstrebenswert angesehen werden und welche Normen und Werte eine Gesellschaft zu bestimmten Zeiten prägen.

[24] Nietzsche: *Die fröhliche Wissenschaft* (Anm. 15), S. 477.

Katharina Grätz / Sebastian Kaufmann

Gesundheit als Metapher in Nietzsches *Zarathustra*

Über Gesundheit als literarisch-philosophische Metapher bei Nietzsche zu sprechen, setzt voraus, auch seine Krankheit als lebensgeschichtliche Realität zu reflektieren. Denn vor dem Hintergrund seiner realen Krankheit erschreibt Nietzsche sich und seinen Sprecherrollen, zu denen besonders prominent auch Zarathustra gehört, gerade erst eine metaphorische Gesundheit, die aber kaum auf *eine* distinkte Bedeutung festzulegen ist und zugleich mehr sein will als ‚nur' Metapher. Zunächst werden wir deshalb eine kurze Übersicht über Nietzsches reale Krankheitsgeschichte geben, bevor wir die Gesundheits- (und Krankheits-)Metaphorik in einschlägigen Passagen seines *Zarathustra* betrachten.

1 Nietzsches Krankheit(en)

Es bietet sich an, Nietzsches Krankheitsgeschichte von ihrem Ende her zu erzählen: Denn Nietzsches Zusammenbruch im Januar 1889 ist der eigentliche Beginn seiner fulminanten Wirkungsgeschichte. Nachdem er bis dahin nahezu unbekannt war, bildete seine Umnachtung die Initialzündung zu einem regelrechten Nietzsche-Kult. An diesem hatte seine Schwester Elisabeth Förster-Nietzsche keinen geringen Anteil. Nach kurzen Psychiatrie-Aufenthalten in Basel und Jena sowie anschließender häuslicher Pflege durch seine Mutter in Naumburg verbrachte der demente Denker die letzten Jahre bis zu seinem Tod am 25. August 1900 mit knapp 56 Jahren in Weimar, wo ihn die Schwester als zentrales Ausstellungsstück in dem von ihr gegründeten Nietzsche-Archiv in der Villa Silberblick ausgewählten Gästen präsentierte. Das Bild des kranken Philosophen im Lehnstuhl auf der Veranda ist geradezu ikonografisch geworden – auf YouTube findet man sogar ein gespenstisches Video mit dem Titel *Nietzsche ‚Last Days' 1899*,[1] das die Suggestion einer Filmaufnahme des späten Nietzsche vermittelt, während es in Wirklichkeit auf einer geschickten Manipulation des Bildmaterials aus der Fotoserie *Der kranke Nietzsche im Jahre 1899* beruht, die der Künstler Hans Olde angefertigt hatte.

Buchstäblich legendär wurde im Nachhinein der Zusammenbruch des 44-jährigen Nietzsche Anfang 1889 in der norditalienischen Stadt Turin, von wo aus er seine letzten

[1] *Nietzsche – ‚Last Days' Footage – 1899*, in: *YouTube*, 28.01.2007, https://www.youtube.com/watch?v=Fzp7iCaWNvE (letzter Zugriff 01.04.2021). Vgl. auch die Filminstallation von Sabine Schirdewahn: *Elisabeths Wille – Rekonstruierte Sequenzen*, Weimar 2000; *Nietzsche en video*, in: *YouTube*, 24.03.2019, https://www.youtube.com/watch?v=Dejvc5prWsI (letzter Zugriff 01.04.2021). Vgl. hierzu Renate Reschke: *Vom Schein der Authentizität – „Elisabeths Wille" von Sabine Schirdewahn im Kontext früher Nietzsche-Fotografien*, in: *Nietzscheforschung* 16 (2009), S. 79–100.

Texte, sogenannte Wahnsinnszettel, an verschiedene Personen schickte, darunter etwa der Basler Kunsthistoriker Jacob Burckhardt, Cosima Wagner, die Frau des Komponisten Richard Wagner, oder der damalige König von Italien, Umberto I.[2] Um einen Eindruck zu vermitteln, sei aus dem letzten dieser ‚Wahnsinnszettel' Nietzsches zitiert. Es handelt sich um den Brief an den erwähnten Jacob Burckhardt vom 6. Januar 1889, der mit den Worten beginnt:

> Zuletzt wäre ich sehr viel lieber Basler Professor als Gott; aber ich habe es nicht gewagt, meinen Privat-Egoismus so weit zu treiben, um seinetwegen die Schaffung der Welt zu unterlassen. Sie sehen, man muß Opfer bringen, wie und wo man lebt. – Doch habe ich mir ein kleines Studenten-Zimmer reservirt, das dem Palazzo Carignano (– in dem ich als Vittorio Emanuele [sc. der Vater von König Umberto; d. Verf.] geboren bin) gegenüber liegt.

Gegen Ende des Briefs heißt es dann noch: „Ich habe Kaiphas in Ketten legen lassen; auch bin ich voriges Jahr von den deutschen Ärzten auf eine sehr langwierige Weise gekreuzigt worden."[3] Alarmiert durch dieses wirre, größenwahnsinnige Schreiben, hat Burckhardt dann den Basler Kollegen und engen Freund Nietzsches, Franz Overbeck, kontaktiert, der seinerseits ein ähnliches Schreiben erhalten hatte. Overbeck machte sich unverzüglich auf den Weg nach Turin und verbrachte Nietzsche von dort nach Basel in die ‚Irrenanstalt' Friedmatt, wo zum ersten Mal die Diagnose „Paralysis progressiva" gestellt wurde.

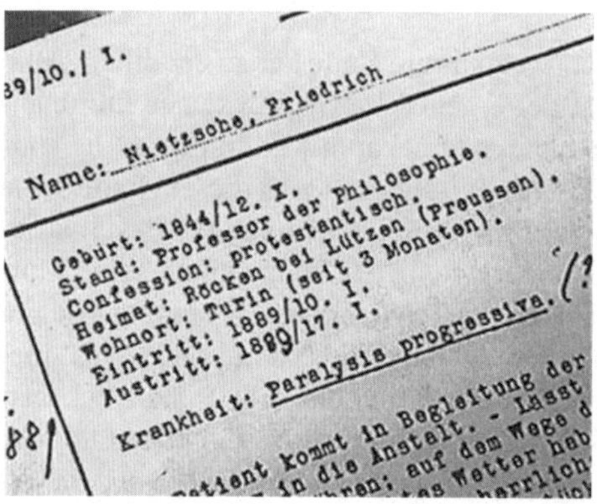

39/10./ I.
Name: Nietzsche, Friedrich
Geburt: 1844/12. X.
Stand: Professor der Philosophie.
Confession: protestantisch.
Heimat: Röcken bei Lützen (Preussen).
Wohnort: Turin (seit 3 Monaten).
Eintritt: 1889/10. I.
Austritt: 1889/17. I.
Krankheit: Paralysis progressiva.

Nietzsches Basler Krankenakte, © Staatsarchiv Basel-Stadt.

Doch noch einmal zurück nach Turin: Zum Legendären, das Nietzsches Zusammenbruch umgibt, zum ‚Turiner Mythos', gehören nicht nur die ‚Wahnsinnszettel', in denen sich Nietzsche mit Gott, Christus, Dionysos usw. gleichsetzte, sondern dazu gehört vor allem auch – und sogar als ‚Herzstück' – die notorische Anekdote von seiner Umarmung eines Pferdes, die als das äußerlich sichtbare Zeichen seines ausbrechenden ‚Wahnsinns' gilt und rezeptionsgeschichtlich besonders folgenreich war, insofern sie verschiedentlich zum Ausgangspunkt künstlerischer Gestaltung wurde – unlängst sogar im Kinoformat, nämlich in dem Film *Das Turiner Pferd* des ungarischen Regisseurs Béla Tarr von 2011. Aber auch in der Literatur wurde die

[2] Zu diesen letzten Texten Nietzsches vgl. Heinrich Detering: *Der Antichrist und der Gekreuzigte. Friedrich Nietzsches letzte Texte*, Göttingen 2010.

[3] Friedrich Nietzsche: *Sämtliche Briefe. Kritische Studienausgabe in 8 Bänden, Bd. 8: Januar 1887–Januar 1889*, hg. von Giorgio Colli/Mazzino Montinari, München 2003, Nr. 1256, S. 579.

Episode mehrfach thematisiert, am eindrücklichsten vielleicht in Gottfried Benns Gedicht *Turin* von 1935.[4]

Das dreistrophige Gedicht geht vom alten Topos der Verschränkung von Genie und Wahnsinn aus; die erste Strophe zitiert frei aus dem genannten Brief an Burckhardt und überspringt den Krankenhausaufenthalt in Basel: „‚Ich laufe auf zerrissenen Sohlen', / schrieb dieses große Weltgenie / in seinem letzten Brief – dann holen / sie ihn nach Jena – Psychiatrie."[5] Nach einem stark gerafften Rückblick auf Nietzsches vorangehende „Tage von Turin" in der zweiten Strophe parallelisiert die dritte dann schließlich seinen Zusammenbruch mit der (durch drei Städte in Frankreich, Deutschland und England repräsentierten) dekadenten europäischen Kultur um 1900 und münzt insofern Nietzsches mentale Krankheit zur kulturdiagnostischen Metapher um: „Indes Europas Edelfäule / an Pau, Bayreuth und Epsom sog, / umarmte er zwei Droschkengäule, / bis ihn sein Wirt nach Hause zog."[6] Benns Quelle für die von ihm lyrisch fortgeschriebene Pferde-Anekdote ist eine Stelle aus Erich Podachs Buch *Nietzsches Zusammenbruch* aus dem Jahr 1930. Bei Podach heißt es:

> Am 3. Januar [1889; d. Verf.], als Nietzsche sein Haus eben verläßt, sieht er, das auf der piazza Carlo Alberto am Droschkenstand ein müder alter Gaul von einem brutalen Kutscher gepeinigt wird. Mitleid übermannt ihn. Schluchzend und schützend wirft er sich um den Hals des gemarterten Tieres. Er bricht zusammen. Zum Glück kommt, vom Straßenauflauf angelockt, [Nietzsches Vermieter Davide; d. Verf.] Fino vorbei. Er erkennt seinen Mieter und führt ihn mit großer Mühe in die Wohnung hinauf.[7]

Belege dafür gibt es freilich nicht; zum ersten Mal taucht die Anekdote, die erst von Benn aus Reimgründen um ein zweites Pferd erweitert wurde, kurz nach Nietzsches Tod im Jahr 1900 auf, wobei Davide Fino aber noch nicht, wie bei Podach, als Augen-, sondern selbst nur als Ohrenzeuge fungiert.

So abrupt Nietzsches endgültiger Zusammenbruch in Turin – ob nun mit oder ohne Pferde-Umarmung – auch erscheinen mag, er hat eine lange Vorgeschichte, die bis in Nietzsches Kindheit zurückreicht, ätiologisch vielleicht sogar bis in die erbliche Vorbelastung durch seinen Vater, den Pastor Carl Ludwig Nietzsche, der seinerseits bereits im Alter von 35 Jahren an einer vom behandelnden Arzt als „Gehirnerweichung" bezeichneten Krankheit gestorben war (was Nietzsches Schwester Elisabeth später zu vertuschen suchte; sie sprach von den Folgen eines Sturzes). Gründlich und auf breiter Materialbasis aufgearbeitet wurde die mutmaßliche Krankengeschichte Nietzsches von Pia Daniela Volz in ihrer medizinisch-biografischen Untersuchung *Nietzsche im Labyrinth seiner*

4 Vgl. hierzu Sebastian Kaufmann: *Weltgenie – Psychiatrie. Gottfried Benns lyrisches Nietzsche-Porträt „Turin"*, in: *Nietzsches Literaturen*, hg. von Ralph Häfner/dems./Andreas Urs Sommer, Berlin/Boston 2019, S. 391–422.

5 Zuerst veröffentlicht in Gottfried Benn: *Ausgewählte Gedichte*, Stuttgart/Berlin 1936; hier zitiert nach ders.: *Turin*, in: *Sämtliche Werke*, hg. von Gerhard Schuster in Verbindung mit Ilse Benn, Bd. 2, Stuttgart 1986, S. 169.

6 Ebd.

7 Erich F. Podach: *Nietzsches Zusammenbruch. Beiträge zu einer Biographie auf Grund unveröffentlichter Dokumente*, Heidelberg 1930, S. 82.

Krankheit von 1990[8] – die ‚mutmaßliche' Krankengeschichte deshalb, weil wir letztlich nur Textzeugnisse haben: Nietzsches eigene Symptomschilderungen, vor allem in Briefen und Äußerungen von anderen Personen, von Freunden und Bekannten, der Schwester sowie von Ärzten, deren Diagnosen durchaus voneinander abweichen und natürlich vor dem Hintergrund des medizinischen Kenntnisstandes des späten 19. Jahrhunderts zu sehen sind. Volz hält resümierend fest:

> Jeder Versuch, das ganze Spektrum der denkbaren Ursachen von Nietzsches Erkrankung im Einzelnen erörtern zu wollen, bliebe rein spekulativ, fehlen doch nun einmal serologische Untersuchungsergebnisse und – da keine Obduktion vorgenommen wurde – histologische Befunde. Man bleibt also angewiesen auf das Bild der gravierenden Persönlichkeitsveränderung Nietzsches, so wie es sich anhand der vorliegenden Dokumente nachzeichnen läßt.[9]

Fakt ist jedenfalls, dass Nietzsche schon als 11-jähriger Schüler des Internats Schulpforta bei Naumburg häufig über starke Kopfschmerzen und Augenleiden klagte, aufgrund derer er immer wieder Unterrichtsbefreiungen erhielt und Zeit auf der Krankenstube oder zuhause in Naumburg bei der Mutter verbrachte. Im Krankenbuch der Schule heißt es über Nietzsche, er habe einen „auffallend stieren Blick", sei „kurzsichtig und oft von wanderndem Kopfweh geplagt." Noch seien zwar „keine schweren Zeichen sichtbar, wohl aber Rücksicht auf die Antecedentien nötig."[10] Mit den „Antecedentien" meinte der Schularzt die ‚Gehirnerweichung' des Vaters. Hinzu kamen Klagen des jungen Nietzsche über häufige Aufregungszustände, die später als Epilepsie gedeutet wurden. Auch während Nietzsches Studienzeit 1864 bis 1869 blieben Kopf- und Augenschmerzen sowie psychische Erregung ständige Begleiter. Anfang der 1870er Jahre, nach seiner frühen Berufung (mit 24 Jahren) zum Professor der Philologie in Basel, verschlechterte sich sein Gesundheitszustand zusehends; die starken Kopfschmerzen kehrten in kürzer werdenden Abständen periodisch wieder und verbanden sich mit Sehstörungen, Übelkeit und Galle-Erbrechen, bisweilen sogar mit Ohnmachten. Nachdem Nietzsche Weihnachten 1875 nach eigenem Bekunden einen ersten „förmlichen Zusammenbruch" hatte und befürchtete, wie sein Vater „an einem ernsthaften Gehirnleiden" erkrankt zu sein,[11] legte er bereits 1879, mit 34 Jahren, seine Basler Professur krankheitsbedingt nieder. Nietzsche erhielt eine auskömmliche Pension von jährlich 3.000 Schweizer Franken und führte fortan ein unstetes Wanderleben quer durch Europa (vor allem Italien, Südfrankreich und die Schweiz) auf der Suche nach ihm möglichst zuträglichen klimatischen Bedingungen, experimentierte mit unterschiedlichsten Diäten – von vegetarischer Kost bis hin zu einer rein carnivoren Ernährungsweise – und mit zahlreichen Medikamenten, für die er sich seine Rezepte z. T. selbst als „Dr. Nietzsche" ausgestellt hat[12] – von homöopathischen Präparaten über Be-

8 Pia Daniela Volz: *Nietzsche im Labyrinth seiner Krankheit. Eine medizinisch-biographische Untersuchung*, Würzburg 1990.

9 Ebd., S. 232.

10 Zit. nach ebd., S. 53.

11 Brief an Carl von Gersdorff vom 18. Januar 1876, Nietzsche: *Sämtliche Briefe* (Anm. 3), *Bd. 6: Januar 1875–Dezember 1879*, Nr. 498, S. 132.

12 Für seine Privatbibliothek hatte Nietzsche entsprechend mehrere zeitgenössische (populär-) medizinische Werke erworben, die sich unter anderem an ‚Selbstheiler' bzw. ‚Hobby-Ärzte' richteten. Vgl. Claus Jacob Emil Hornemann: *Hygienische Abhandlungen. Beiträge zur*

ruhigungs- bzw. Schlafmittel (z. B. Kaliumbromid oder Chloralhydrat) bis hin zu ‚harten Drogen' wie Opium und möglicherweise auch Kokain.[13]

Manche Mediziner wollten Nietzsches spätere Demenz sogar auf seinen Drogenkonsum zurückführen; so sprach etwa der Berliner Nervenarzt Paul Cohn in seinem 1910 publizierten Aufsatz *Nietzsches Leiden* von einer „Haschisch-Paralyse", was der Behauptung von Nietzsches Schwester nahekam, sein „übermüdeter Geist" sei durch den Gebrauch von „starken Schlafmitteln [...] gelähmt" worden.[14] Viel weiter verbreitet war jedoch die Vermutung einer Geschlechtskrankheit als Ursache. Richard Wagner hatte zwar schon direkt nach dem von Nietzsche vollzogenen Abbruch der Freundschaftsbeziehung 1877 gegenüber dessen damaligem Arzt Otto Eiser vermutet, Nietzsches Kopf- und Augenschmerzen seien durch übermäßiges Onanieren bedingt (sogenannte *Neurasthenia masturbatoria*). Doch wurde später eine Mitte der 1860er Jahre in einem Leipziger Bordell zugezogene Syphilis-Infektion im Nachhinein zum bevorzugten Erklärungsgrund für das spätere ‚Dahindämmern' des Dichter-Philosophen, zum ersten Mal öffentlich ausgesprochen 1902 in Paul Julius Möbius' pathografischer Studie *Über das Pathologische bei Nietzsche*. Thomas Mann hat das bekanntlich in seinem Roman *Doktor Faustus* aufgegriffen, um nach diesem (vermeintlichen) Vorbild Nietzsches seinen Protagonisten Adrian Leverkühn zu modellieren. Als medizinisch restlos gesichert kann allerdings auch eine luetische Infektion nicht gelten, obwohl sie heute allgemein als wahrscheinlich vorausgesetzt wird, so auch von Volz und jüngst von Diana Aurenque in ihrer 2018 erschienenen Studie über Nietzsches *medizinische Moralkritik*.[15]

Die Nietzsche behandelnden Psychiater hingegen waren sich nicht so sicher. Zwar vermerkt bereits die Krankenakte aus der von Ludwig Wille geleiteten Basler Psychiatrie, dass Nietzsche nach der Einlieferung angegeben hat, „sich zweimal specifisch inficiert" zu haben,[16] doch schreibt Wille später, im Jahr 1906, an Nietzsches alten Freund Heinrich Köselitz, dass die damaligen „Angaben" Nietzsches seinen „abnormen geistigen Verhältnissen gemäß zu beurtheilen", also nicht zuverlässig seien, und er fügt hinzu: „Körperliche Kennzeichen eines vorher bestandenen syphilitischen Krankheitsprocesses waren meines Erinnerns nicht nachweisbar."[17] Wille gibt zwar zu bedenken, dass „in der weitaus überwiegenden Anzahl von Fällen der Paralyse [...] die davon Befallenen vor der paralytischen Erkrankung Syphilis durchgemacht haben", hält dies aber folglich

praktischen Gesundheitspflege, Braunschweig 1881 (= NPB [Nietzsches persönliche Bibliothek] 312); [Georg Bidell] Airy: *Naturheilmethode oder sichere Anleitung, um die am Meisten vorkommenden Krankheiten der Menschen durch einfache bewährte Mittel sicher und schnell selbst zu heilen*, Leipzig 1877 (= NPB 98); Josef Wiel: *Diätetisches Koch-Buch mit besonderer Rücksicht auf den Tisch für Magenkranke von Josef Wiel Arzt in Bonndorf*, umgearb. und verm. Aufl., Freiburg ^{2}1873 (= NPB 654); Pierre Foissac: *Meteorologie mit Rücksicht auf die Lehre vom Kosmos und in ihren Beziehungen zur Medicin und allgemeinen Gesundheitslehre*, Leipzig 1859 (= NPB 228); Carl Munde: *Hydrotherapie oder die Kunst, die Krankheiten des menschlichen Körpers durch Wasser, Luft, Bewegung und Diät zu heilen und durch eine naturgemäße Lebensweise zu verhüten. (Ein Handbuch für Nichtärzte)*, Leipzig 1853.

13 Vgl. Volz: *Nietzsche im Labyrinth seiner Krankheit* (Anm. 8), S. 167 ff.

14 Elisabeth Förster-Nietzsche: *Das Leben Friedrich Nietzsches*, Leipzig 1904, S. 924.

15 Diana Aurenque: *Die medizinische Moralkritik Friedrich Nietzsches: Genese, Bedeutung und Wirkung*, Wiesbaden 2018.

16 Volz: *Nietzsche im Labyrinth seiner Krankheit* (Anm. 8), S. 381.

17 Zit. nach ebd., S. 367.

im Fall Nietzsches für nicht eindeutig.[18] Nach neuerem Begriffsgebrauch ist die progressive Paralyse freilich ausnahmslos als neurologische Spätfolge einer luetischen Infektion definiert. Vor diesem Hintergrund verstrickte Otto Binswanger, der die ‚Irrenanstalt' Jena während Nietzsches Aufenthalt leitete, sich in seinem Schreiben an Nietzsches Cousin Adalbert Oehler vom 30. September 1922 in eine Double-Bind-Argumentation, indem er einerseits die Unbeantwortbarkeit der Frage nach der Ursache von Nietzsches Umnachtung, andererseits aber die Unbezweifelbarkeit der Diagnose einer syphilitisch bedingten Paralyse betonte:

> Die Art und der Verlauf sowie die Dauer der Erkrankung führen weder in positivem noch im negativen Sinne zur Lösung der Frage. Dabei ist aber zu berücksichtigen, daß die Diagnose progressive Paralyse nicht angezweifelt werden kann und dies Nervenleiden nach dem heutigen Stande der Wissenschaft eine syphilogene Erkrankung des Centralnervensystems ist.[19]

Wie man schon aus diesem groben Überblick erkennt, ist das Labyrinth von Nietzsches Krankheit so weitläufig, dass sich sogar Mediziner darin verirren können. Statt uns in diesem Irrgarten zu verlieren, wollen wir den Einblick in Nietzsches Krankengeschichte nutzen, um uns vor deren Hintergrund nun der Gesundheit (und Krankheit) als Metaphernfeld im *Zarathustra* zuzuwenden, das hier vielleicht noch prägnanter als in anderen Texten Nietzsches begegnet. Dabei soll es jedoch ausdrücklich nicht darum gehen, Nietzsches Werk kausal aus seiner langjährigen Krankengeschichte ‚abzuleiten', in der sich ausweislich seiner Selbstzeugnisse immer wieder Phasen von mitunter extrem heftigen Krankheitsanfällen mit solchen eines vergleichsweise positiven körperlichen Befindens ablösten, das sich bis hin zu euphorisch-produktiven Hochstimmungen steigern konnte, in denen es ihm vielleicht so schien, als sei die endgültige Genesung zum Greifen nahe. Die Gesundheits- und damit verbunden auch die Krankheitsmetaphorik löst sich vielmehr aus den konkreten Lebenszusammenhängen des empirischen Autors und weist (selbst dort, wo scheinbar von diesem selbst die Rede ist) einen weit darüber hinausgehenden Eigensinn auf.[20] An *Also sprach Zarathustra*, dem Werk, das jetzt genauer in den Blick genommen

[18] Zit. nach ebd.

[19] Zit. nach ebd., S. 368.

[20] Vgl. aus der reichhaltigen Forschungsliteratur zum Thema Diana Aurenque: *Nietzsche und die „unzählige[n] Gesundheiten des Leibes". Aktualität und Kritik eines pluralistischen Gesundheitsverständnisses*, in: *Nietzsche, Foucault und die Medizin. Philosophische Impulse für die Medizinethik*, hg. von Orsolya Friedrich u. a., Bielefeld 2016, S. 23–37; Werner Stegmaier: *Über Gesundheit und Krankheit im außermoralischen Sinn. Nietzsches und Foucaults philosophische Unterscheidungstechnik*, in: ebd., S. 39–61; Mirella Carbone/Joachim Jung: *Nietzsche und die Kunst der Gesundheit*, in: *Nietzsche und die Lebenskunst. Ein philosophisch-psychologisches Kompendium*, hg. von Günther Gödde/Nikolaos Loukidelis/Jörg Zirfas, Stuttgart 2016, S. 1–26; Pia Daniela Schmücker: *Die „große Gesundheit" als Salutogenese oder Krankheit als Stimulanz des Lebens*, in: *Nietzsche – Macht – Größe. Nietzsche – Philosoph der Größe der Macht oder der Macht der Größe*, hg. von Volker Caysa/Konstanze Schwarzwald, Berlin/Boston 2012, S. 225–243; Marta Faustino: *Nietzsches Umkehrung des Gesundheitsbegriffes und die „große Gesundheit"*, in: *Letture della Gaia scienza*, hg. von Chiara Piazzesi/Giuliano Campioni/Patrick Wotling, Pisa 2010, S. 221–235; Wolf Dietrich: *Der Zeiger rückt. Pathos und Pathologie in Nietzsches „grosser Gesundheit"*, in: *Zeitenwende – Wertewende. Internationaler Kongreß der Nietzsche-Gesellschaft zum 100. Todestag Friedrich*

werden soll, lässt sich beides exemplarisch beobachten: der Ausgang vom Autobiografischen und eine weit darüber hinausgehende Funktionalisierung und vielfältige metaphorische Indienstnahme von Gesundheit und Krankheit als ‚Bildspender' innerhalb des philosophisch-fiktionalen Textes.

2 Gesundheit als Metapher in *Also sprach Zarathustra*

Der Leipziger Nervenarzt Paul Julius Möbius machte es sich in seiner schon erwähnten Studie *Über das Pathologische bei Nietzsche* zur Aufgabe, aufzuzeigen, wie sehr Nietzsches Werk Ausfluss der progressiven Paralyse sei. Dem *Zarathustra* wies er dabei eine Schlüsselstelle zu. Für Möbius ist er dasjenige Werk Nietzsches, in dem sich „die ersten Spuren beginnender geistiger Zerrüttung"[21] niederschlugen, was Möbius im poetischen Charakter des *Zarathustra* begründet sieht. Weil Nietzsche eigentlich mehr Denker als Dichter gewesen sei, zeige „die Phantasietätigkeit die Spuren der Erkrankung früher und deutlicher als die ihm geläufige Arbeit des philosophischen Gedankens" und deshalb sei „es ganz natürlich, dass sich in demjenigen seiner Werke, an dem die dichterische Phantasie hervorragend betheiligt war", das Krankhaft-Anormale zuerst ausgeprägt habe.[22] Möbius erklärt den *Zarathustra* damit zum Einfallstor der Krankheit in Nietzsches Schaffen, das seiner Einschätzung zufolge ab der *Zarathustra*-Zeit dominant unter dem Zeichen des Pathologischen stand.

Im Folgenden wird gezeigt, dass nicht die Krankheit des Autors dem Werk seinen Stempel aufdrückt, sondern dass dieser umgekehrt das *Zarathustra*-Werk nutzt, um Krankheit als Thema und Motiv zu gestalten und ihr im Motivgeflecht des Werks eine zentrale Rolle zuzuweisen. Wie wir sehen werden, ist der Umgang mit Krankheit im *Zarathustra* charakteristisch für die artistische Kalkuliertheit und hochgradige Reflektiertheit des Werks, das unterschiedliche Perspektiven einnimmt und immer wieder mit Brechungen und ironischen Inversionen aufwartet. Entsprechend schillernd entpuppen sich im *Zarathustra* die Begriffe von Gesundheit und Krankheit. Sie begegnen in unterschiedlichen Kontexten und erfahren derart unterschiedliche Verwendungen, dass es unmöglich ist, ihnen eine feste Bedeutung zuzuweisen. Das ist aber nicht als ein Defizit zu verstehen, das sich in den Text eingeschlichen hätte, sondern bildet im Gegenteil einen konstitutiven Bestandteil der Textstrategie und der Redestrategie Zarathustras.

Als Nietzsches populärstes Werk hat *Also sprach Zarathustra* von seiner frühsten Wirkungsgeschichte an überaus zahlreiche Kommentare und Deutungen erfahren. Rezeption und Forschung konzentrieren sich auf wenige zentrale Themen, insbesondere auf die irritierende Zwischenstellung des Werks zwischen Philosophie und Poesie, die Figur Zarathustras und sein prophetisches Wirken sowie die Idee der ewigen Wiederkunft und den utopischen Entwurf des Übermenschen. Das Thema Krankheit hat in der Flut von For-

Nietzsches vom 24.–27. August 2000 in Naumburg, hg. von Renate Reschke, Berlin 2001, S. 233–242; Anette Horn: *„Eine Philosophie, welche im Grunde der Instinct für eine persönliche Diät ist?". Krankheit und Gesundheit im Denken Nietzsches*, in: *Acta Germanica* 22 (1994), S. 39–55.

21 Paul Julius Möbius: *Ueber das Pathologische bei Nietzsche*, Wiesbaden 1902, S. 97.

22 Ebd.

schungsliteratur bislang nur wenig Beachtung erfahren.[23] Das ist erstaunlich, denn dem semantischen Feld von Krankheit und Gesundheit kommt im Text eine dominante Rolle zu, und überdies werden verschiedentlich Zustände des Krankhaften narrativ entfaltet. Hierbei dürfte tatsächlich, wie Möbius annimmt, der Sonderstatus des Werks zwischen Philosophie und Dichtung eine wesentliche Rolle spielen. Allerdings nicht deshalb, weil das fiktionale Schreiben der paralytisch angekränkelten Fantasie des Autors eine Spielwiese böte, sondern weil es ihm die Möglichkeit schafft, Selbsterlebtes in die Welt der Fiktion zu transponieren und dichterisch-narrativ zu gestalten. Wenn Nietzsche, wie in Rezeption und Forschung häufig angemerkt wurde, auf seine Zarathustra-Figur, deren Name dem altiranischen Religionsstifter Zarathustra bzw. Zoroaster entlehnt ist, eigene Züge und Erfahrungen übertragen hat, so gilt dies nicht zuletzt für die krankhaften Zustände, die für seinen Protagonisten charakteristisch sind.

Zarathustras Erleben schwankt zwischen äußersten Gegensätzen. So wie er sich topografisch zwischen den Extremen der einsamen Bergesgipfel und den Niederungen der Menschen bewegt, ist auch sein Erleben durch abrupte Stimmungswechsel, durch ungeahnte Aufschwünge und jähe Abstürze gekennzeichnet. Die körperlichen Krankheitssymptome, die sich zeitweise an ihm zeigen, ähneln unverkennbar den oben beschriebenen seines Autors. Charakteristisch sind Schockreaktionen, plötzliche Schwächeanfälle und

[23] Im Folgenden seien einige Arbeiten genannt, die sich dezidiert dem Themenkomplex von Krankheit und Gesundheit im *Zarathustra* zuwenden. 1954 legt der Psychiater Max Kesseling mit *Nietzsche und sein Zarathustra in psychiatrischer Beleuchtung* eine Monografie vor, die den *Zarathustra* als frühes Anzeichen von Nietzsches Geisteskrankheit deutet – womit sich Kesselring in den von Möbius bereits 1904 vorgeprägten Bahnen einer Pathologisierung des *Zarathustra* bewegt, vgl. Max Kesselring: *Nietzsche und sein Zarathustra in psychiatrischer Beleuchtung*, Affoltern 1954. – Wie schon Möbius und Kesselring stellt auch Francisco Leidens einen Zusammenhang zwischen Nietzsches (Denk-)Biografie und dem Thema von Krankheit und Gesundheit im Zarathustra her, ohne jedoch wie jene in Pathologisierungen zu verfallen. Leidens sieht in Zarathustra den „herdeiro das vivências nietzschianas" (Francisco Rafael Leidens: *A consonância das vivências de Nietzsche e Zaratustra: do doentio livramento do espírito à salutar e solitária altura das montanhas*, in: *Revista Clareira* 1 [2014], S. 55–78, hier S. 61), den Erben der Erfahrungen, die Nietzsche als Philosoph gemacht habe. An den Anfang dieses Prozesses stellt Leidens – der üblichen, freilich nicht ganz unproblematischen Schematisierung von Nietzsches Wirken in drei Phasen folgend – die durch *Menschliches Allzumenschliches I* eingeleitete freigeistige, Illusionen zerstörende Phase, auf die eine Zeit der Krankheit gefolgt sei, die schließlich durch die ‚große Gesundheit' abgelöst und überwunden worden sein soll. Diese Erfahrungen Nietzsches sieht Leidens in der Zarathustra-Figur poetisch verdichtet. – Auch Axel Schubert parallelisiert in seinem Aufsatz *Die Genesung des Zarathustra – eine Epikrise* die „Krankenakte ‚Nietzsche'" mit dem von als „Untergangsbericht" bezeichneten *Zarathustra*. Axel Schubert: *Die Genesung des Zarathustra – eine Epikrise*, in: *Nietzscheforschung* 11 (2004), S. 265–277, hier S. 265. – Robert Pippin weist der Krankengeschichte Zarathustras entscheidende narrative Bedeutung zu, spanne sie doch den erzählerischen Bogen, der den zweiten Teil des *Zarathustra* mit dem dritten verbinde: „He [Zarathustra; d. Verf.] becomes ill, apparently ill with the human condition as such, even disgusted by it, and a great deal of the latter four speeches of Part II and the majority of Part III involve his possible recovery from such an illness, his ‚convalescing'." Robert B. Pippin: *Introduction*, in: Friedrich Nietzsche: *Thus Spoke Zarathustra: A Book for All and None*, ed. by Adrian Del Caro/Robert B. Pippin, Cambridge/New York 2006, S. viii-xxxv, hier S. xxiv f. Pippin konstatiert, dass Zarathustra die sich ihm stellenden philosophischen Probleme nicht allein durchdenke, sondern sie geradezu durchleide.

Ohnmachten, unkontrolliertes Zittern und Sprachverlust. Zarathustras Lebensfunktionen sind reduziert, er verliert die Herrschaft über Körper und Geist. In Za II[24] *Der Wahrsager* verfällt er in einen drei Tage währenden Zustand des Weltverlusts, der gekennzeichnet ist durch Nahrungsverweigerung, Rastlosigkeit und Aphasie, bevor sich ein heilsamer Schlaf einstellt: „[D]rei Tage lang nahm er nicht Trank und Speise zu sich, hatte keine Ruhe und verlor die Rede. Endlich geschah es, dass er in einen tiefen Schlaf verfiel."[25] Noch einschneidender ist die in Za III *Der Genesende* geschilderte Krise. Dort bricht Zarathustra zusammen, nachdem er zunächst im Bewusstsein seiner Kraft den „abgründlichsten Gedanken",[26] den Gedanken der ewigen Wiederkunft, heraufbeschworen hat:

> Kaum aber hatte Zarathustra diese Worte gesprochen, da stürzte er nieder gleich einem Todten und blieb lange wie ein Todter. Als er aber wieder zu sich kam, da war er bleich und zitterte und blieb liegen und wollte lange nicht essen noch trinken. Solches Wesen dauerte an ihm sieben Tage; seine Thiere verliessen ihn aber nicht bei Tag und Nacht, es sei denn, dass der Adler ausflog, Speise zu holen.[27]

Zarathustras physische Zusammenbrüche sind an Erfahrungen geknüpft, die ihn existenziell erschüttern und die dazu führen, dass Furcht oder Ekel das Regiment übernehmen. Die körperlichen Symptome verweisen also auf seelische Vorgänge; der physische Zusammenbruch ist immer zugleich Ausdruck einer psychischen Krise. Unterminierend wirkt sich das Mitleid auf seine Existenz aus, was der vierte Teil des Werks drastisch vor Augen rückt. Die christliche Mitleidshaltung wird von Zarathustra nicht nur verurteilt, sondern er erscheint regelrecht als ihr Opfer; das Mitleid befällt ihn wie eine Krankheit und er reagiert mit einem (parodistisch-überzeichnet dargestellten) körperlichen Schwächeanfall: „*Das Mitleiden fiel ihn an;* und er sank mit Einem Male nieder, wie ein Eichbaum, der lange vielen Holzschlägern widerstanden hat, – schwer, plötzlich, zum Schrecken selber für Die, welche ihn fällen wollten."[28] Zarathustras tiefste Krise wird jedoch nicht durch das Mitleid ausgelöst, sondern am Ende von Za III durch die Erkenntnis, in einer Welt der ewigen Wiederkehr gefangen zu sein, in der sich alles identisch wiederholt. Derart erscheint er als ein philosophischer Lehrer, der an der eigenen Erkenntnis so sehr leidet, dass sie ihn förmlich niederstreckt. Eine Besonderheit von Nietzsches *Zarathustra* liegt somit darin, dass der Text philosophische Erkenntnis nicht abstrakt und theoretisch durchspielt, sondern mit dem Erfahrungshorizont des Protagonisten verknüpft und darüber hinaus in körperliches Leiden transformiert.

Zarathustra ist aber nicht nur ein existenziell Gefährdeter, der immer wieder krankhafte Zustände durchläuft und Extremsituationen am eigenen Leib erfährt, sondern er qualifiziert fortwährend andere als schwach, dekadent und krank. Die Opposition von gesund und vital auf der einen Seite oder eben von krank, hinfällig und dem Untergang geweiht

[24] Die Siglen Za I–IV beziehen sich auf die vier Teile von *Also sprach Zarathustra*, die nach folgender Ausgabe zitiert werden: Friedrich Nietzsche: *Also sprach Zarathustra I–IV*, in: ders.: *Sämtliche Werke. Kritische Studienausgabe in 15 Bänden*, hg. von Giorgio Colli/Mazzino Montinari, Bd. 4, München 1999.

[25] Ebd., S. 173.

[26] Ebd., S. 271.

[27] Ebd.

[28] Ebd., S. 328, Hervorhebung im Original.

auf der anderen, steuert wesentlich seine Wahrnehmung der Umwelt. Dabei legt er eine sehr umfassende Vorstellung von Krankheit an den Tag, die sich nicht auf körperliche Symptome und konkrete medizinische Befunde beschränkt, sondern Krankheit in einem viel weiteren kulturkritischen Sinn versteht. Zarathustra setzt Gesundheit und Krankheit als wertende Begriffe ein, die er aus unterschiedlichen Perspektiven mit unterschiedlichen Urteilen belegt. Mit der Differenzierung von krank und gesund teilt er die Welt in zwei Lager, wobei seine Wertung auf den ersten Blick deutlich scheint: Krankheit stuft er als schlecht ein, da sie lebensuntüchtig macht und die Perspektive auf die Zukunft verbaut. Dass es ganz so einfach jedoch nicht ist, deutet eine Äußerung Zarathustras in Za IV *Vom höheren Menschen* an, in der er die „Unbedingten", die die Welt in schwarz und weiß aufteilen, ihrerseits zu ‚Kranken' erklärt: „Das ist eine arme kranke Art, eine Pöbel-Art: sie sehn schlimm diesem Leben zu, sie haben den bösen Blick für diese Erde."[29]

Dass die Begriffe von krank und gesund keine festen sind, sondern sich beständig verschieben, ja regelrecht verkehrt werden, zeigt sich schon ganz zu Beginn des Werks, als Zarathustra sich auf dem Marktplatz erstmals öffentlich an das Volk wendet und das Streben der letzten Menschen nach Gesundheit als etwas Verächtliches abtut. Mit dem Gedanken des letzten Menschen stellt er dem Entwurf des Übermenschen eine Negativutopie kontrastiv gegenüber. Während die Vision des Übermenschen eine Leitvorstellung abgibt für die Höherentwicklung des Menschen, repräsentieren die letzten Menschen die verachtenswerteste Schwundstufe des Mensch-Seins. Nach Zarathustras Darstellung scheuen sie alles Außerordentliche und suchen ihre Existenz gegen jegliche Gefahren und Erschütterungen abzusichern. Gesundheit bildet eine zentrale Säule in dem von ihnen erstrebten wohltemperierten Leben in lauer Mittelmäßigkeit. Umgekehrt gilt „Krankwerden [...] ihnen sündhaft",[30] denn Krankheit hat – wie überhaupt alles Abweichende – keinen Platz in ihrem Lebensentwurf. Zur obersten Lebensmaxime der letzten Menschen deklariert Zarathustra einen autoritären Konformitätszwang: „Jeder will das Gleiche, Jeder ist gleich: wer anders fühlt, geht freiwillig in's Irrenhaus."[31] Derart instrumentalisieren die letzten Menschen, die Gesundheit zur Richtschnur ihres Daseins erhoben haben, Krankheit und das Krankhafte, um diejenigen zu stigmatisieren, die sich ihrem eigenen Lebensentwurf widersetzen. Zarathustra zeigt diesen von Ressentiment gesteuerten Mechanismus auf und nimmt eine ostentative Umwertung vor. In seiner Rede wertet er den Wahnsinn zu einer lebensverändernden Kraft auf, in deren Namen er die Zuhörer beschwört, ihre „Genügsamkeit" gerade aufzugeben und das Extreme zu wagen: „Nicht eure Sünde – eure Genügsamkeit schreit gen Himmel, euer Geiz selbst in eurer Sünde schreit gen Himmel! / Wo ist doch der Blitz, der euch mit seiner Zunge lecke? Wo ist der Wahnsinn, mit dem ihr geimpft werden müsstet?"[32]

Gesund und krank finden im Zarathustra somit als relationale Begriffe Verwendung, die zur Selbstpositionierung und zur Abgrenzung von anderen Figuren dienen und dabei aus unterschiedlichen Perspektiven mit unterschiedlichen, ja gegensätzlichen Wertungen belegt werden. Aus Zarathustras Sicht, die derjenigen der letzten Menschen diametral entgegensteht, lassen sich die Kranken und Wahnsinnigen als die eigentlich Gesunden begreifen, da sie sich dem Zwang zu Konformität widersetzen, der den Menschen in seinen

[29] Ebd., S. 365.
[30] Ebd., S. 20.
[31] Ebd.
[32] Ebd., S. 16.

Möglichkeiten beschneidet. Der Wahnsinnige hat die Zwangsjacke der bürgerlichen Gesellschaft abgelegt und bewegt sich außerhalb der gesellschaftlichen Normen.

Zarathustras Widerwille richtet sich nicht allein auf die Zwänge der als nivellierend und gleichmachend kritisierten demokratischen Massengesellschaft, sondern mit ebensolcher Vehemenz greift er das Christentum an. Ihm wirft er vor, dass es die menschlichen Entfaltungsmöglichkeiten ersticke und der krankmachenden Verkümmerung des Menschen Vorschub leiste. Sein Hauptkritikpunkt ist hierbei die christliche Ausrichtung auf das Jenseits. Den von ihm als „Hinterweltler" Bezeichneten, also denjenigen, die das wahre Leben hinter der Welt, hinter dem Diesseits in einem Bereich der Transzendenz verorten (womit er zugleich anspielt auf das despektierliche ‚Hinterwäldler'), kreidet Zarathustra an, dass sie über ihren Illusionen und Hirngespinsten das eigentliche Leben, die Erde und den Leib vernachlässigen und als krankhaft abwehren:

> Aber ein krankhaftes Ding ist er [der Leib; d. Verf.] ihnen: und gerne möchten sie aus der Haut fahren. Darum horchen sie nach den Predigern des Todes und predigen selber Hinterwelten.
>
> Hört mir lieber, meine Brüder, auf die Stimme des gesunden Leibes: eine redlichere und reinere Stimme ist diess.
>
> Redlicher redet und reiner der gesunde Leib, der vollkommne und rechtwinklige: und er redet vom Sinn der Erde.[33]

In den Augen Zarathustras betreiben die „Hinterweltler" eine die Menschen irreleitende Umwertung: Sie erklären den „gesunde[n] Leib"[34] für krank und deshalb gelten ihm diese Vertreter des leibfeindlichen Christentums, die den Leib zum „krankhaften Ding" deklarieren, selbst als „Kranke und Absterbende".[35]

Zarathustra geht so weit, dass er das ganze aktuelle Dasein unter das Zeichen von Krankheit stellt und den Menschen selbst als eine Krankheit bezeichnet: „Die Erde, sagte er, hat eine Haut; und diese Haut hat Krankheiten. Eine dieser Krankheiten heisst zum Beispiel ‚Mensch.'"[36] Krankheit erscheint damit als eine menschliche Grundbefindlichkeit, als eine *conditio humana*, wofür Zarathustra ein drastisches Bild findet: „Was ist dieser Mensch? Ein Haufen von Krankheiten, welche durch den Geist in die Welt hinausgreifen: da wollen sie ihre Beute machen."[37] Hier wird der Mensch geradezu über seine ‚Krankheiten' definiert und der menschliche Geist verantwortlich gemacht für deren Ausbreitung.

Insgesamt lassen Zarathustras Reden erkennen, wie Krankheit und Gesundheit aus unterschiedlichen Perspektiven und Interessen als Kampfbegriffe instrumentalisiert werden, um sich von anderen abzugrenzen und deren Haltungen als ‚krank' zu diffamieren. Zarathustra selber tut dies auch, aber er ist überdies dazu in der Lage, unterschiedliche Perspektiven einzunehmen, und vermag von übergeordneter Warte aus zu argumentieren. So reflektiert er sogar die historische Wandelbarkeit, der die Vorstellung von Krankheit kulturgeschichtlich unterliegt. ‚Krank' ist dabei kein medizinischer, sondern ein ethischer Befund, an den das moralische Verdikt des Bösen geknüpft wird. Was aber jeweils

33 Ebd., S. 38.
34 Ebd.
35 Ebd., S. 37.
36 Ebd., S. 168.
37 Ebd., S. 46.

als böse und krank erachtet wird, das unterliegt nach Zarathustra einer historisch veränderlichen Einschätzung:

> Wer jetzt krank wird, den überfällt das Böse, das jetzt böse ist: wehe will er thun, mit dem, was ihm wehe thut. Aber es gab andre Zeiten und ein andres Böses und Gutes.
>
> Einst war der Zweifel böse und der Wille zum Selbst. Damals wurde der Kranke zum Ketzer und zur Hexe: als Ketzer und Hexe litt er und wollte leiden machen.[38]

Zarathustra tritt nicht nur auf als Diagnostiker von Krankheit im weiten Horizont kultureller und gesellschaftlicher *décadence*, sondern – in ebenso weitem Sinn – auch als Arzt, als Heiler und Künder einer neuen Gesundheit. In dieser Rolle erscheint er Christus angenähert. Besonders deutlich kommt das in einer Vorstufe zu Za IV zum Ausdruck, in der der hässlichste Mensch Zarathustra explizit als „Arzt und Heiland" der höheren Menschen anruft: „Und du unser Arzt und Heiland – laß uns, oh Zarathustra, fürderhin mit dir gehen!"[39] Das erinnert an die Tradition des Christus medicus, einer seit dem 5. Jahrhundert n. Chr. gebräuchlichen Bezeichnung für Jesus Christus, dessen Heil bringendes Wirken auch als ärztliches Wirken wahrgenommen wurde. Ikonografisch verbreitet ist das Motiv des heilenden Christus in den Darstellungen, die ihn als Apotheker (Christus apothecarius) zeigen oder aber als Arzt mit dem Harnglas. So wie die Bezeichnung Christus medicus die Funktion des Heilers und Arztes mit der des Retters und Erlösers zusammenschließt und derart den zeitlichen mit dem ewigen Aspekt von Christi Wirken in eins setzt, inszeniert sich Zarathustra als Prophet des Heils, der beansprucht, die Menschen in eine neue und ‚gesunde' Zukunft zu führen: „Wahrlich, eine Stätte der Genesung soll noch die Erde werden! Und schon liegt ein neuer Geruch um sie, ein Heil bringender, – und eine neue Hoffnung!"[40]

In die Rolle des Arztes und Heilbringers sieht Zarathustra sich unversehens im vierten Teil des Werks versetzt, in dessen Mittelpunkt seine Begegnung mit den sogenannten ‚höheren Menschen' steht, herausgehobenen Individuen, die zwar ein Dasein führen, das sie über ihre Mitmenschen erhebt, die aber gleichwohl als einseitig-deformierte Existenzen erscheinen. Noch bevor sie selbst auf den Plan treten, werden sie durch ein akustisches Signal angekündigt, das sie als Leidende ausweist. Zarathustra nämlich meint einen markerschütternden „langen, langen Schrei"[41] zu hören und interpretiert seine Wahrnehmung als den Notschrei eines leidenden Menschen: „das ist ein Nothschrei und der Schrei eines Menschen, der mag wohl aus einem schwarzen Meere kommen".[42]

Woran leiden nun aber die höheren Menschen? Das ist nicht ganz leicht zu beantworten. Zum einen leiden sie an einem prinzipiellen Daseinsekel und dem Eindruck, eine sinnlose Existenz zu fristen. Zum andern sind aber auch gesellschaftliche Gründe für ihr Notschreien verantwortlich. Dass ihrem Leiden eine kultur- und gesellschaftsdiagnostische Bedeutung zukommt, zeigt sich insbesondere an den beiden Königen, die freiwillig ihr Herrschaftsgebiet verlassen haben, weil sie die in ihrem Reich herrschenden gesellschaftlichen Zustände als dekadent ablehnen und der vermeintlich vornehmste Teil ihres Volkes

38 Ebd., 47.

39 Friedrich Nietzsche: *Nachgelassene Fragmente 1882–1884*, in: ders.: *Sämtliche Werke* (Anm. 24), Bd. 10, S. 409.

40 Nietzsche: *Also sprach Zarathustra I-IV* (Anm. 24), S. 101.

41 Ebd., S. 301.

42 Ebd.

sie anwidert, „ob er sich schon ‚Adel' heisst. Aber da ist Alles falsch und faul, voran das Blut, Dank alten schlechten Krankheiten und schlechteren Heil-Künstlern."[43]

Seltsam zwiespältig erscheint die durch Zarathustra herbeigeführte „Verwandlung und Genesung"[44] der höheren Menschen, in der die Handlung von Za IV kulminiert. „Es sind *Genesende*!",[45] stellt Zarathustra am Ende des eintägigen Kurzaufenthalts der höheren Menschen in seiner Höhle fest:

> Der *Ekel* weicht diesen höheren Menschen: wohlan! das ist mein Sieg. In meinem Reiche werden sie sicher, alle dumme Scham läuft davon, sie schütten sich aus.
>
> Sie schütten ihr Herz aus, gute Stunden kehren ihnen zurück, sie feiern und käuen wieder, – sie werden *dankbar*.
>
> Das nehme ich als das beste Zeichen: sie werden dankbar. Nicht lange noch, und sie denken sich Feste aus und stellen Denksteine ihren alten Freuden auf.
>
> Es sind *Genesende*!" Also sprach Zarathustra fröhlich zu seinem Herzen.[46]

Dankbarkeit meint hier Dankbarkeit gegenüber dem Leben. Durch Zarathustra haben die höheren Menschen – sie selbst bestätigen das ausdrücklich – das Leben wieder schätzen gelernt. Auffällig ist jedoch, dass Zarathustra sie nicht als Genesene bezeichnet, sondern als Genesende, also als Menschen, die sich erst noch im Prozess der Genesung befinden. Auch reagiert er zwar erfreut, aber doch zugleich mit unverkennbarer Distanz auf ihren Genesungsprozess. Wenn er sie nachdrücklich als „alte Leute" verbucht, dann signalisiert das, dass sie in seinen hochgespannten Zukunftserwartungen keine Rolle spielen und dass sein Anspruch auf das Amt des Heilbringers der Welt durch die ‚Heilung' der höheren Menschen nicht eingelöst wird.

Zarathustra wird der Rolle von „Arzt und Heiland" angenähert, scheint aber doch nicht so ganz darin aufzugehen. Das zeigt sich bereits, wenn seine Schüler ihm am Ende des ersten Teils als Abschiedsgabe einen Stab überreichen, „an dessen goldnem Griffe sich eine Schlange um die Sonne ringelte".[47] Die um den Griff gewundene Schlange erinnert an den Äskulapstab, der in der griechischen Mythologie ein Attribut des Asklepios ist, des Gottes der Heilkunde. Bis heute ist der Äskulapstab Symbol des ärztlichen und pharmazeutischen Standes. Zarathustra jedoch nimmt die ihm in Gestalt des Geschenks angetragene Rolle nur in modifizierter Form an. Er erweist sich als ein zumindest unkonventioneller Heiler, wenn er, statt zur Heilung zu schreiten, zur Selbstheilung auffordert: „Arzt, hilf dir selber: so hilfst du auch deinem Kranken noch. Das sei seine beste Hülfe, dass er Den mit Augen sehe, der sich selber heil macht."[48]

Das Postulat der Selbstheilung findet seinen eindringlichsten Ausdruck in Zarathustras berühmt-berüchtigter Ausrufung des Übermenschen. Sie bildet den eigentlichen Kern seines Wirkens als Heilbringer und Arzt der Menschheit. Im Zuge der Arbeit am *Zarathustra* im Sommer 1882 rückt das Substantiv ‚Übermensch' zu einem Zentralbegriff Nietzsches auf, um den seine Aufzeichnungen für eine Zeitspanne von einem knappen Jahr in-

43 Ebd., S. 305.
44 Ebd., S. 396.
45 Ebd., S. 387, Hervorhebung im Original.
46 Ebd., Hervorhebung im Original.
47 Ebd., S. 97.
48 Ebd., S. 100.

tensiv kreisen. Die Schlüsselpartien zum Übermenschen in Nietzsches gesamtem Werk finden sich in *Zarathustra's Vorrede* und in einigen Kapiteln des ersten Zarathustra. Dort verkündet Zarathustra die Utopie eines gesunden, eines selbstmächtigen Menschen, der über den aktuellen Menschen hinauswächst und diesen hinter sich zurücklässt. Zarathustra spricht die Menschen seiner Gegenwart als „Kranke" an und wünscht ihnen: „Mögen sie Genesende werden und Überwindende und einen höheren Leib sich schaffen!"[49] Er erklärt den Übermenschen zur Signatur einer evolutionären Fortentwicklung des Menschen, die auf kein endgültiges Ziel zuläuft, sondern sich erfüllt in einer nie enden wollenden Bewegung der Selbsttranszendenz.

> *Ich lehre euch den Übermenschen.* Der Mensch ist Etwas, das überwunden werden soll. Was habt ihr gethan, ihn zu überwinden?
>
> Alle Wesen bisher schufen Etwas über sich hinaus: und ihr wollt die Ebbe dieser grossen Fluth sein und lieber noch zum Thiere zurückgehn, als den Menschen überwinden?
>
> Was ist der Affe für den Menschen? Ein Gelächter oder eine schmerzliche Scham. Und ebendas soll der Mensch für den Übermenschen sein: ein Gelächter oder eine schmerzliche Scham.[50]

Mit dem Übermenschen rückt Zarathustra somit keinen konkreten Entwurf eines neuen Menschen in den Mittelpunkt seiner Reden, sondern die Idee einer dynamisch sich immer weiter steigernden, sich selbst überwindenden und fortwährend perfektionierenden Form des Daseins. Sich darauf einzulassen aber bedeutet, sich vom Gewohnten zu lösen, und geht mit existenzieller Verunsicherung einher. Das Heil, von dem Zarathustra kündet, und der ersehnte gesunde Mensch der Zukunft sind daher, wie er selbst es metaphorisch beschreibt, nur durch eine Reise ins Ungewisse zu erlangen, die er ihrerseits mit „grossem Schrecken" und „grosser Krankheit" verbunden sieht:

> Oh meine Brüder, als ich euch die Guten zerbrechen hiess und die Tafeln der Guten: da erst schiffte ich den Menschen ein auf seine hohe See.
>
> Und nun erst kommt ihm der grosse Schrecken, das grosse Um-sich-sehn, die grosse Krankheit, der grosse Ekel, die grosse See-Krankheit.[51]

Krankheit ist nach Zarathustra nicht nur kennzeichnend für die „arme kranke Art" der letzten Menschen und der (christlichen) Lebensverneiner. Als Krankheit bezeichnet er im Gegenteil auch den Zustand des Wagnisses, der eine neue Gesundheit allererst zu ermöglichen vermag. Durch die Krankheit führt demnach der Weg zur Gesundheit, oder vielmehr zu den „Gesundheiten". Denn Zarathustra stellt dem von Ressentiment bestimmten Begriff von Gesundheit, wie ihn die letzten Menschen vertreten, die alles als krankhaft-abweichend brandmarken, was nicht ihrer eigenen Lebenseinstellung entspricht, einen Begriff von Gesundheit gegenüber, der durch die Verwendung des Plurals „Gesundheiten" auf ein bislang unausgeschöpftes Potential verweist, das für vielfältige Möglichkeiten eines anderen und besseren Daseins des Menschen einsteht: „Tausend Pfade giebt es, die

[49] Ebd., S. 37.
[50] Ebd., S. 14, Hervorhebung im Original.
[51] Ebd., S. 267.

nie noch gegangen sind; tausend Gesundheiten und verborgene Eilande des Lebens. Unerschöpft und unentdeckt ist immer noch Mensch und Menschen-Erde.“[52] Das unterstreicht die Ablehnung jeder feststehenden und normierten Vorstellung von Gesundheit: So wie es viele verschiedene Krankheiten gibt, gibt es nach Zarathustra auch viele verschiedene Möglichkeiten des Gesunden.

52 Ebd., S. 100.

Sonja Kerth

reine unde wol gesunt. Gesundheit und Heilung in Wolframs von Eschenbach *Parzival* und Hartmanns von Aue *Der arme Heinrich*

Gesundheit als Metapher und metaphorischer Sprachgebrauch

Metaphorische Deutungen von Gesundheit und Heilung, aber auch von Krankheit und Behinderung stellen ein immer wiederkehrendes und in der Vorstellungswelt offenbar fest verankertes Denkmuster dar.[1] Dafür gibt es zwei Gründe: Erstens zeichnen sich Gesundheits-, Krankheits- und generell Körpermetaphern durch Variabilität, terminologische Unbestimmtheit, eine breit gefächerte Semantik und eine topische Verfügbarkeit aus; dies ermöglicht ihre vielseitige Verwendung und ihr andauerndes Aktualisierungspotenzial.[2] Zweitens werden in der Medizin schon immer viele Metaphern im Kontext von Krankheitsbezeichnungen benutzt,[3] sodass dieses Verfahren von je her vertraut ist und leicht in andere Kontexte übertragen werden kann. In der Vormoderne findet sich ein metaphorischer Sprachgebrauch z. B. bei der heute korrekt als Hansen-Krankheit bezeichneten Lep-

[1] Vgl. grundlegend Susan Sontag: *Krankheit als Metapher. Aids und seine Metaphern*, Frankfurt a. M. 2003; kritisch dazu die Einleitung zum vorliegenden Band sowie Amelie Bendheim/Jennifer Pavlik: *Einleitung*, in: *Figurationen von Krankheiten. Chancen und Grenzen der Ästhetisierung*, hg. von dens., Heidelberg 2019, S. 7–17, bes. S. 10 f.; Rudolf Käser: *Methodenansätze zur Erforschung des interdiskursiven Verhältnisses von Literatur und Medizin*, in: *Krank geschrieben. Gesundheit und Krankheit im Diskursfeld von Literatur, Geschlecht und Medizin*, hg. von dems./Beate Schappach, Bielefeld 2014, S. 15–42, hier S. 17 ff. Zur Krankheitsmetaphorik in mittelalterlicher Literatur vgl. z. B. Sonja Kerth: *‚ûzsaz' als Metapher. Lepra im Kontext von Liebe, Ehe und Ehebruch in mittelalterlichen Erzählungen*, in: *Oxford German Studies* 47, 2 (2018), S. 125–148; *Rhetorics of Bodily Disease and Health in Medieval and Early Modern England*, ed. by Jennifer C. Vaught, Farnham 2010.

[2] Vgl. Katrin Kohl: *Metapher*, Stuttgart/Weimar 2007, bes. S. 24, 36; nach Kohl gehören Körpermetaphern zu den am weitesten verbreiteten Metaphern überhaupt (vgl. ebd., S. 24). Zur Epochenspezifik von Semantiken, die in Metaphern einfließen, vgl. Udo Friedrich: *Historische Metaphorologie*, in: *Literatur- und Kulturtheorien in der Germanistischen Mediävistik. Ein Handbuch*, hg. von Christiane Ackermann/Michael Egerding, Berlin/Boston 2015, S. 169–211, hier S. 173.

[3] Darunter zählen heute z. B. Krebs, Milzbrand, Blutvergiftung; vgl. dazu Susanne Richter: *Metaphorische Gedankenstrukturen in der Entstehung der medizinischen Fachsprache in Europa. Eine historisch-linguistische Analyse der medizinischen Terminogenese von ihren indoeuropäischen Wurzeln bis zur frühen griechischen Antike*, Hamburg 2009.

ra: Sie wird volkssprachlich *ûzsaz* (der *ûzsetze* ist der ‚Ausgesetzte', ‚abseits Wohnende') und *miselsuht* (zu mlat. *misellus*: eine Krankheit, die ‚arm', ‚elend', ‚unglücklich' macht) genannt.[4] Metaphorische Bezeichnungen liegen auch vor bei *pestilencz* (zu lat. *pestis*: ‚Seuche', ‚Unglück'), *Englisch schweyß* (eine zunächst in England auftretende Krankheit, deren auffälligstes Symptom starkes Schwitzen war) und Syphilis (nach der Figur des von dieser Krankheit befallenen Hirten Syphilus in dem Lehrgedicht *Syphilidis seu morbi gallici libri tres* von Girolamo Fracastora, 1521).[5] Generell weise der verbreitete metaphorische und euphemistische Sprachgebrauch über Krankheitszustände und -prozesse in der Vormoderne erhebliche „Potentiale[] des Enthüllens wie Verschleierns" auf und bedürfe in besonderer Weise „semantischer Einordnung und Deutung", urteilen Gerhard Diehl und Nils Hansen.[6] Damit rückt auch die Frage nach einem metaphorischen Sprachgebrauch bei Gesundheit und Heilung ins Blickfeld.

Auch wenn wir heute oft dazu neigen, das Mittelalter als *die* Zeit todbringender Krankheiten, katastrophaler hygienischer Verhältnisse und allgegenwärtiger gesundheitlicher Beeinträchtigung anzusehen, stellte Gesundheit im Denken der Menschen damals doch die Norm dar, von der sich Krankheit, Behinderung und Schwäche als anormale, beeinträchtigende und leidbehaftete Zustände unterschieden.[7] Weil Gesundheit als normal angesehen wurde, bestand offenbar kein größerer Bedarf an differenzierenden Bezeichnungen für ‚gesund'.[8] Das Wortfeld wird primär durch das mhd. Archilexem *gesunt* (‚gesund',

4 Vgl. *Mittelhochdeutsches Handwörterbuch von Matthias Lexer*, digitalisierte Fassung, in: *woerterbuchnetz.de*, s. v. ûzsetze, Bd. 2, Sp. 2047, https://woerterbuchnetz.de/?sigle=Lexer&mode=Vernetzung&lemid=LU06330#0; ebd., s. v. misel, Bd. 1, Sp. 2162, https://woerterbuchnetz.de/?sigle=Lexer&mode=Vernetzung&lemid=LU06330#14 (letzter Zugriff 01.04.2021). Weitere metaphorische Krankheitsbezeichnungen für Lepra verzeichnet Ortun Riha: *Aussatz. Geschichte und Gegenwart einer sozialen Krankheit*, Stuttgart/Leipzig 2004, S. 17 ff.

5 Vgl. *Deutsches Wörterbuch von Jacob Grimm und Wilhelm Grimm*, digitalisierte Fassung, in: *woerterbuchnetz.de*, s. v. Syphilis, Bd. 20, Sp. 1433, https://woerterbuchnetz.de/?sigle=DWB&lemid=GS57637#0 (letzter Zugriff 01.04.2021). Zur Pest- und Leprametaphorik in geistlichen Texten des Mittelalters vgl. Bernd-Ulrich Hergemöller: *Die ‚widernatürliche Sünde' in der theologischen Pest- und Leprametaphorik des 13. Jahrhunderts*, in: *Forum Sexualität und Literatur* 21 (1994), S. 5–19.

6 Gerhard Diehl/Nils Hansen: *Historische Semantik. Zur terminologischen Unbestimmtheit mittelhochdeutscher Texte*, in: *Dis/ability History der Vormoderne. Ein Handbuch. Premodern Dis/ability History. A Companion*, hg. von Cordula Nolte u. a., Affalterbach 2017, S. 97 ff., hier S. 98. Krankheit und Behinderung werden vor allem mit den (relativ wenig differenzierten) mhd. Überbegriffen *siech* und *kranc* bezeichnet; vgl. auch Erwin Koller: *Historische Verschiebungen im Wortfeld ‚krank'*, in: *Akten des VIII. Internationalen Germanisten-Kongresses Tokyo 1990: Begegnungen mit dem ‚Fremden'. Grenzen – Traditionen – Vergleiche*, Bd. 4/5: *Kontrastive Semantik, Lexikologie, Lexikographie*, hg. von Yoshinori Shichiji, München 1991, S. 226–236; zu lateinischen Termini Hans-Werner Goetz: *„Debilis". Vorstellungen von menschlicher Gebrechlichkeit im frühen Mittelalter*, in: *Homo debilis. Behinderte – Kranke – Versehrte in der Gesellschaft des Mittelalters*, hg. von Cordula Nolte, Korb 2009, S. 21–55. Grundsätzliche Überlegungen finden sich bei Mirko Grmek: *Das Krankheitskonzept*, in: *Die Geschichte des medizinischen Denkens. Antike und Mittelalter*, hg. von dems., München 1996, S. 260–277, 445 ff., hier S. 260.

7 Vgl. Diehl/Hansen: *Historische Semantik* (Anm. 6), S. 98.

8 Vgl. Erwin Koller: *Nu müez iuch got bewarn, fruot unde geil gesparn! Zur Geschichte des Wortfelds ‚gesund'*, in: *Deutsche Sprachgeschichte. Grundlagen, Methoden, Perspektiven. Festschrift für Johannes Erben zum 65. Geburtstag*, hg. von Werner Besch, Frankfurt a. M. u. a.

‚lebend und unverletzt', ‚geheilt'; im Spätmittelalter auch: ‚gesund machend', ‚gesundheitserhaltend') vertreten. Dazu traten einige andere Begriffe, die durch Polysemie metonymische Verbindungen aufweisen: *heil* (‚gesund', ‚heil', ‚gerettet'), *ganz* (‚unverletzt', ‚vollständig', ‚heil', ‚gesund'), *starc* (‚gesund') und *vruot* (‚froh', ‚frisch', ‚munter', ‚gesund').[9] Auch das mhd. starke Verb *genesen* weist Polysemie auf: ‚gesunden', ‚geheilt werden', ‚am Leben bleiben', ‚gerettet werden', ‚heil oder lebend davonkommen', ‚selig werden', ‚sich wohl befinden', ‚schadlos bleiben' u. a.[10]

Eine andere Bewertung von Gesundheit ergibt sich im Mittelalter dort, wo Krankheit als göttliche Prüfung von besonders ausgezeichneten Menschen verstanden wird. Auch hier gilt Krankheit als anormal, aber in einem positiven Sinn: Sie ist als exorbitante Bewährungsprobe für besondere Helden und Heldinnen des Glaubens zu verstehen.[11] Dies ist der Fall beim biblischen Hiob, aber auch bei Visionärinnen und Mystikerinnen wie Hildegard von Bingen, Mechthild von Magdeburg, Alix von Schaerbeck u. a.: Der gottgläubige und gerechte Hiob wird geprüft und bewährt sich im Erdulden; für die religiös bewegten Frauen stellen Krankheiten und körperliche Schwäche sogar besondere Auszeichnungen dar, die es ihnen erst erlauben, religiös zu sprechen und zu lehren, und die sie Jesus in beglückender Weise nahebringen.[12] So erklärt Mechthild von Magdeburg in dem Text *Das fließende Licht der Gottheit*: *„swenne wir siech sin, so tragen wir die hochzitcleider, swenne wir aber gesunt sin, so tragen wir die werktagcleider.“*[13]

1990, S. 129–140, hier S. 132. Vgl. Christian Schulze: *Wandlungen des Gesundheitsbegriffs in Antike und frühem Mittelalter*, in: *Gesundheit im Spiegel der Disziplinen, Epochen, Kulturen*, hg. von Dietrich Grönemeyer/Theo Kobusch/Heinz Schott, Tübingen 2008, S. 347–367, hier S. 348 f.

9 Metaphorischen Gebrauch notiert Koller insbesondere bei ‚heil' (heile Welt, heile Hose) und ‚ganz' (aus ganzem Herzen). Adjektive wie mhd. *heilbaere* (‚heilsam') oder *heilec* (‚heilig') gehören nicht zum Wortfeld ‚gesund', sondern zum religiös-kultischen bzw. sakralen Bereich. Koller: *Nu müez iuch* (Anm. 8), S. 133 f.

10 Vgl. ohne Autor: *Mittelhochdeutsches Handwörterbuch*, in: *mhdwb-online.de*, s. v. genesen, http://www.mhdwb-online.de/wb.php?buchstabe=A&portion=0# (letzter Zugriff 01.04.2021).

11 Zu Annäherungen des Heroischen und Legendarisch-Heiligen vgl. Wolfgang Haubrichs: *‚Labor sanctorum' und ‚labor heroum'. Zur konsolatorischen Funktion von Legende und Heldenlied*, in: *Die Funktion außer- und innerliterarischer Faktoren für die Entstehung deutscher Literatur des Mittelalters und der frühen Neuzeit. Tagung Greifswald 18.–20.9.1992*, hg. von Christa Baufeld, Göppingen 1994, S. 27–49.

12 Vgl. Ute Siewerts/Sonja Kerth: *Krankheiten und Leiden der Mystikerinnen und Visionärinnen*, in: *Dis/ability History*, hg. von Cordula Nolte u. a. (Anm. 6), S. 199 ff.; Edith Feistner: *Krankheit als Heil? Genderperspektiven auf das Opfer der Gesundheit in der Literatur des Mittelalters*, in: *Gender and Disease in Literary and Medical Cultures*, ed. by Anne-Julia Zwierlein/Iris M. Heid, Heidelberg 2014, S. 27–48, hier S. 45 f.; Waltraud Pulz: *Krank vs. gesund? Von heilsamer Krankheit und körperlichen Zeichen der Heiligkeit*, in: *Das Mittelalter* 8 (2003), S. 57–67, hier S. 57.

13 Jedesmal, wenn wir krank sind, dann tragen wir die Festtagskleider, jedes Mal, wenn wir wieder gesund sind, dann tragen wir die Werktagskleider. Mechthild von Magdeburg: *Das fließende Licht der Gottheit. Nach der Einsiedler Handschrift in kritischem Vergleich mit der gesamten Überlieferung*, hg. von Hans Neumann, Bd. 1: *Text*, München/Zürich 1990, S. 310 (LXV,10 ff.). Vgl. Tomas Tomasek: *Kranke Körper in der mittelhochdeutschen höfischen Literatur. Eine Skizze zur Krankheitsmotivik*, in: *Körperinszenierungen in mittelalterlicher Literatur*, hg. von Klaus Ridder/Otto Langer, Berlin 2002, S. 97–115, hier S. 113.

Gesundheit, Krankheit und Common Sense

Aus der Antike wird die medizinische, ihrerseits metaphorische Vorstellung ins Mittelalter tradiert, dass Gesundheit auf ein harmonisches, ausbalanciertes Verhältnis der Körpersäfte zurückgeht (vgl. vor allem die hippokratischen Schriften und das Werk des griechischen Arztes und Anatoms Galen). Krankheit wird dagegen durch ein Ungleichgewicht derselben hervorgerufen, das zumindest theoretisch wieder ausgeglichen werden kann, sodass eine Heilung von Krankheit meist möglich erscheint – sofern sie denn Gottes Willen entspricht.[14] Der gesunde Körper spiegelt außerdem gemäß dem dominierenden, hierin auf dem Alten Testament beruhenden religiös-theologischen Diskurs des Mittelalters die Perfektion Gottes und seiner Schöpfung.[15] Krankheit und das damit verbundene Leid resultieren meist aus Gottesferne, die z. B. durch sündiges Verhalten der Menschen hervorgerufen wird.[16] Angemessene Reaktionen, die zu Heilung führen können, sind Klage, Reue, Gebet, Abkehr von Sünden und das Vertrauen auf Zuwendung durch Gott als Arzt.[17] Neben diese beiden dominanten Diskurse tritt der soziale Diskurs, der die Vorstellung einspeist, dass Gesundheit für das normale Funktionieren in der Gesellschaft steht, während Krankheit und Behinderung Funktionseinschränkungen (vor allem hinsichtlich der Sicherung des eigenen Lebensunterhalts, der Arbeitsleistung, der Wahrnehmung alltäglicher Aufgaben) bedeuten.[18] Gemäß dem antiken Prinzip der Kalokagathie spiegeln außerdem Schönheit und Gesundheit innere Werthaftigkeit. Krankheit und Hässlichkeit wurden im ästhetisch-künstlerischen Diskurs entsprechend oft mit ethisch-normativen Defiziten verbunden.[19]

Bei der Analyse von Gesundheitsmetaphern in vormodernen literarischen Texten ist eine klare Abgrenzung der genannten Diskurse meist nicht möglich.[20] Der Metapherngebrauch ist auch nicht Teil intertextueller Beziehungen im engeren Sinn, die auf konkret

[14] Vgl. Kay Peter Jankrift: *Krankheit und Heilkunde im Mittelalter*, Darmstadt ²2012, S. 29 f. Zur generellen Differenzierung von Heilung und Gesundung im Mittelalter vgl. Pulz: *Krank* (Anm. 12), S. 58.

[15] Jennifer C. Vaught weist darauf hin, dass gesunde und kranke Körper so als ‚Texte' lesbar werden. Die metaphorische bzw. allegorische Deutungsweise diente primär religiösen und moraldidaktischen Zwecken. Dies.: *Introduction: Rhetorics of Bodily Disease and Health in Medieval and Early Modern England*, in: *Rhetorics*, ed. by ders. (Anm. 1), S. 1–22, hier S. 7.

[16] Vgl. Christian Frevel: *Krankheit/Heilung*, in: *Handbuch theologischer Grundbegriffe zum Alten und Neuen Testament (HGANT)*, hg. von Angelika Berlejung/dems., Darmstadt ³2012, S. 284–288, hier S. 285. Freilich gibt es auch andere Sinngebungen, z. B. in Johannes 9,2 und den Heilungsgeschichten Jesu generell. Vgl. dazu Markus Knapp: *Gesundheit und Heil. Eine theologische Perspektive*, in: *Gesundheit*, hg. von Grönemeyer/Kobusch/Schott (Anm. 8), S. 417–435, hier S. 424–430.

[17] Vgl. z. B. Exodus 15,26 und das Buch Tobit; dazu Frevel: *Krankheit/Heilung* (Anm. 16), S. 286 f.; ders.: *Leid*, in: *Handbuch*, hg. von Berlejung/dems. (Anm. 16), S. 298–301; Knapp: *Gesundheit* (Anm. 16), S. 429 f.; Grmek: *Das Krankheitskonzept* (Anm. 6), S. 277.

[18] Vgl. zusammenfassend Cordula Nolte/Bianca Frohne/Sonja Kerth/Uta Halle: *Ein Forschungsfeld nimmt Gestalt an*, in: *Dis/ability History*, hg. von Cordula Nolte u. a. (Anm. 6), S. 32–40, hier S. 34.

[19] Vgl. Tomasek: *Kranke Körper* (Anm. 13), S. 101.

[20] Vgl. die Überlegungen zu Krankheit als verbindendem Bestandteil verschiedener Diskurse von Ralf Schlechtweg-Jahn: *Das Mädchen auf dem Opfertisch. Genderkonstrukte in Hartmanns ‚Der arme Heinrich'*, in: *Glaube und Geschlecht. Fromme Frauen – Spirituelle Erfahrungen –*

bestimmbare Quellen verweisen,[21] auch wenn es natürlich ‚Klassiker' gibt, die für Fragen der Gesundheitserhaltung und -wiederherstellung besonders oft herangezogen wurden. Für die zentralen Bereiche Gesundheitspflege (Hygiene) und Heilkunde (Medizin) sind neben dem *Corpus Hippocraticum* und Galen vor allem Plinius der Ältere und Pedanios Dioskurides zu nennen.[22] Ihre Inhalte waren zumindest im Wesentlichen auch über die gelehrte Medizin hinaus bekannt.[23]

Die volkssprachlichen AutorInnen des Mittelalters, die Gesundheit und Heilung thematisieren, greifen auf unterschiedliche, im Einzelfall kaum klärbare Wissensspeichermedien zurück, aus deren Metaphernreservoir sie sich bedienen und das sie ihrerseits vergrößern. Ich verstehe daher in Anlehnung an Udo Friedrich das literarische Sprechen über Gesundheit und Heilung, aber auch über Krankheit und Behinderung als diskursübergreifendes Kommunikationsangebot und die darin enthaltene kulturelle Metaphorik als Teil eines kollektiven Gedächtnisses der Zeit.[24] Dieses kann mit Clifford Geertz als Common Sense bezeichnet werden.[25] Beim Common Sense handelt es sich um einen relativ geordneten Gesamtkomplex von Wissen und Denkweisen, innerhalb dessen der effiziente Umgang mit Wissen (hier: über Gesundheit, ihren Verlust und ihre Wiederherstellung) im Vordergrund steht. Bezugspunkte sind die Allgemeinheit der Erfahrung und das Vermögen, in jedem Fall das in ihm Überzeugende zu erkennen.[26] Wie genau das Wissen rezipiert wurde, ist nicht zu rekonstruieren. Common Sense meint jedoch nicht ein primitives, intuitives Dafürhalten ‚aus dem Bauch heraus', wie man es vielleicht mit gängigen Klischees über mittelalterliche ‚Kräuterweiblein' in Verbindung bringen könnte. Er bezeichnet vielmehr ein umfangreiches, im Einzelnen aber nicht belegbares Wissen, das durch das Weltbild der Zeit getragen wird, sodass nicht alle Kausalbeziehungen und möglichen Vermittlungswege weiterverfolgt und dokumentiert werden müssen.

Gesundheit als Konzeptmetapher in mittelalterlicher Literatur

Wenn im vormodernen medizinischen Denken der hippokratisch-galenischen Tradition Krankheit auf einem Ungleichgewicht der Körpersäfte basiert, das den Körper stört, in Unordnung bringt, schädigt und ggf. sogar zerstört, ist eine metonymische Übertragung auf andere Bereiche, in denen der Verlust von Ordnung, Harmonie und Funktionsfähig-

Religiöse Traditionen, hg. von Ruth Albrecht/Annette Bühler-Dietrich/Florentine Strzelczyk, Köln/Weimar/Wien 2008, S. 44–61, hier S. 54.

21 Vgl. Anja Becker: *Pragmatische und lyrische Gebete an den Heiligen Geist. Zur poetischen Bedeutung von Remetaphorisierungen*, in: *Wolfram-Studien* 24 (2017), S. 101–139, hier S. 118 f., 124.

22 Vgl. Jankrift: *Krankheit* (Anm. 14), S. 9.

23 Vgl. Ortun Riha: *Chronisch Kranke in der medizinischen Fachliteratur des Mittelalters. Eine Suche nach der Patientenperspektive*, in: *Homo debilis*, hg. von Nolte (Anm. 6), S. 99–120, hier S. 100.

24 Vgl. Friedrich: *Historische Metaphorologie* (Anm. 2), S. 173, 182 ff., 202 f.

25 Vgl. Clifford Geertz: *Common Sense als kulturelles System*, in: ders.: *Dichte Beschreibung. Beiträge zum Verstehen kultureller Systeme*, übers. von Brigitte Luchesi/Rolf Bindemann, Frankfurt a. M. 2007, S. 261–288.

26 Vgl. Friedrich: *Historische Metaphorologie* (Anm. 2), S. 183.

keit angesprochen wird, naheliegend. Dasselbe gilt für Gesundheit, die so zu einer Konzeptmetapher für Ordnung und Gleichgewicht im menschlichen Zusammenleben wird. Unter Konzeptmetaphern versteht Anja Becker zentrale, in einer Kultur immer wieder vorkommende Metaphern, die eine spannungsreiche, ggf. widersprüchliche Interpretationsleistung der RezipientInnen provozieren. Dadurch können kreative Neubewertungen semantischer wie performativer Art entstehen.[27] Ein solches Deutungsangebot macht z. B. der mhd. *Alexanderroman* des Pfaffen Lambrecht, wie Ines Heiser überzeugend herausgearbeitet hat:[28] Als Alexander der Große vor der Schlacht gegen Darius und die Perser erkrankt, wird dadurch der ganze Personenverband der makedonischen Krieger geschwächt im Vertrauen auf die königliche Macht und in der Treue zum Herrscher. Seine (fieberbedingte) Schwäche breitet sich auf das Kollektiv der Krieger und dessen moralische Integrität aus. Verrat und Intrigen treten auf, die den makedonischen ‚Organismus' als Ganzen schwächen. Erst als der Verräter in den eigenen Reihen identifiziert ist, wird das Kriegerkollektiv wieder stabil und heil; jetzt ist auch die Genesung des Königs an seiner Spitze möglich.

Im Folgenden möchte ich Gesundheit und Heilung auf ihre Funktionen als Konzeptmetaphern in mhd. Erzählungen untersuchen. Meine Textbeispiele behandeln die Heilung einer Wunde an den Genitalien in Wolframs von Eschenbach *Parzival* und die Heilung von Aussatz in Hartmanns von Aue *Der arme Heinrich*. Gemeinsam ist beiden Narrativen, dass die gesundheitliche Beeinträchtigung nicht vorübergehend ist und nicht von allein verschwindet, sondern eine aktive Heilung erfordert. Diese kann auf menschlicher Interaktion oder auf göttlichem Eingreifen beruhen.

Wolfram von Eschenbach: *Parzival*

Wolframs von Eschenbach um 1205/10 entstandener höfischer Roman *Parzival*[29] erzählt im Rahmen der Haupthandlung um den jungen Ritter und designierten Gralskönig Parzival auch von dessen Onkel Anfortas, der der amtierende Gralskönig ist. Er wurde im

[27] Vgl. Becker: *Pragmatische und lyrische Gebete* (Anm. 21), S. 114 f.

[28] Vgl. Ines Heiser: *Dô Alexander genas. Die Krankheit Alexanders des Großen im mittelhochdeutschen Alexanderroman*, in: *Gesund und krank im Mittelalter. Marburger Beiträge zur Kulturgeschichte der Medizin*, hg. von Andreas Meyer/Jürgen Schulz-Grobert, Leipzig 2007, S. 227–240, hier S. 232 ff.; Textausgabe: Pfaffe Lambrecht: *Alexanderroman*. Mittelhochdeutsch/Neuhochdeutsch, hg., übers. und komm. von Elisabeth Lienert, Stuttgart 2007, 2095–2157 (‚Straßburger Alexander').

[29] Textausgabe, nachfolgend zitiert unter der Sigle P: Wolfram von Eschenbach: *Parzival*, nach dem Text der 6. Ausgabe von Karl Lachmann übers. von Peter Knecht, mit einer Einführung von Bernd Schirok, Berlin/New York 2003 (die Übersetzung von Knecht wurde z. T. von mir leicht bearbeitet); vgl. auch die kommentierte Ausgabe von Eberhard Nellmann: Wolfram von Eschenbach: *Parzival*, nach der Ausgabe Karl Lachmanns rev. und komm. von dems., Übertragung von Dieter Kühn, 2 Bde., Frankfurt a. M. 2006. Vgl. auch die Stellenkommentare von Michaela Schmitz: *Der Schluss des ‚Parzival' Wolframs von Eschenbach. Kommentar zum 16. Buch*, Berlin 2012; Susanna Backes: *Von Munsalvaesche zum Artushof. Stellenkommentar zum fünften Buch von Wolframs ‚Parzival' (249,1–279,30)*, Herne 1999; Christa-Maria Kordt: *Parzival in Munsalvaesche. Kommentar zu Buch V/1 von Wolframs ‚Parzival' (224,1–248,30)*, Herne 1997; zur Gesundheitsproblematik Bernhard Dietrich Haage: *Studien zur Heilkunde im ‚Parzi-*

Zweikampf an den Genitalien verwundet, als er im Frauendienst für eine Minnedame unterwegs war:[30] Ein vergifteter Speer traf ihn in die Hoden und verletzte ihn schwer. Anfortas rettete sich auf seine Burg Munsalvaesche, wo er von seinen Leuten aufmerksam versorgt wurde mit einem umfangreichen Heilmittelsortiment. Dieses umfasste eine Vielzahl verschiedenartiger Arzneien, die die Gralsritter in *arzetbuoche[n]* (medizinische[n] Bücher[n]; P: 481,6) fanden, aber auch Heilmittel jenseits der medizinischen Fachliteratur. Ausprobiert wurden fachlich anerkannte Pharmazeutika wie Kräuter, Schlangengifte, Aloeholz und Edelsteine, aus der geistlich-naturkundlichen Literatur stammende wundersame Heilmittel wie das Wasser aus den Paradiesesflüssen und das Blut des Pelikans, ferner mythologische Hilfsmittel wie der Zweig der Sibylle, der einst Aeneas gegen die giftigen Dämpfe der Unterweltsflüsse geschützt hatte. Doch alle Arzneien und Wundermittel halfen nicht. Die Wunde heilte nicht ab, und die Schmerzen endeten nicht trotz aller Linderungsversuche. Nur ein wundertätiges, gottgelenktes Ding, *daz hiez der Grâl* (das hieß der Grâl; P: 235,23), hielt den König seither am Leben – offenbar gegen den Willen des lebensmüden Herrschers.[31] Der Gral, metaphorisch als *wunsch von pardîs* (des Paradieses Glück; P: 235,21) bezeichnet, heilt freilich selbst nicht und lindert auch keine Schmerzen; er wirkt ausschließlich lebensverlängernd und kosmetisch, indem er einen frischen Teint verleiht (*liehte[z] vel, varwe*; P: 501,21 u. 28; helle, glänzende Haut und Farbe; vgl. P: 469,12, 18 f., 25 ff.).

Dass die Wunde nicht heilt, ist, wie an anderer Stelle erklärt wird, eine Sündenstrafe: Weil Anfortas gegen das Gebot des Grals eigenmächtig eine Minnedame wählte und für sie kämpfte, hat er sich der Todsünde der *hôchvart* (Hoffart; P: 472,26) schuldig gemacht. Gott bestrafte ihn, indem er seine Existenz als Herrscher, Kämpfer und Mann zerstörte. Anfortas leidet seit der Verwundung unter schrecklichen Schmerzen, kann nicht mehr gehen und stehen, kann nicht reiten, nicht kämpfen und wohl auch keine Kinder zeugen. So ist die Herrschaft in Terre de Salvaesche zwar nicht verwaist, aber der König übt keine funktionierende und zukunftsfähige Herrschaft aus. Die Gralswelt leidet unter der lähmenden Krankheit, bis ein vom Gral in Aussicht gestellter neuer König (vgl. P: 483,19–23) die Herrschaft übernehmen wird. Die Heilung des Königs ist dabei an eine im Wortlaut vorgegebene Frage des potenziellen Nachfolgers an Anfortas geknüpft: *„hêrre, wie stêt iuwer nôt?“* („Mein Herr, was ist's mit Eurer Not?“; P: 484,27).

Als der junge Parzival auf der Gralsburg den kranken König trifft, ahnt er nicht, dass er eben dieser designierte Nachfolger ist. Es ist ihm auch unklar, dass die Aromen, Kaminfeuer, Ruhebetten und Pelze die Qualen des Anfortas erleichtern sollen und eine umhergetragene Lanze mit blutiger Spitze ein medizinisches Instrument darstellt, das bei be-

val' Wolframs von Eschenbach, Göppingen 1992, S. 145–180, zum *Parzival* allgemein: *Wolfram von Eschenbach. Ein Handbuch*, hg. von Joachim Heinzle, 2 Bde., Berlin/Boston 2011.

30 Vgl. zu Anfortas' Wunde und der daraus resultierenden Beeinträchtigung Sonja Kerth: *„sîme volke er jâmers gap genuoc“. Der im Kampf versehrte Herrscher in Wolframs von Eschenbach ‚Parzival'*, in: *Phänomene der „Behinderung“ im Alltag. Bausteine zu einer Disability History der Vormoderne*, hg. von Cordula Nolte, Affalterbach 2013, S. 189–211, mit weiterer Literatur.

31 Die Gralsritter lassen ihn nicht sterben, weil kein Nachfolger zur Verfügung steht (vgl. P: 787,1–788,12; 788,21–29). Zur ambivalenten Einschätzung dieses Zwanges als *triuwe* (‚Treue', ‚Loyalität') bzw., situationsgebunden aus der Sicht des kranken Anfortas, als Treulosigkeit vgl. Schmitz: *Der Schluss* (Anm. 29), S. 32 ff.

sonders schlimmen Schmerzattacken in die Wunde eingeführt wird.[32] Parzival stellt die Erlösungsfrage aus Zurückhaltung und falsch verstandener Höflichkeit nicht, sodass der versehrte König in seinem Zustand verbleibt ohne Hoffnung auf Heilung und Erlösung. Erst viel später kehrt Parzival dank göttlicher Gnade zurück nach Munsalvaesche, stellt – in geringer Variation – die erlösende Frage und heilt so den Onkel. Von diesem übernimmt er das Königsamt.

Anfortas' Genesung während Parzivals zweitem Gralsbesuch verbindet ein Gespräch zwischen altem und neuem Gralskönig mit einem Heilungsritual und einem Wunder. Aufgrund der Planetenkonstellation ist die Wirkung der Wunde gerade besonders verheerend und kein Linderungsmittel hilft (vgl. P: 789,4–792,8), als Parzival mit seiner Begleitung auf der Burg einreitet. Anfortas bittet Parzival eindringlich, ihm beim Sterben zu helfen (vgl. P: 795,2–14). Weil Parzival nun über die Situation und die Frage informiert ist, kann er das Heilungsritual initiieren: Er wendet sich zum Gral, fällt dreimal auf die Knie und betet für Anfortas.[33] Anschließend spricht er die anteilnehmende Frage: *„oeheim, waz wirret dier?"*, aus („Oheim, was tut dir weh?"; P: 795,28), die ein göttliches Eingreifen auslöst:

> *der durch sant Silvestern einen stier*
> *Von tôde lebendec dan hiez gên,*
> *unt der Lazarum bat ûf stên,*
> *der selbe half daz Anfortas*
> *wart gesunt und wol genas.*
> (Der aus dem Mund des heiligen Silvester einen Stier vom Tod lebendig fortgehen hieß und der Lazarus gebot, aufzustehen aus dem Grab, ebender half, daß Anfortas heil wurde und ganz gesund. P: 795,29–796,4)

Die Heilung ist damit ein göttliches Wunder, das in Anlehnung an die weitverbreitete Silvesterlegende (Erweckung des Stiers) und das Neue Testament (Erweckung des Lazarus) erzählt wird.[34] Sie ist aber auch Folge eines Rituals, das den Versehrten dank seines heilvermittelnden Nachfolgers Parzival heilt und gleichzeitig die Absetzung des alten Königs bewirkt.[35] Parzival erreicht also zweierlei: Er löst das wunderhafte Eingreifen Gottes aus, das die Wunde heilt und Anfortas' Schmerzen beendet, und schafft einen wunderbaren Heilszustand für die Gralsgesellschaft:[36] Der (abtretende) Herrscher, der gerade noch sein eigenes Volk vor Gott verklagen wollte, weil es ihn nicht sterben ließ (vgl. P: 787,1–

[32] Vgl. zur Szene bes. Backes: *Von Munsalvaesche* (Anm. 29); Nellmann: *Kommentar* (Anm. 29); Bernd Schirok: *Die Inszenierung von Munsalvaesche: Parzivals erster Besuch auf der Gralburg*, in: *Literaturwissenschaftliches Jahrbuch der Görres-Gesellschaft* 46 (2005), S. 39–78, hier S. 39–43, 48–65.

[33] Zur Parallele zur Silvesterlegende in der ‚Kaiserchronik' vgl. Nellmann: *Kommentar* (Anm. 29), S. 775.

[34] Vgl. im Detail Schmitz: *Der Schluss* (Anm. 29), S. 82 ff.

[35] Vgl. Corinna Dörrich: *Poetik des Rituals. Konstruktion und Funktion politischen Handelns in mittelalterlicher Literatur*, Darmstadt 2002, bes. S. 29–47, 73 f.

[36] Bereits in der Rede der Gralsbotin Cundrie sind Heilung und Erlösung, Abwendung von schmerzhaftem Leid und der Erwerb höchsten Glücks eng miteinander verbunden: *„den künec Anfortas nu nert / dîns mundes vrâge, diu im wert / siufzebaeren jâmer grôz: / wâ wart an saelde ie dîn genôz?"* („Die Frage deines Mundes hat den König Anfortas nun gerettet und großes,

788,12), ist jetzt wieder in Einklang mit den Seinen. Diese trauern ihrerseits nicht mehr länger und sind nicht mehr führungslos, da der neue König bereitsteht. Anfortas' Gesundung geht einher mit nie gesehener, strahlender Schönheit (*swaz der Franzoys heizt flôrî, / der glast kom sînem velle bî*; Jener Schimmer, den die Franzosen *fleur* nennen, erschien auf seiner Haut; P: 796,5 f.). Diese verweist sowohl auf Gottesnähe als auch auf wiedergewonnene innere Werthaftigkeit im Sinne der Kalokagathie.[37]

Außerdem sorgt das Ritual dafür, dass die Gemeinschaft der Gralskönigssippe und das Sippenheil wieder funktionieren: Anfortas' Neffe Parzival, dessen Frau Condwiramurs und beider Sohn Loherangrin sind durch eine Inschrift auf dem Gral zur Königsherrschaft berufen (vgl. P: 781,15–19). Nach der Heilung wird Parzival noch zum neuen Gralskönig gewählt und als solcher dem Volk im Lande präsentiert (vgl. P: 796,17–21). Die Gesundung, die Anfortas erlebt, bringt also nicht nur ihm selbst *ruowe* (Frieden; P: 797,22),[38] Schönheit und Harmonie mit den Seinen, sondern ist heilbringend für alle. Zwar ist Anfortas abgesetzt und wird in Zukunft wohl ein einfacher Gralsritter sein (vgl. P: 484,8, 819,27 f.), aber zumindest im Lauf der erzählten Handlung spielt er noch eine entscheidende, königgleiche Rolle im Zentrum seiner Sippe: Anfortas begrüßt gemeinsam mit Feirefiz die Damen, darunter die neue Gralskönigin, die ihn küsst und sich über seine Erlösung freut (vgl. P: 806,10–30); er sitzt neben Parzival und dessen Halbbruder im großen Saal (vgl. P: 808,18 f.); er spricht explizit den Umstand an, dass Feirefiz den Gral nicht sehen kann (vgl. P: 810,7 ff.) und offensichtliche Liebespein erleidet (vgl. P: 811,17–30); er vermittelt Abhilfe (vgl. P: 813,9–11). Angesichts von Feirefiz' Liebeswirrungen lacht Anfortas herzlich mit Parzival (vgl. P: 815,1 f.) und beide arrangieren gemeinsam die Lösung des Problems durch die burleske Taufe des ‚Heiden' (vgl. P: 816, 9–17).

Anfortas behält also in auffälliger Weise das Interesse und die Wertschätzung des Erzählers. Bezeichnete sich Anfortas vor Parzivals zweitem Besuch auf Munsalvaesche noch selbst als der *freuden ellende* (Ich, der aus dem Glück verbannt ist; P: 788,1), erhält er nun *das* höfische Epitheton schlechthin, das Hartmann im *Iwein*-Prolog programmatisch König Artus zuspricht: *Anfortas der guote* (der vortreffliche Anfortas; P: 816,11). Der gesundete Ex-König ist wieder fröhlich, handlungsmächtig und bildet mit den beiden Gahmuretsöhnen eine Trias vorbildlicher Ritter:

> *dâ sâzen dem grâle bî*
> *der aller besten rîter drî,*
> *die dô der schilde pflâgen.*
> ([D]a saßen also vor dem Gral drei der allerbesten Ritter beieinander, die damals überhaupt einen Schild zu führen verstanden. P: 815,17 ff.)

jammervolles Unglück fortgejagt – wo wurde jemals einer dir gleich an Glück?"; P: 781,27–30). Zur Semantik und zum metaphorischen Gebrauch von mhd. *genesen* siehe oben, S. 35.

37 Entsprechend will Anfortas, der im Folgenden das Epithethon *der clâre* trägt (der schöne, P: 810,7; 811,17), ein demütiges Leben führen und nie wieder aus falschen Motiven kämpfen: vgl. P: 819,26–29.

38 Vgl. auch Cundries Prophezeiung an Parzival: *„du hâst der sêle ruowe erstriten / und des lîbes freude in sorge erbiten"* („Du hast der Seele Frieden erkämpft und in Leiden ausgehalten bis zu dem Tag, da der Leib Freude finden soll"; P: 782,29 f.), die auch eine seelische Gesundung Parzivals nach seiner sorgenreichen Jugend in Aussicht stellt.

Auch wenn die Zukunftsaussichten am Ende des *Parzival* nicht mehr uneingeschränkt positiv sind nach dem Scheitern der Ehe Loherangrins,[39] steht Anfortas im 16. Buch doch für Heil in verschiedener Hinsicht: für körperliche und psychische Gesundheit, für Vergebung und göttliche Zuwendung, für Einklang und Harmonie in Terre de Salvaesche, für das erfolgreiche Ausüben gesellschaftlicher Verpflichtungen und für strahlende Schönheit, die selbst die beispielhafte Schönheit des David-Sohnes Absalom übersteigt (vgl. P: 796,8).[40] Die zentralen Diskurse über Gesundheit vermischen sich, und Gesundheit wird zur Konzeptmetapher: Die Heilung des kranken, beeinträchtigten Herrschers steht metaphorisch für die Heilung einer zwar gottgefälligen, aber doch zutiefst gefährdeten, leiderfüllten Rittergemeinschaft, vielleicht sogar der ganzen (fiktionalen) ritterlichen Welt.

Woher Wolfram seine Kenntnisse über Wunden und die Wirkweise von Arzneien, die Auswirkung von Planeten auf den Gesundheitszustand und die Körpersäfte hat, ist im Detail unklar. Es handelt sich um Common Sense-Wissen, das im Einklang mit dem christlichen Weltbild steht und für die Sinngebung des Romans verwendet wird. Neben medizinischen und religiösen Wissensbausteinen finden sich, wie gezeigt wurde, Elemente des sozialen und ästhetischen Diskurses, wenn Anfortas' Heilung mit der Wiederherstellung der körperlichen Perfektion sowie mit herrschaftlich-politischen und sozialen Bezügen versehen wird: Der nun wieder gesunde, schöne Körper des Herrschers ist seinerseits eine Konzeptmetapher für eine stabile Herrschaft, für Ordnung, Frieden, innere Werthaftigkeit, Sippenheil und göttliche Zuwendung.[41]

Hartmann von Aue: *Der arme Heinrich*

Hartmanns von Aue *Armer Heinrich* (wohl Anfang des 13. Jahrhunderts) vereint legendenhaft-exemplarische Züge mit denen einer höfischen Kurzerzählung.[42] Berichtet wird von der Erkrankung des schwäbischen Ritters Heinrich von Ouwe an der *miselsuht* (Aussatz; H: 119), von seinem vergeblichen Versuch einer Therapie durch Ärzte und seiner

[39] Vgl. Schmitz: *Der Schluss* (Anm. 29), bes. S. 166 f., 194–197; Christian Kiening: *Un-heilige Familien. Sinnmuster mittelalterlichen Erzählens*, Würzburg 2009, S. 183 ff.; Horst Brunner: *Von Munsalvaesche wart gesant / der den der swane brâhte. Überlegungen zur Gestaltung des Schlusses von Wolframs ‚Parzival'*, in: ders.: *Annäherungen. Studien zur deutschen Literatur des Mittelalters und der Frühen Neuzeit*, Berlin 2008, S. 50–66, hier S. 64.

[40] Eine negative Konnotation (Aufrührer gegen den eigenen Vater; eitler Mensch) ist hier nicht zu erkennen.

[41] Vgl. Waltraud Fritsch-Rößler: *Kastriert, blind, sprachlos. Das (männliche) Geschlecht und der Blick in Wolframs ‚Parzival'*, in: *Frauenblicke. Männerblicke. Frauenzimmer. Studien zu Blick, Geschlecht und Raum*, hg. von ders., St. Ingbert 2002, S. 111–163, bes. S. 126–136 (mit Verweis auf Ernst Kantorowicz).

[42] Textausgabe, nachfolgend zitiert unter der Sigle H: Hartmann von Aue: *Gregorius. Der arme Heinrich. Iwein*, hg. und übers. von Volker Mertens, Frankfurt a. M. 2008, S. 230–315 (mit Kommentar; die Übersetzung wurde von mir z. T. geringfügig überarbeitet), vgl. auch: Hartmann von Aue: Der arme Heinrich. Mittelhochdeutsch/Neuhochdeutsch. Hg., übersetzt und kommentiert von Nathanael Busch/Jürgen Wolf. Stuttgart 2013. Vgl. einführend Christoph Cormeau/Wilhelm Störmer: *Hartmann von Aue. Epoche – Werk – Wirkung*, 3., aktualisierte Auflage mit bibliographischen Ergänzungen (1992/93 bis 2006) von Thomas Bein, München 2007; Jürgen Wolf: *Einführung in das Werk Hartmanns von Aue*, Darmstadt 2007.

freiwilligen Isolation auf dem Hof eines Meiers, dessen Familie dem Ritter zugetan und verpflichtet ist. Als die Tochter der Familie sich opfern will, um mit ihrem jungfräulichen Blut die Aussatzerkrankung zu heilen, reist er mit ihr nach Salerno, wo dem Mädchen das Herz herausgeschnitten werden soll. Heinrich nimmt das Opfer im letzten Moment nicht an, da er ihr Leben über seine Heilung stellt und die Krankheit als Gottes Willen akzeptiert. Er reist mit ihr nach Hause und wird unterwegs dank göttlichem Eingreifen wunderbar geheilt. Heinrich heiratet das Mädchen und tritt seine Herrschaft wieder an (Version A). Eine andere Textfassung (Version B) schließt mit dem Rückzug der beiden heiligmäßigen Eheleute ins Kloster.

Während Wolfram seine Metaphorik vor allem im Rahmen der *Parzival*-Handlung und in Dialogen zwischen Figuren entfaltet, verwendet Hartmann zahlreiche Metaphern in der Erzählerrede, wenn er über Gesundheit und deren Verlust spricht. Gesundheit spielt damit einerseits als textüberspannende Konzeptmetapher eine zentrale Rolle, und gleichzeitig streut Hartmann auch Verweise auf Exempelfiguren, Metaphern und andere rhetorische Stilmittel in seine Erzählerkommentare ein. Die verwendeten Metaphern beleuchten und bewerten den Protagonisten Heinrich und sein Leben, lassen aber keine eindeutige Lesart erkennen, die sich vom Anfang bis zum Ende der Erzählung durchzieht. Eine zentrale Rolle scheinen drei Denkmuster zu spielen: erstens Hiob als Prototyp des aussätzigen Dulders in der Bibel, zweitens Aussatz als potenzielle göttliche Strafe und Prüfung durch Gott sowie drittens das rechte Verhältnis zwischen vorbildlichem irdischem Leben und radikaler Hinwendung zu Gott. Eine überzeugende Gesamtinterpretation des Textes hinsichtlich dieser drei Aspekte gelingt freilich nicht: Die Figuren, vor allem Heinrich, sperren sich gleichsam gegen eine Vereinnahmung im Sinne der drei Denkmuster, sodass auch die Erzählerrede ambigue und widersprüchlich bleibt. Unklar sind dabei nicht die einzelnen Metaphern, die verwendet werden,[43] sondern ihre Zusammenstellung zu einem Gesamtkomplex aus einander z. T. widersprechenden Einzelteilen.

Der Erzähler bescheinigt Heinrich höchste höfische Vorbildlichkeit, die seinen Besitz, seine adlige Abstammung und eventuell auch seine religiöse Lebensorientierung in den Schatten stellt (H: 30–46). Damit ist indirekt die Frage nach einem Zuwenig des ritterlichen *wunschleben[s]* (Wunschleben; H: 393) an christlichen Denk- und Handlungsmustern aufgeworfen, ohne jedoch vom Erzähler beantwortet zu werden.[44] Das positive

[43] Dies gilt nach Gert Hübner für mittelalterliche Metaphern generell: Sie wollen nicht verhüllen und Sinn verdunkeln, sondern sind jeweils klaren Bereichen zugeordnet. Vgl. ders.: *Überlegungen zur Historizität von Metapherntheorien*, in: *Kulturen des Manuskriptzeitalters. Ergebnisse der amerikanisch-deutschen Arbeitstagung an der Georg-August-Universität Göttingen vom 17.–20. Oktober 2002*, hg. von Arthur Groos/Hans-Jochen Schiewer, Göttingen 2004, S. 113–153, bes. S. 133, 153.

[44] Eine persönliche Schuld oder ein völliges Fehlen von Religiosität werden vom Erzähler nicht thematisiert. Die Deutung der Krankheit als göttliche Strafe wegen Heinrichs Weltverhaftetheit und mangelnder Dankbarkeit gegenüber Gott ist die melancholische Selbstdeutung Heinrichs, nicht Erzählerkommentar. Heinrich verwendet dabei das Bild vom *werlttôren* (Weltnarren), der sein Eingangstor ganz und gar der *werltlîche[n] wünne* (Weltfreude) geöffnet habe und dem deshalb Gott als erhabener Torwächter die Himmelspforte für immer verschlossen habe (H: 383–411); vgl. zur Stelle Mertens: *Kommentar* (Anm. 42), S. 919. Zur *miselsuht* als Mangelzustand, anhand dessen in paradigmatischer Weise der Zusammenhang von Krankheit, Läuterung und Sinn vorgeführt wird, vgl. Mareike von Müller/Matthias Wermeling: *Geschichten ohne Ende.*

höfische Leben wird vor allem mit Metaphern der Festigkeit, der Beständigkeit, des Verbindenden und Maßhaltens in Zusammenhang gebracht:[45] Heinrich ist *staeter triuwe ein adamas* (an treuer Beständigkeit ein Diamant; H: 62); sein Bekenntnis zur höfischen Lebensweise ist fest und beständig (H: 52 f.); er ist ein Schutzschild für seine Sippe (vgl. H: 65), ein Brückenbauer in der Ratsversammlung (vgl. H: 70) und eine *glîchiu wâge* (gerechte Waage; H: 66) der Freigebigkeit. Unter diese Metaphern der Stabilität, des Gleichgewichts und der Festigkeit[46] sind allerdings auch solche gestreut, die Vergänglichkeit und Zerbrechlichkeit indizieren: *er was ein bluome der jugent, / der werltvreude ein spiegelglas* (Er war eine Blüte der Jugend, ein Spiegel gesellschaftlicher Freuden; H: 60 f.). Diese beiden Metaphern weisen auf eine Veränderung hin, die sich im Weiteren als dynamischer Prozess des Umkippens, des Abstürzens und des freien Falls aus dem *wunschleben* präsentiert:[47]

sîn hôchmuot wart verkêret
in ein leben gar geneiget.
an ime wart erzeiget
als ouch an Absolône,
daz diu üppige krône
werltlîcher süeze
vellet under vüeze
ab ir besten werdeikeit.
([Es] wurde sein hochfliegender Sinn in tiefste Erniedrigung gestürzt. An ihm wurde sichtbar wie einst an Absalom, daß die prächtige Krone der weltlichen Freuden herabfällt unter die Füße aus ihrem schönsten Glanz. H: 82–89)

Die Exempelfigur des David-Sohnes Absalom steht hier (anders als bei Wolfram) für den selbstverschuldeten Fall eines schönen, geliebten, von Gott und dem Glück begnadeten Menschen.[48] Das sich anschließende Diktum *mediâ vîtâ / in morte sûmus* (Mitten im Leben sind wir im Tod; H: 92 f., Übersetzung der Verf.)[49] verweist auf Sünde, aber auch auf die Möglichkeit göttlicher Zuwendung und Erlösung. Durch die Exempelfigur und den

Präsentationsstrategien narrativierter Krankheitserfahrungen, in: *Diegesis. Interdisziplinäres E-Journal für Erzählforschung* 5, 2 (2016), S. 35–62, hier S. 39 ff., 45. Zu Heinrich als *melancholicus* vgl. Carmen Stange: *Galle, lîbes smerzen und leit. Aussatz und Melancholie bei Hartmann von Aue und Konrad von Würzburg*, in: *Melancholie – zwischen Attitüde und Diskurs. Konzepte in Mittelalter und Früher Neuzeit*, hg. von Andrea Sieber/Antje Wittstock, Göttingen 2009, S. 41–74, bes. S. 65, 70.

45 Vgl. im Einzelnen Mertens: *Kommentar* (Anm. 42) und Busch/Wolf: *Kommentar* (Anm. 42).

46 Vgl. Ellen Strittmatter: *Poetik des Phantasmas. Eine imaginationstheoretische Lektüre der Werke Hartmanns von Aue*, Heidelberg 2013, S. 49.

47 Vgl. Strittmatter: *Poetik* (Anm. 46), S. 49 f.

48 Volker Mertens bringt die Ambivalenz der Absalom-Figur mit der Ambivalenz des Begriffes *hôher muot* in Verbindung, der in der Literatur für freudige Hochstimmung, im theologisch-moraldidaktischen Diskurs aber für die Todsünde der *superbia* (Hochmut) steht. Vgl. ders.: *Kommentar* (Anm. 42), S. 908 f.

49 Der Erzähler erklärt nach Art eines Predigers: *daz bediutet sich alsus, / daz wir in dem tôde sweben, / sô wir aller beste waenen leben*; Das heißt auf deutsch, daß wir vom Tod umfangen sind, wenn wir am schönsten zu leben glauben. H: 94 ff.

geistlichen Lehrsatz wird die Dynamik des Wankens, des Abstürzens und Vergehens aller irdischen Freude nochmals betont und im Folgenden predigthaft versinnbildlicht: Die jetzt erneut beschworene Festigkeit und Beständigkeit der Welt halten eben nicht: Der noch brennende Kerzendocht wird schon zu Asche, das Lachen erlischt unter Tränen, Süße wird mit bitterer Galle vermischt, die Blüte (des Lebens?) fällt ab, während sie noch ganz frisch erscheint (vgl. H: 97–111). Unbeständigkeit und Bedrohlichkeit indizieren auch die später folgenden Metaphern:

> *sîn swebendez herze daz verswanc,*
> *sîn swimmendiu vreude ertranc,*
> *sîn hôchvart muose vallen,*
> *sîn honec wart ze gallen;*
> *ein swinde vinster donerslac*
> *zebrach im sînen mitten tac,*
> *ein trüebez wolken unde dic*
> *bedahte im sîner sunnen blic.*
> (Sein hochfliegendes Herz, das schwebte nicht mehr, das Schiff seiner Freude ging unter, sein hoher Sinn stürzte, sein Honig wurde zu Galle. Ein plötzliches dunkles Gewitter zerfetzte seinen hellen Tag und eine trübe große Wolke verdeckte ihm den Glanz seiner Sonne. H: 149–156)

Die Erkenntnis, die aus diesen Bildern zu ziehen ist, verbildlicht die existenzielle Gefährdung und Zerbrechlichkeit des Stoffes, aus dem die Menschen geschaffen sind: *wir sîn von broeden sachen* (Wir sind aus zerbrechlichem Stoff gemacht; H: 105). Dies ist ein Ausdruck aus dem Bereich des *Contemptus mundi*,[50] der über das Beispiel Heinrich hinaus auf alle Menschen verweist.

In Heinrichs besonderem Fall werden Schwäche, Unbeständigkeit und Zerbrechlichkeit ganz konkret mit der Erkrankung an *miselsuht* (H: 119) verbunden, durch die Gott den hochangesehenen Ritter in schmachvolles Leid stürzt. Aufgrund des verbreiteten Wissens um die Grundzüge der Humoralpathologie war auch ein nichtgelehrtes Publikum in der Lage, die Metapher der *broeden sachen* zu verstehen: Sie indiziert Vergänglichkeit, Instabilität und Schwäche, die mit der – ja ebenfalls metaphorischen – Vorstellung der gestörten Balance der Körpersäfte in Verbindung zu bringen ist. *miselsuht* steht ursächlich im Zusammenhang mit einem krankhaften Ansteigen der schwarzen Galle im Menschen, das die gesunde Harmonie der Körpersäfte stört.[51] Ein weiterreichendes medizinisches Inter-

[50] Vgl. Mertens: *Kommentar* (Anm. 42), S. 910 f.; *Mittelhochdeutsches Handwörterbuch von Matthias Lexer* (Anm. 4), s. v. broede, Bd. 1, Sp. 359, https://woerterbuchnetz.de/?sigle=Lexer&lemid=LB03988#0 (letzter Zugriff 01.04.2021).

[51] Diese humoralpathologische Erklärung des Aussatzes steht ergänzend neben den bekannten Deutungen als Sündenstrafe, Prüfung, Folge von kirchlich verbotenem Geschlechtsverkehr oder anderer Ansteckung. Vgl. Riha: *Aussatz* (Anm. 4), S. 14 f. Während die ältere Forschung insbesondere Sündenstrafe und Prüfung erwog, weist die neuere Forschung eher in eine andere Richtung: Entscheidend sei nicht das Vorleben Heinrichs vor der Erkrankung, sondern sein Umgang mit der Krankheit, der zunächst nicht dem Vorbild Hiobs folgt. Vgl. z. B. Nicole Eichenberger: *Geistliches Erzählen. Zur deutschsprachigen religiösen Kleinepik des Mittelalters*, Berlin/München/Boston 2015, S. 15, 152.

esse ist im Text freilich nicht zu erkennen: Es gibt keine detaillierte Schilderung der Symptome oder des Krankheitsverlaufes, und bezeichnenderweise kommen die konsultierten Ärzte in Montpellier und Salerno auch nicht weiter in ihren Therapieversuchen. Der Beste unter ihnen verweist schließlich auf reines Blut als volksmagisches Heilmittel und auf Gott als einzig erfolgversprechenden Arzt. Dieser Arzt spricht – wie der Erzähler – keine moralische Verurteilung des Kranken aus, und auch eine positive Wertung der Erkrankung als religiöse Prüfung bzw. als Anstoß zu einer Annäherung an Gott wird durch die Worte des Arztes nicht vorbereitet. Krankheit ist wieder ein Mangelzustand,[52] dessen Ursache und Behebbarkeit nicht erklärt werden.

Die Bilder, die Hartmann verwendet, deuten auf gelehrtes theologisches Wissen des Autors, auf Kenntnisse über Predigt und Moraldidaxe hin.[53] Sie werden aber so ambigue verwendet, dass sie sich vom religiösen Diskurs lösen und – neben medizinischen – wiederum auch ästhetische und soziale Diskurselemente ins Blickfeld rücken: Heinrichs Leib ist so schrecklich, dass sein Anblick alle Menschen abstößt (vgl. H: 120–127). Er tritt von seiner Herrschaft ab, verschenkt seinen Besitz und zieht sich auf den Meierhof zurück (vgl. H: 246–260), wo er als Pflegefall lebt und Freundschaft mit der Tochter schließt, die sich später für ihn opfern möchte. Das Mädchen verbindet dabei den Wunsch nach einer Heilung Heinrichs, die auch lebenspraktische Vorteile für die eigene Familie besitzen würde, mit dem Wunsch nach dem Erwerb des ewigen Lebens, wenn es sich für Heinrich opfert. Beide Motivationen führt sie auch später explizit gegenüber dem Arzt in Salerno an, als dieser sie von ihrem Plan abzubringen versucht:

> *„getrûwet ir mînem herren*
> *sîn gesunt wider geben*
> *und mir daz êwige leben,*
> *durch got daz tuot enzît!"*
> („Traut Ihr Euch zu, meinem Herren seine Gesundheit wiederzugeben und mir das ewige Leben zu schenken, bei Gott, tut das beizeiten!" H: 1152–1155, vgl. auch H: 1302 ff.)

Damit erscheinen sowohl die Heilung als auch die freiwillige Selbstopferung als positive Spielart eines *wunschlebens* – Erstere steht metaphorisch für ein gelungenes Leben in der höfischen Welt, Letztere für radikalste Weltabkehr aus christlicher Motivation heraus.[54]

Als Heinrich im Nebenzimmer auf die Opferung des Mädchens wartet, setzt der Erzähler erneut Zeichen des Wandels und der Veränderung. Der Anblick des nackten Körpers durch ein Loch in der Wand führt zu einer spiegelartigen (Selbst-)Wahrnehmung, die Heinrich verändert: *nû sach er si an unde sich / und gewan einen niuwen muot* (Da schaute er sie an und sich und faßte einen neuen Entschluß; H: 1234 f.). Seine alte Denkweise[55]

[52] Vgl. Müller/Wermeling: *Geschichten* (Anm. 44), S. 39 ff., 45.

[53] Vgl. Mertens: *Kommentar* (Anm. 42), S. 908–914; vgl. Strittmatter: *Poetik* (Anm. 46), S. 51 f.

[54] Vgl. dazu und zur potenziell kritischen Beurteilung eines solchen Lebens aus Sicht des Feudaladels um 1200 Eichenberger: *Geistliches Erzählen* (Anm. 51), S. 153.

[55] Übersetzung von Busch/Wolf: Hartmann von Aue. Der arme Heinrich (Anm. 42), zu H: 1239: *sîn altez gemüete*.

verkehrt sich *in eine niuwe güete* (in ein neues, besseres Selbst[56]; H: 1240), die seinen Verzicht auf das Opfer einleitet. Heinrich besinnt sich auf Gottes Allmacht, bezweifelt jetzt die Berechtigung, das Opfer anzunehmen, genauso wie dessen Wirkgarantie. Vor allem ist er jetzt bereit, auch das *lasterlîche leben* (Leben voll Erniedrigung; H: 1250) als Aussätziger als gottgegeben zu akzeptieren. An dieser Stelle wird die Krankheit zu einer Prüfung im Diesseits, die Hinfälligkeit und Leid beinhaltet. Mit den Worten: *„swaz dir got hât beschert, / daz lâ allez geschehen“* („Was Gott dir zugeteilt hat, das laß alles geschehen!“; H: 1254 f.), gleicht Heinrich sich nun doch noch dem vorbildlichen aussätzigen Dulder Hiob an (vgl. explizit H: 1360–64) und wird erlösbar.[57]

Mit Heinrichs Erfahrung einer *niuwe[n] güete* und der Erprobung seines Langmutes angesichts des tobenden Mädchens, das sich um seine Vision eines ewigen Lebens im Jenseits betrogen fühlt, beginnt das kurze Heilungsnarrativ: Der hohe Torwächter, der zuvor die Himmelspforte für immer verschlossen zu haben schien (vgl. H: 405 f.), blickt nun durch ihrer beider *herzen tor* (Herzens Tür; H: 1358) und erkennt als *cordis speculâtur* (Herzblicker[58]; H: 1357) ihre treue Verbundenheit und ihr Leid. Der Erzähler berichtet dann, dass Gott beide geprüft (*versuochte*, H: 1362) und eines Heilungswunders für würdig befunden habe,[59] das beiden ihr Leid nimmt:

> *dô erzeicte der heilec Krist*
> *wie liep im triuwe und bärmde ist,*
> *und schiet si dô beide*
> *von allem ir leide*
> *und machete in dâ zestunt*
> *reine und wol gesunt.*
> (Da zeigte der heilige Christus, wie lieb ihm Treue und Erbarmen sind, und nahm ihnen beiden all ihr Leid und machte ihn [Heinrich; d. Verf.] zur Stunde rein und ganz gesund. H: 1365–1370)

Heinrichs äußere Gestalt wird makellos schön und er sieht 20 Jahre jünger aus (vgl. H: 1373–1377). Er wird wieder in die Gemeinschaft der Verwandten, Freunde und Untergebenen aufgenommen und tritt seine Herrschaft wieder an. Heinrich ist nun sogar mächtiger als jemals zuvor und heiratet im Einklang mit Arm und Reich und unter Beteiligung vieler Priester die Meierstochter (vgl. H: 1387–1513). Seine Heilung führt nicht nur zu seiner Reintegration in die Gesellschaft und seiner Verheiratung, sondern er vermag sogar den *michel strît* (großen Streit; H: 1468, Übersetzung der Verf.) unter den Verwandten und Gefolgsmännern zu schlichten, die sich nicht auf eine geeignete Kandidatin einigen

56 Vgl. zum Begriff Hartmut Bleumer: *Historische Narratologie*, in: *Literatur- und Kulturtheorien*, hg. von Ackermann/Egerding (Anm. 2), S. 213–274, hier S. 261 f.; Mertens: *Kommentar* (Anm. 42), S. 929.

57 Zur Deutung der Figur im Mittelalter und in der heutigen Theologie vgl. neben den Kommentaren auch Strittmatter: *Poetik* (Anm. 46), S. 48, 74 f., und Thomas Krüger: *Weisheit/Gesetz*, in: *Handbuch*, hg. von Berlejung/Frevel (Anm. 16), S. 60–65, hier S. 61; Frevel: *Leid* (Anm. 17), S. 299 f.

58 Übersetzung Busch/Wolf: Hartmann von Aue. Der arme Heinrich (Anm. 42).

59 Damit erscheint das Prüfungsmotiv ähnlich interpretationsbedürftig wie in Hartmanns *Erec*, wo Enite durch ihren Ehemann einer Prüfung unterzogen wird.

konnten. Zur Heilung qua Wunder[60] treten damit eine ästhetische und soziale Gesundung: Heinrich vereint nun gemäß Kalokagathieprinzip Schönheit, Jugend, Gesundheit und höfische Vortrefflichkeit, kann seine Machtposition und sein Ansehen sogar noch ausbauen und Harmonie und Ordnung schaffen. Aufgrund seiner andauernden *niuwe[n] güete* wendet er auch weiterhin alles Streben auf Gott und seine Gebote hin und partizipiert am religiösen Leben, wie es das Wort *reine* in H: 1370 nahelegt.[61] Nach einem angenehmen Leben erhalten Heinrich und seine Frau das ewige Leben. Wie das Leben des nunmehr *guoten* Heinrich[62] als gesunder Mensch aussieht, bleibt dabei freilich ausgespart.[63]

Zwar finden sich in dem als irrational und hoch affektiv dargestellten Zornausbruch des Mädchens vereinzelte Metaphern (z. B. *himelskrône*, Himmelskrone; H: 1293; *werltzage*, wörtlich: ‚Welt-Feigling'; H: 1320, Übersetzung der Verf.), aber der Erzähler wiederholt nicht die Metaphernketten aus den Anfangspartien der Erzählung. Neben dem erneuten Verweis auf Hiob als vorbildlichen Dulder wird einzig das Bild der Freude, die durch Tränen erlischt (vgl. H: 106 f.), variierend zitiert: Die Herzensfreude der herbeieilenden Eltern des Mädchens ist so groß, *daz in daz lachen begôz / der regen von den ougen* (daß ihr Lachen vom Regen ihrer Augen überschwemmt wurde; H: 1414 f.) – das sind Tränen des Glücks, nicht des Leids.

Heinrichs neue Gesundheit steht damit metaphorisch für eine als heilend verstandene Hinwendung zu einem bewusst gottgefälligen weltlichen Leben und ist als Konzeptmetapher auch an die RezipientInnen gerichtet: Insbesondere Version A gibt einem adligen Publikum eine Empfehlung, wie man mit den unerklärlichen, oft leidvollen Wendungen des Lebens umgehen sollte. Weil Heinrichs neue Gesundheit Folge seiner *niuwe[n] güete* ist, die Gottes Eingreifen erst ermöglicht, steht sie für eine christlich-ethische Neuorientierung, die in religiöser, medizinischer, sozialer und ästhetischer Hinsicht *reine unde wol gesunt* (rein und ganz gesund; H: 1370) macht. So ist Heinrichs geheilter Körper nicht nur für den Meier und seine Frau eine *ougenweide* (Augenweide; H: 1403), sondern – als erzählter Körper – auch für Hartmanns RezipientInnen.

[60] Vgl. zu realen Therapieversuchen durch Ärzte im Mittelalter Riha: *Aussatz* (Anm. 4), S. 23; eine erfolgreiche Lepratherapie sei auch in der Lebenswirklichkeit als göttliches Wunder aufgefasst worden.

[61] Zum alttestamentarischen Verständnis von Aussatz als Form der Unreinheit, die aus der religiösen Kultgemeinschaft exkludiert, vgl. Frevel: *Krankheit/Heilung* (Anm. 16), S. 286.

[62] Das Epitheton *guot* (vortrefflich, edel) löst ab v. 1372 das bisherige *arm* ab (vgl. auch Anfortas, oben S. 41). Vgl. dazu Daniele Gallindo Gonçales Silva: *Der leidende Leib als deformierter Leib: Überlegungen zum ‚Armen Heinrich' Hartmanns von Aue*, in: *(De)formierte Körper 2: Die Wahrnehmung und das Andere im Mittelalter/Corps (Dé)formés 2: Perceptions et l'Altérité au Moyen-Âge 2. Interdisziplinäre Tagung Göttingen, 1.–3. Oktober 2010*, hg. von Gabriela Antunes/Björn Reich/Carmen Stange, Göttingen 2014, S. 49–65, hier S. 60.

[63] Von Kindern, die die Herrschaft in der nächsten Generation sichern würden, ist keine Rede; dies könnte mit der formal als *mesalliance* einzustufenden Eheschließung zwischen Heinrich und der Meierstochter zu tun haben, bei der die Kinder dem Stand ihrer nichtadligen Mutter folgen würden. Vgl. Mertens: *Kommentar* (Anm. 42), S. 936. In Version B führt Heinrich nach kurzer Josephsehe ein geistliches Leben.

Zusammenfassung

Während Krankheit schon oft im Fokus der mediävistischen Forschung stand, hat Gesundheit bisher wesentlich weniger Aufmerksamkeit erfahren. Dies entspricht dem Befund in den Erzählungen selbst, wo Gesundheit als normaler Zustand selten eingehender behandelt wird. Die Heilung Kranker ist dagegen als Thema in der deutschen Literatur seit ihren Anfängen sehr präsent.[64] Ähnliches gilt auch für Wolframs *Parzival* und Hartmanns Verserzählung *Der arme Heinrich*, in denen ebenfalls die Heilungsversuche im Mittelpunkt des erzählerischen Interesses stehen. Nach der Heilung nimmt dieses Interesse wieder spürbar ab: Die Lebensläufe der geheilten Figuren Anfortas und Heinrich werden nur noch kurze Zeit weiterverfolgt.

Ich habe zu zeigen versucht, dass Gesundheit, Gesundheitsbeeinträchtigung und die Wiederherstellung von Gesundheit in der Vormoderne wichtige Konzeptmetaphern darstellen, die metonymisch für Fragen des rechten Lebens in der Welt, der Herrschaftsausübung und des funktionierenden gesellschaftlichen Zusammenlebens stehen. Die Metaphorisierung von Gesundheit und Heilung ist daher als ein „sinngenerierende[r] Prozess“[65] anzusehen. Dieser leistet in den von mir analysierten mhd. Erzählungen eine wichtige Funktion bei der Diskussion, wie ideale Ordnung, vollkommenes Gleichgewicht und Harmonie, Schönheit und Heil für den Einzelnen, aber auch für die Gemeinschaft (wieder-)herzustellen sind. Dass sich in den literarischen Texten mit der Wiedererlangung von Gesundheit jeweils ein Idealzustand etabliert, übersteigt freilich die Vorstellung von Normalität, die die Semantik von *gesunt* im mhd. Sprachgebrauch bestimmt.

64 Dies hat Tomas Tomasek am Beispiel der althochdeutschen Zaubersprüche und der ältesten Bibeldichtung gezeigt und darauf hingewiesen, dass hier jeweils der Heilungsvorgang (sei es als Beschwörung oder als Heilungswunder Jesu) im Vordergrund steht. Ders.: *Kranke Körper* (Anm. 13), S. 97.

65 Müller/Wermeling: *Geschichten* (Anm. 44), S. 45.

Yvonne Ilg

Kommunikative Adaption, Prägung von Wissen, Kampf um Bedeutung. Aspekte von Gesundheits- und Krankheitsmetaphern am Beispiel *Schizophrenie*

1 Einleitung

Sprachliche Übertragungen aus dem Bereich ‚Gesundheit und Krankheit', die Verwendung von Gesundheits- und Krankheitsmetaphern sind fester Bestandteil unseres kommunikativen Alltags.[1] Schwierigkeiten, Probleme und Krisen werden als Krankheiten oder – spezifischer – als einzelne Symptome, Diagnosen, Krankheitsbilder gefasst; ihre Abwesenheit, Behebung und Lösung als Zustand der Gesundheit, Besserung und Heilung. Die diesen Vorstellungsbildern zugrunde liegende negative Bewertung von Krankheiten und die als positiv bewertete Erfahrung von Gesundheit gehören zu den „unmittelbaren, physischen Erfahrungen des Menschen",[2] die uns zur Kategorisierung unserer Welt dienen.[3]

Der vorliegende Beitrag widmet sich einer spezifischen Form der Gesundheits- und Krankheitsmetaphorik: der alltags- bzw. gemeinsprachlichen Verwendung von *Schizophrenie*.[4] Im Jahr 1908 vom Zürcher Psychiater Eugen Bleuler geprägt, hat sich der Diagnoseterminus nach einigen Anlaufschwierigkeiten im Verlauf des 20. Jahrhunderts international durchgesetzt und ist bis heute Teil der institutionellen Nomenklatur.[5] Zu-

1 Vgl. unter anderem Christa Baldauf: *Metapher und Kognition. Grundlagen einer neuen Theorie der Alltagsmetapher*, Frankfurt a. M. 1997, S. 206 ff.; Andreas Musolff: *Brisante Metaphern. Zur argumentativen Funktion von Krankheitsmetaphorik im öffentlichen Diskurs*, in: *Brisante Semantik. Neuere Konzepte und Forschungsergebnisse einer kulturwissenschaftlichen Linguistik*, hg. von Dietrich Busse/Thomas Niehr/Martin Wengeler, Tübingen 2005, S. 309–322.

2 Baldauf: *Metapher und Kognition* (Anm. 1), S. 206.

3 Vgl. auch George Lakoff/Mark Johnson: *Metaphors We Live By.* Chicago, London 1980.

4 Der Beitrag basiert auf Yvonne Ilg: Schizophrenie *in der Alltagssprache. Eine linguistische Begriffsgeschichte 1908–2009*, Dissertation Universität Zürich 2019 [in Vorbereitung]. Die Studie ist Teil des SNF-Projekts *„Schizophrenie": Rezeption, Bedeutungswandel und Kritik eines Begriffes im 20. Jahrhundert* und wurde vom Forschungskredit der Universität Zürich, der Janggen-Pöhn-Stiftung und von der FAZIT-Stiftung unterstützt.

5 Vgl. Eugen Bleuler: *Die Prognose der Dementia praecox (Schizophreniegruppe)*, in: *Allgemeine Zeitschrift für Psychiatrie und psychisch-gerichtliche Medizin* 65 (1908), S. 436–464. Zur Geschichte des Schizophreniebegriffs vgl. Brigitta Bernet: *Schizophrenie. Entstehung und Entwicklung eines psychiatrischen Krankheitsbilds um 1900*, Zürich 2013. Vgl. zudem s. v. *Schizophrenie* im *ICD-10-GM, Version 2021. Systematisches Verzeichnis. Internationale statistische*

gleich sind der Krankheitsname *Schizophrenie* und seine Ableitungen (wie *schizophren,* [*der/die/das*] *Schizophrene*, *Schizo* und andere mehr) aber auch in neue, alltagssprachliche Kontexte übertragen und für neue kommunikative Zwecke adaptiert worden. In übertragener Verwendung dienen die Ausdrücke der Kritik von widersprüchlichem Verhalten, sie werden zur Bewertung gesellschaftlicher Zustände eingesetzt und sind Schimpfwörter in umgangssprachlichen Kontexten. Diese alltags- bzw. gemeinsprachliche Veränderung wirkt dabei auf die medizinische Praxis und die von der Diagnose Betroffenen zurück. Sie prägt das Wissen über das psychiatrische Krankheitsbild und reflektiert zugleich ein spezifisches Verständnis von Gesundheit und Normalität. Die entsprechenden Veränderungen und damit einhergehende negative Konnotationen von *Schizophrenie* sind dabei mit ein Grund dafür, dass die Fachgemeinschaft seit einigen Jahren über die Abschaffung und/oder Ersetzung des Terminus diskutiert[6] – bzw. ihn z. T. bereits heute nicht mehr verwendet.[7] Dieser Entwicklung soll im Folgenden auf der Basis eines umfangreichen Textkorpus genauer nachgegangen werden.

2 Datengrundlage

Die Datengrundlage der Untersuchung bilden Publikationen des öffentlichen Diskurses, der für die Austauschprozesse zwischen Fach- und Alltags- bzw. Gemeinsprache eine besondere Relevanz besitzt.[8] Systematisch in die Analyse einbezogen wurden ausgewählte Tageszeitungen, Literatur- und Kulturzeitschriften sowie Protokolle parlamentarischer Debatten aus Deutschland und der Schweiz, die insgesamt den Zeitraum von 1908 bis 2009 abdecken.[9] Der Fokus liegt dabei auf all jenen Texten, die mindestens einmal das Wortbildungselement *schizo-* (in Zusammenhang mit dem Terminus *Schizophrenie)* enthalten. Insgesamt sind dies 8.855 Texte mit 14.231 Belegen. Für die Analyse der Jahre

Klassifikation der Krankheiten und verwandter Gesundheitsprobleme, 10. Revision – German Modification, hg. vom DIMDI im Auftrag des BMG, http://www.icd-code.de/ (letzter Zugriff 01.04.2021).

6 Vgl. unter anderem Norman Sartorius u. a.: *Name Change for Schizophrenia*, in: *Schizophrenia Bulletin* 40, 2 (2014), S. 255–258.

7 Eine Übersicht bieten Toshimasa Maruta/Chihiro Matsumoto: *Stigma and the Renaming of Schizophrenia*, in: *The Stigma of Mental Illness – End of the Story?*, hg. von Wolfgang Gaebel/Wulf Rössler/Norman Sartorius, Cham u. a. 2017, S. 571–579.

8 Vgl. zu dieser Einschätzung z. B. Karin Böke: *Überlegungen zu einer Metaphernanalyse im Dienst einer ‚parzellierten' Sprachgeschichtsschreibung (1996)*, in: *Sprachgeschichte als Zeitgeschichte*, hg. von Martin Wengeler, Hildesheim 2005, S. 194–223; Matthias Jung: *Unsystematischer Wissenstransfer über die Medien*, in: *Wissenstransfer zwischen Experten und Laien. Umriss einer Transferwissenschaft*, hg. von Sigurd Wichter/Gerd Antos, Frankfurt a. M. u. a. 2001, S. 275–286.

9 Systematisch in die Analyse einbezogen wurden: *Berner Landeszeitung* (BL, für die Jahre 1908–22), *Vossische Zeitung* (VZ, 1918–34), *Neue Zürcher Zeitung* (NZZ, 1908–2009), *Schaffhauser Nachrichten* (ShN, 1908–2009), *Frankfurter Allgemeine Zeitung* (FAZ, 1949–2009), *Neues Deutschland* (ND, 1946–90); *Neue Rundschau* (NeRu, 1908–2009), *Du* (1941–2009); Protokolle der öffentlichen Debatten des Schweizer Parlaments (PrCH, 1908–2009), Plenarprotokolle des Deutschen Bundestages (PrD, 1949–2009). Für ihre Unterstützung bei der Datenerhebung danke ich der Gruppe *Semtracks* und dem SNF-Projekt „*Schizophrenie*" herzlich.

1950 bis 2009 wurden die Texte zusätzlich mit dem *TreeTagger* nach Wortarten annotiert und lemmatisiert.[10] Das zugehörige Teilkorpus umfasst 53.310.585 Token, als Analysetool diente die *IMS Open Corpus Workbench*.[11]

3 Zur sprachlichen Übertragung von *Schizophrenie*

3.1 Diachrone Entwicklung – Übersicht

Betrachtet man die diachrone Entwicklung der Verwendungshäufigkeit ganz allgemein, so zeigt sich für *Schizophrenie* und die zugehörigen Ableitungen und Komposita in den Publikationen des öffentlichen Diskurses eine klare Tendenz:[12] In der ersten Hälfte des 20. Jahrhunderts sind die fachsprachlichen Lexeme verhältnismäßig selten. Erst in der zweiten Jahrhunderthälfte, insbesondere in den 1960er und 1970er Jahren ist ein deutlicher Anstieg und eigentlicher Höhepunkt der Gebrauchsfrequenz zu beobachten mit einer anschließenden moderaten Abflachung in den meisten Publikationen. Teilt man die Belege auf nach der fachlich-psychiatrischen und der neuen, übertragenen Verwendung,[13] so zeigt sich eine mehrheitlich parallele Entwicklung der beiden Lesarten. In der ersten Jahrhunderthälfte ist auch die übertragene Verwendung sehr selten; der erste Beleg findet sich im Korpus aber schon früh, im Jahr 1919.[14] Mit dem Anstieg der Gebrauchsfrequenz in den 1960er und 1970er Jahren steigt dann auch der Anteil der übertragenen Lesart deutlich an und bleibt bis ins 21. Jahrhundert verhältnismäßig hoch. In den Zeitungen halten sich die Frequenzen der beiden Verwendungsweisen dabei mehrheitlich die Waage, in den Parlamentsprotokollen macht die übertragene Verwendung sogar bei Weitem den Hauptteil aus. Die Daten legen nahe, dass sich mit der steigenden Verbreitung in den 1960er und 1970er Jahren bereits früh sichtbare neue Verwendungsmuster des fach-

[10] Vgl. Helmut Schmid: *Improvements in Part-of-Speech Tagging with an Application to German*, in: *Natural Language Processing Using Very Large Corpora*, ed. by Susan Armstrong u. a., Dordrecht 1999, S. 13–25.

[11] Vgl. Andrew Hardie: *CQPweb – combining power, flexibility and usability in a corpus analysis tool*, in: *International Journal of Corpus Linguistics* 17, 3 (2012), S. 380–409.

[12] Zur Ermittlung der Verwendungshäufigkeit wurde das Verhältnis all jener Texte, die einen oder mehrere Belege mit dem Element *schizo-* enthalten, zur Gesamtzahl aller erschienenen Texte in der jeweiligen Publikation pro Jahr als Grundlage genommen. Einzig für die NZZ war eine entsprechende Normalisierung nicht möglich. Eine detaillierte Übersicht über die in Kap. 3.1 referierten Gebrauchsfrequenzen findet sich in Ilg: Schizophrenie *in der Alltagssprache* (Anm. 4). Vgl. für Kap. 3.1 zudem Yvonne Ilg/Anke Maatz: *Sprachliche Bilder von ‚Schizophrenie' zwischen Fach- und Alltagssprache*, in: *Bilder der Schizophrenie*, hg. von Daniel Sollberger u. a., Berlin 2015, S. 65–85; Anke Maatz/Yvonne Ilg: *The Ins and Outs of 'Schizophrenia': Considering Diagnostic Terms as Ordinary Linguistic Expressions*, in: *Journal of Medical Humanities* (2020), https://doi.org/10.1007/s10912-019-09587-5.

[13] Auch hierfür wurde die Einheit ‚Text' als Grundlage genommen, vgl. Anm. 12.

[14] Der erste Beleg entstammt einem politisch-satirischen Text Alfred Döblins, der selbst auch als Psychiater tätig war: Linke Poot [= Alfred Döblin]: *Die Drahtzieher*, in: *Neue Rundschau* 9 (1919), S. 1145–1152, hier S. 1149.

lichen Vokabulars in der Alltags- bzw. Gemeinsprache etablieren.[15] Sie sollen im Folgenden näher betrachtet werden.

3.2 Etablierung neuer Verwendungsmuster

Zur Untersuchung der übertragenen Verwendung von *Schizophrenie* und damit einhergehender musterhafter Veränderungen wurden in einem ersten Schritt Kollokationsanalysen[16] zum Substantiv *Schizophrenie* und dem Adjektiv *schizophren* durchgeführt.[17] Darauf aufbauend wurden weitere Belege hinzugezogen, wobei sich insbesondere die Untersuchung von Nominalphrasen mit Genitivattribut und *Schizophrenie* als Kern, adjektivische Attribuierungen von *Schizophrenie* und adjektivische Attribuierungen mittels *schizophren* als gewinnbringend erwiesen haben. Die drei syntaktischen Konstruktionen dienen alle der Zuschreibung von Schizophrenie bzw. ihr zugehöriger Eigenschaften und stellen im Kontext der Übertragung ein auffällig häufiges Verwendungsmuster dar.[18]

3.2.1 Thematische Kontexte

Mit der Übertragung der medizinischen Termini entstehen neue Gebrauchskontexte des Fachvokabulars. Zentral ist vor allen anderen die *Politik.* Ihre Bedeutung ist abgebildet in der Dominanz der übertragenen Verwendung in den politischen Protokollen der Schweiz und Deutschlands, in denen diese die nahezu einzige Lesart des medizinischen Vokabulars darstellt. Hinzu kommen die Kollokationen *schizophrene Politik* und *politische Schizophrenie,* die je in den Zeitungen wie auch in den Parlamentsprotokollen signifikant werden.[19] Auch weitere Kollokationen wie *schizophrene Haltung* und *schizophrenes Verhalten* beziehen sich in den Zeitungen und Protokollen häufig auf Umstände sowie auf Personen und ihre Verhaltensweisen in der Politik. Entsprechende Gebrauchskontexte haben sich auch in zeitgenössischen Wörterbüchern niedergeschlagen, in denen ab Ende der 1970er Jahre zu den Einträgen *Schizophrenie* und *schizophren* Beispiele wie die folgenden zu lesen sind: „eine [schizophren]e Politik; eine völlig [schizophren]e Haltung; es ist doch

[15] Vgl. zum Einfluss der zeitgleich virulent werdenden Antipsychiatrie-Bewegung Ilg: Schizophrenie *in der Alltagssprache* (Anm. 4); ferner auch Ilg/Maatz: *Sprachliche Bilder* (Anm. 12); Maatz/Ilg: *The Ins and Outs* (Anm. 12); Sandra Schmitt: *Das Ringen um das Selbst. Schizophrenie in Wissenschaft, Gesellschaft und Kultur nach 1945*, Berlin/Boston 2018, S. 343.

[16] Kollokationen werden hier mit Bubenhofer als „statistisch signifikantes gemeinsames Auftreten von Wörtern" verstanden, Noah Bubenhofer: *Diskurse berechnen? Wege zu einer korpuslinguistischen Diskursanalyse*, in: *Methoden der Diskurslinguistik. Sprachwissenschaftliche Zugänge zur transtextuellen Ebene*, hg. von Ingo Warnke/Jürgen Spitzmüller, Berlin/New York 2008, S. 407–434, hier S. 415.

[17] Basis der Kollokationsanalysen sind Komponenten der in Kap. 2 vorgestellten Datengrundlage: sechs nach Dekaden gruppierte Teil-Korpora der Zeitungstexte für die Jahre von 1950 bis 2009 sowie je ein Teil-Korpus der ausgewählten Parlamentsprotokolle aus Deutschland und der Schweiz für den gesamten Zeitraum von 1950 bis 2009. Für die Analysen wurde ein Fenster von je fünf Wörtern links und rechts der Kollokatoren ausgewählt. Als statistisches Maß diente der *Log-Likelihood*-Test, wobei für alle Kollokatoren $p \leq 0{,}001$ als Signifikanzniveau gilt. Vgl. Ilg: Schizophrenie *in der Alltagssprache* (Anm. 4) für ausführliche methodische Überlegungen und die vollständigen Kollokationslisten.

[18] Vgl. dazu ausführlich ebd.

[19] Die ermittelten Werte zu den hier erwähnten Kollokationen sind im Anhang einsehbar.

s[chizophren], als erklärter Gegner der parlamentarischen Demokratie bei den Bundestagswahlen zu kandidieren",[20] und „dieser Fall zeigt die S[chizophrenie] seiner gesamten Finanzpolitik".[21] Die *Schizophrenie der Politik,* der *schizophrene Politiker* werden geradezu stereotyp.

Der zweite zentrale Gebrauchskontext neben der Politik sind weiter gefasste *gesellschaftliche Entwicklungen bzw. deren Kritik*, der insbesondere in den untersuchten Zeitungen, Literatur- und Kulturzeitschriften relevant wird. Belege hierzu finden sich in unterschiedlichen Füllungen der typischen morphosyntaktischen Verwendungsmuster wie z. B. den folgenden:

Tabelle 1: Füllungen typischer Verwendungsmuster zum thematischen Kontext ‚gesellschaftliche Entwicklungen/Kritik', 1950–2009

Verwendungsmuster	Belege
(...) SCHIZOPHRENIE [ARTIKEL] (...) [SUBSTANTIV] (...)	*freiwillige Schizophrenie des abendländischen Menschen, S. des heutigen Menschen, S. der/einer Gesellschaft, S. des einzelnen und der Masse in unserer Zeit und in unserer Welt, S. der Geschlechterrollen, S. der amerikanischen Kultur, S. des kapitalistischen Zeitalters, S. der Postmoderne, S.en einer Wohlstandsgesellschaft, S. des Abendlands, S. des Menschseins*
[ADJEKTIV] SCHIZOPHRENIE	*kollektive Schizophrenie, gesellschaftliche S., kulturelle S., alltägliche S.*
SCHIZOPHREN [SUBSTANTIV]	*schizophrene Gesellschaft, s. Generation, s. Bevölkerung, s. Jahrhundert, s. Zeit, s. Dekade, s. Zeitalter*

Mit der steigenden Gebrauchsfrequenz in den 1960er/70er Jahren ist in der Folge eine Ausweitung der Verwendungskontexte zu beobachten. Es finden sich vermehrt Belege in der Sportberichterstattung[22] und im Kontext der Kunst bzw. des Kunstschaffens, insbesondere der Schauspielerei.[23] Ab den 1980er Jahren fällt zudem auf, dass mit *Schizophrenie* auf spezifische Sprachsituationen Bezug genommen wird. So auf die Deutschschwei-

[20] *Duden. Das große Wörterbuch der deutschen Sprache in sechs Bänden*, hg. u. bearb. vom Wissenschaftlichen Rat u. den Mitarb. der Dudenredaktion unter Leitung von Günther Drosdowski, Mannheim/Wien/Zürich 1980, Bd. 5, S. 2263.

[21] *Duden. Deutsches Universalwörterbuch*, bearb. von Günther Drosdowski und der Dudenredaktion, 3., neu bearb. u. erw. Aufl., Mannheim u. a. 1996, S. 1321.

[22] Vgl. z. B. [hle.]: *Sport. Alles wartet auf die Geste für das Abschlussbild. Mario Zagallo auf den letzten Metern seiner Laufbahn an den Grenzen seiner Kräfte*, in: NZZ, 11.07.1998; Evi Simeoni: *Sport. Wir geben nicht auf*, in: FAZ, 25.05.2005.

[23] Vgl. z. B. Wolfram Schütte: *Literatur und Kunst. Das dramatische Schaffen Heinrich Manns*, in: NZZ, 13.11.1966; Ingeborg Harms: *Was will der Leser? Und: soll ich es ihm geben? Lawrence Norfolk im Gespräch mit Ingeborg Harms*, in: NeRu 2 (1997), S. 109.

zer Diglossie[24] oder auf das zeitgleiche Vorhandensein zweier oder mehrerer Sprachen allgemein.[25]

3.2.2 Bedeutungsaspekte

In diesen alltags- bzw. gemeinsprachlichen Übertragungen werden verschiedene Bedeutungsaspekte realisiert, von denen sich drei als zentral erwiesen haben, die bereits früh vorhanden sind und in der zweiten Jahrhunderthälfte prototypisch werden:

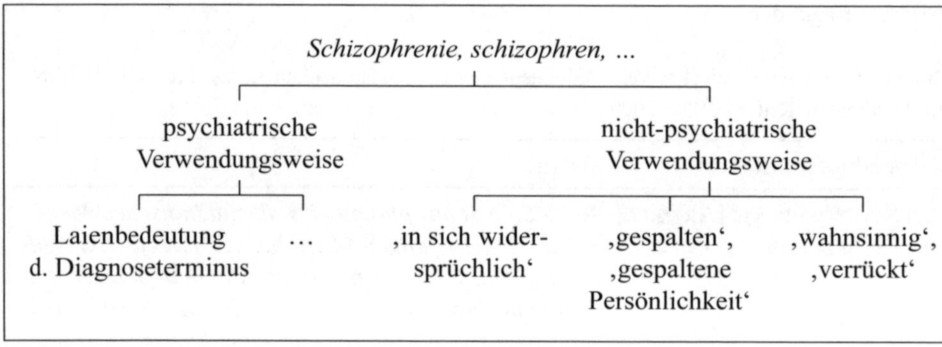

Abbildung 1: Zentrale Bedeutungsaspekte der übertragenen Verwendung von *Schizophrenie* in der Alltags- bzw. Gemeinsprache

Es sind ‚in sich widersprüchlich', wie nachfolgend in Beleg (1) realisiert, ‚gespalten'/‚gespaltene Persönlichkeit' wie in (2) und (3) sowie ‚wahnsinnig'/‚verrückt', wie in Beleg (4) ersichtlich:

(1) Er [= der nationale Skandal; d. Verf.] liege darin, dass Schweizer Waffen nach Nigerien lieferten und die richtige Waffenanwendung instruierten – während andere Schweizer Rotkreuzhilfe leisteten [...]. Zu Recht könne man uns der doppelten Moral und der *Schizophrenie* bezeichnen.[26]

(2) Ich habe während meiner ganzen 35jährigen pfarramtlichen Tätigkeit erfahren können, wie gut es ist, dass es eine positive Beziehung von Kirche und Staat gibt. [...] Wie sollte es möglich sein – es wäre ja *schizophren* –, mein Bürgersein und mein Christsein zu trennen?[27]

[24] Vgl. u. a. Beatrice von Matt: *Literatur und Kunst. Deutschschweizer Schriftsteller und ihre Literatursprache. Auseinandersetzungen mit der Hochsprache*, in: NZZ, 11./12.01.1986.

[25] Vgl. z. B. Andrea Köhler: *Feuilleton. Am Ende des Traums. „Wandern und wohnen" – die 20. Solothurner Literaturtage*, in: NZZ, 26.05.1998.

[26] [bst.]: *Region. Der Waffenhandelskandal vor dem Nationalrat*, in: ShN, 20.12.1968. Wenn nicht anders vermerkt, stammen die Hervorhebungen in kursiver Schrift in den Belegbeispielen jeweils von mir.

[27] PrCH, 03.03.1992, Postulat Pini. Diplomatische Beziehungen mit dem Vatikan, S. 270, Votum Sieber.

(3) In den Erfolg mischten sich hier Buh-Rufe jener, die der Geradlinigkeit des einstimmigen, in der Deklamation immer fesselnden Gesangs, der über verschiedene Lautsprecher gleichsam *schizophren* vervielfältigt wird, nicht viel abzugewinnen vermochten.[28]

(4) Aber schon mit neun habe ich meine ersten Geschichten geschrieben: Märchen, Science-Fiction – richtig verrückte, witzige, geradezu *schizophrene* Sachen.[29]

Insbesondere in den Zeitungen und Parlamentsprotokollen wird der Aspekt ‚in sich widersprüchlich' zur dominanten Bedeutung. Auch der semantische Aspekt der Trennung und Spaltung (wie in [2]) ist zentral und in allen drei der untersuchten Quellengruppen wichtig. Der Aspekt der Persönlichkeitsspaltung, die in einer Verdoppelung oder Vervielfachung resultiert (vgl. [3]), ist dagegen seltener, ebenso die allgemeine Assoziation des Wahnsinns und Verrücktseins.

Fragt man nach Verbindungen zum medizinischen Terminus *Schizophrenie* und dem zugehörigen Krankheitskonzept, so zeigt sich, dass nur sehr selektive Komponenten aufgenommen werden, die mit dem Krankheitsbild auf unterschiedlichen Ebenen in Verbindung stehen:

Der Aspekt der ‚Spaltung' ist bereits in der Motivationsbedeutung des auf dem Griechischen basierenden Terminus enthalten, der mit ‚gespaltenes Bewusstsein' übersetzt werden kann. Bleuler selbst begründete die Wahl des neuen Namens für die Krankheitsgruppe explizit auch inhaltlich und schrieb dazu, „daß die Zerreißung oder Spaltung der psychischen Funktionen ein hervorragendes Symptom der ganzen Gruppe"[30] sei.[31] In den ersten Dekaden des 20. Jahrhunderts finden sich zudem häufig entsprechende Übersetzungen wie *Spaltungsirresein* oder *Bewusstseinsspaltung* als Synonyme für *Schizophrenie*.[32]

Auch die ‚Widersprüchlichkeit' ist in der Bleuler'schen Modellierung des Krankheitsbildes enthalten, und zwar im Grundsymptom der Ambivalenz, das auch im Fach selbst als prägend wahrgenommen wurde und wird.[33] Bleuler beschreibt dazu 1911 drei Formen: „eine affektive Ambivalenz: die gleiche Vorstellung ist von positiven und negativen Gefühlen betont […]; eine voluntäre Ambivalenz […]: man will etwas und zugleich will man es nicht […]; […] eine intellektuelle Ambivalenz: man deutet etwas positiv und zu-

28 [zm.]: *Feuilleton. Donaueschinger Musiktage. Sechzig Jahre Neue Musik*, in: NZZ, 22.10.1981.

29 Marco Schmidt: *Bilder und Zeiten. Spinnen Sie ein bisschen, Mademoiselle Delpy?*, in: FAZ, 20.06.2009.

30 Bleuler: *Die Prognose der Dementia praecox* (Anm. 5), S. 436.

31 Die Metapher der Spaltung ist in diesem Kontext bereits vor Bleuler verbreitet, vgl. Christian Scharfetter: *Eugen Bleuler's schizophrenias – synthesis of various concepts*, in: *Schweizer Archiv für Neurologie und Psychiatrie* 152 (2001), S. 34–37.

32 Vgl. dazu Ilg: Schizophrenie *in der Alltagssprache* (Anm. 4).

33 Vgl. auch Kieran McNally: *Schizophrenia as a Split Personality/Jekyll and Hyde: The Origins of the In-Formal Usage in the English Language*, in: *Journal of the History of the Behavioral Sciences* 43, 1 (2007), S. 69–79, hier S. 77. Die Ambivalenz ist Teil der berühmten ‚4 A's' (‚Störungen der Affekte und Assoziationen', ‚Ambivalenz' und ‚Autismus'), die insbesondere im englischen Sprachraum das Verständnis der Bleuler'schen Schizophrenielehre lange geprägt haben. Vgl. Kieran McNally: *A Critical History of Schizophrenia*, Houndmills 2016, S. 109–126.

gleich negativ".[34] Diese Gleichzeitigkeit sich widersprechender Elemente ist auch in zahlreichen Belegen der übertragenen Lesart von *Schizophrenie* aktualisiert. Dabei ist neben dem Bleuler'schen Symptom der Ambivalenz allerdings auch eine bereits alltags- bzw. gemeinsprachliche Weiterentwicklung des Aspekts der Spaltung als Ursprung plausibel.[35]

Die Idee der ‚Spaltung im engeren Sinne einer Spaltung der Persönlichkeit' beruht hingegen auf einem weitverbreiteten (Laien-)Verständnis, Schizophrenie gehe mit einer dissoziativen Identitäts- bzw. multiplen Persönlichkeitsstörung einher. In der Tat wird das Konzept bei Bleuler zwar als akzessorisches, d. h. weniger zentral gewertetes Symptom erwähnt.[36] Während es bei psychiatrischen Laien im Lauf der Zeit aber zum wesensbestimmenden Merkmal des Krankheitsbildes wird – häufig verknüpft mit der Vorstellung zweier parallel existierender Persönlichkeiten im Sinne von Stevensons Dr. Jekyll und Mr. Hyde –, gilt diese Verbindung vor allem ab dem späteren 20. Jahrhundert im Fach selbst als gänzlich abzulehnendes Missverständnis.[37]

Auf einer anderen Ebene ist schließlich der semantische Aspekt des ‚Wahnsinns'/‚Verrücktseins' mit der ursprünglichen Bedeutung verbunden. Hier wird kein spezifisches Symptom, keine spezifische Eigenschaft des Krankheitsbildes aufgenommen, die Verbindung beruht vielmehr auf der allgemeinen Kategorie ‚psychische Krankheit' und damit verbundenen Assoziationen, aber auch Vorurteilen und Tabus gegenüber dem, was von gesellschaftlich-sozialen Normen abweicht.[38]

Allen beschriebenen Formen gemein ist die Übertragung einzelner Eigenschaften des Krankheitsbildes Schizophrenie oder damit verbundener Vorstellungen und Assoziationen auf andere – gesunde – Personen (wie z. B. in [2]), Personengruppen (wie in [1]), auf das Verhalten derselben sowie auf leblose Entitäten und Abstrakta (wie z. B. in [3] und [4] sowie in verschiedenen Belegen in Tabelle 1). Mit Hanks kann man dabei von unterschiedlichen Metaphorizitätsgraden sprechen,[39] wobei in einem Teil der Fälle von einer Kombination metaphorischer und metonymischer Verschiebungen auszugehen ist.[40]

34 Eugen Bleuler: *Ambivalenz*, in: *Psychiatrisch-Neurologische Wochenschrift* 12, 43 (1911), S. 405 ff., hier S. 405 f.

35 Vgl. dazu ausführlicher Ilg: Schizophrenie *in der Alltagssprache* (Anm. 4).

36 Vgl. McNally: *Schizophrenia as a Split Personality* (Anm. 33), S. 70.

37 Vgl. Julia Borsche/Georg Schomerus/Herbert Matschinger/Matthias C. Angermeyer: *Ein Irrtum der Gebildeten? Gespaltene Persönlichkeit und Schizophrenie*, in: *Psychiatrische Praxis* 34, 8 (2007), S. 384–387; Anita Holzinger/Matthias C. Angermeyer/Herbert Matschinger: *Was fällt Ihnen zum Wort Schizophrenie ein? Eine Untersuchung zur sozialen Repräsentation der Schizophrenie*, in: *Psychiatrische Praxis* 25, 1 (1998), S. 9–13.

38 Vgl. auch Feine mit Bezug auf die metaphorische Verwendung von *-man(ie)*. Angelika Feine: *Das Konfix* -man-, in: *Studien zur Fremdwortbildung*, hg. von Peter O. Müller, Hildesheim 2009, S. 317–349, hier S. 344.

39 Vgl. Patrick Hanks: *Metaphoricity is gradable*, in: *Corpus-Based Approaches to Metaphor and Metonymy*, ed. by Anatol Stefanowitsch/Stefan Thomas Gries, Berlin/New York 2006, S. 17–35.

40 So kann z. B. in der Wendung *schizophrenes Zeitalter* (vgl. Tab. 1) die Zeiteinheit als metonymische Bezeichnung für die zu dieser Zeit lebenden Menschen interpretiert werden. Ebenso plausibel ist die Interpretation als (metaphorische) Form der Personifikation. Vgl. zu dieser Problematik auch Günter Radden: *How metonymic are metaphors?*, in: *Metaphor and Metonymy in Comparison and Contrast*, ed. by René Dirven/Ralf Pörings, Berlin/New York 2002, S. 407–434.

3.2.3 Kommunikative Funktionen

Während in der fachsprachlichen Verwendung Diagnosetermini typischerweise von ÄrztInnen in medizinischen Kontexten dazu eingesetzt werden, PatientInnen in einem performativen Akt zu diagnostizieren, d. h. durch deren Untersuchung „einen (Krankheits)befund […] [zu] ermitteln und [zu] benennen“,[41] ist dies in der übertragenen Verwendungsweise gänzlich anders: Hier stehen die *Evaluation/Emotionalisierung, Diffamierung* und *Argumentationsrahmung/-strukturierung* als kommunikative Funktionen im Zentrum:

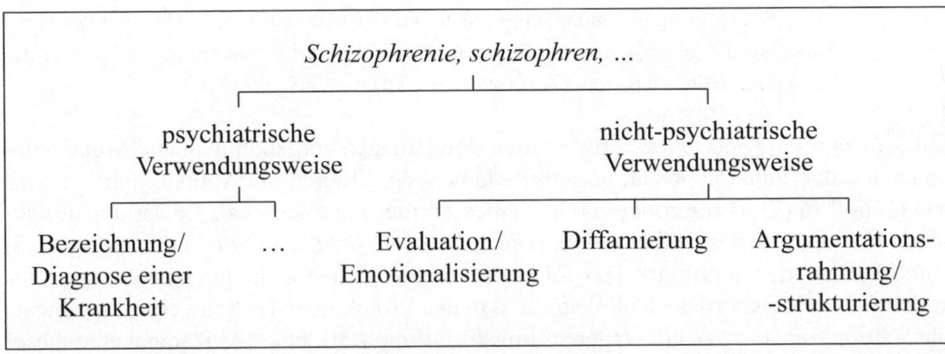

Abbildung 2: Kommunikative Funktionen von *Schizophrenie*

Evaluation/Emotionalisierung

Die Bewertung und Emotionalisierung, d. h. der Ausdruck von Emotionen auf ProduzentInnen- und das Hervorrufen von Emotionen auf RezipientInnenseite, gehören zu den zentralen Funktionen metaphorischen Sprechens überhaupt.[42] Im Kontext von *Schizophrenie* ist die Bewertung dabei meist – aber nicht immer (vgl. z. B. [3] und [4] oben) – negativ. Besonders deutlich zeigen sich diese Funktionen darin, dass die Zuschreibung von Schizophrenie häufig explizit als *Vorwurf, Beschuldigung* oder Vergleichbares bezeichnet wird, wie z. B. in (5):

(5) Zurück blieben *gegenseitige Schuldzuweisungen mit Vorwürfen wie Schizophrenie,* Kapitulation vor den Interessengruppen bis hin zu Manipulationsversuchen gegenüber der OEffentlichkeit [sic].[43]

Aufschlussreiche Kollokatoren sind in diesem Kontext zudem *Beifall* (zu *Schizophrenie* und *schizophren*) und *Zuruf* (zu *schizophren*) in den Bundestagsprotokollen. Sie sind der Textform geschuldet, in der Applaus und Zurufe aus dem Parlament explizit vermerkt sind:

41 *Duden. Deutsches Universalwörterbuch*, 8., überarb. und erw. Aufl., Berlin 2015.

42 Vgl. z. B. Helge Skirl/Monika Schwarz-Friesel: *Metapher*, 2., aktual. Aufl., Heidelberg 2013, S. 63 f.

43 H[.] Hausmann: *Ausland. EU-Parlamentarier sind nicht aus Glas. Beratungs- und Lobby-Tätigkeit nach wie vor ungeregelt*, in: NZZ, 20.01.1996.

(6) *Es ist doch Schizophrenie*, wenn es auf der einen Seite heißt, wir stilisierten das Treiben einer kleinen Gruppe [= die Baader-Meinhof-Gruppe; d. Verf.] zu einer ernsten Bedrohung für den Staat hoch, und wenn uns dann wieder [...] vorgehalten wird, welche unübersehbaren Konsequenzen für den Rechtsstaat aus einem solchen Vorgang erwachsen können. [...] *Das ist moralische Schizophrenie!* (*Beifall* bei der CDU/CSU)[44]

(7) Noch ein interessantes Regierungskuriosum, meine Damen und Herren! [...] Auf der einen Seite soll dem privaten Eigentümer mit diesem Gesetz [zur Verbesserung der Haushaltsstruktur; d. Verf.] hier über die Hintertür einer erweiterten Umlegung Grund und Boden billig abgenommen werden, auf der anderen Seite stiehlt sich der Bund aber aus der gesetzlichen Verpflichtung zur verbilligten Veräußerung von bundeseigenen Grundstücken davon. (*Zuruf* von der CDU/CSU: *Schizophren!*)[45]

Mit *Schizophrenie* und *schizophren* werden Bewertungen vorgenommen und Argumentationen auf den Punkt gebracht, was im Parlament des Öfteren mit Applaus quittiert wird wie in (6).[46] In (7) ist *schizophren* Inhalt eines Zurufes einer Partei als Bewertung des geschilderten Umstandes. Dabei stehen *schizophren* und *Schizophrenie* in den Belegen (6) und (7) in einem Ausrufesatz. Das folgende Ausrufezeichen ist in den Bundestagsprotokollen für beide Ausdrücke Kollokator und in den Protokollen des Schweizer Parlaments für *Schizophrenie* – was ein weiterer Hinweis auf die stark emotive Komponente dieser Lesart ist.

In den Belegen (5) („gegenseitige Schuldzuweisungen [...] wie Schizophrenie"), (6) („moralische Schizophrenie") und (1) („doppelte[] Moral und [...] Schizophrenie") wird zudem deutlich, dass die mit *Schizophrenie, schizophren* und zugehörigen Ableitungen vorgenommene Bewertung häufig auch eine moralische ist: Wer sich schizophren verhält, verhält sich verwerflich.

Diffamierung

Die übertragene Verwendung von *Schizophrenie* geht zugleich in vielen Fällen deutlich über eine negative Bewertung in Form einer Kritik hinaus. In den Quellen finden sich mehrfach Hinweise, dass die Zuschreibung von *Schizophrenie* als Beleidigung und Beschimpfung interpretiert wird, wie in (8) und (9):

(8) Für die Opposition haben Sie, Herr Bundeskanzler, natürlich gleich eine ganze Palette von Worten bereitgehalten. [...] Wenn wir hier sagen, was wir denken, ist es – so der Kanzler – „Quatsch", oder es ist „Propaganda", oder es ist „unter Niveau", oder es ist „*Schizophrenie*". Herr Bundeskanzler, das sind Kanzlerworte unter der Würde Ihres Amtes und unter der Würde dieses Hauses.[47]

[44] PrD, 7. Wahlperiode/155. Sitzung, 13.03.1975, S. 10824, Strauß.

[45] PrD, 9/55, 01.10.1981, S. 3182, Niegel.

[46] In den Schweizer Protokollen lassen sich keine entsprechenden Belege finden, was damit zusammenhängt, dass dort Applaus und Zwischenrufe insgesamt seltener sind.

[47] PrD, 7/28, 06.04.1973, S. 1406, Barzel.

(9) Der DSV bot den Aktivensprechern am Montag Gespräche für Freitag an – und kündigte gleichzeitig den Ausschluß von Bengt Zikarsky aus der Nationalmannschaft wegen „diffamierender und beleidigender Äußerungen" gegen den Verband an. Der Würzburger hatte den früheren Präsidenten Henter öffentlich als *schizophren* bezeichnet und mehrmals mit anderen Worten beleidigt.[48]

Hinsichtlich der Funktion von *Schizophrenie* und *schizophren* sind die Bewertungen als „unter der Würde Ihres Amtes [= des Bundeskanzlers; d. Verf.]" und „dieses Hauses [= des Bundestags; d. Verf.]" (in [8]) sowie als „„diffamierende[] und beleidigende[] Äußerung[]"" (in [9]) aufschlussreich. Interessant ist aber auch die syntaktische Reihung, in die *Schizophrenie* in (8) eingegliedert ist: Der psychiatrisch-fachsprachliche Terminus wird mit *Quatsch*, *Propaganda* und *unter Niveau* in eine Reihe gestellt und damit ähnlich kategorisiert. In den untersuchten Zeitungen finden sich darüber hinaus mehrfach Belege, dass die Bezeichnungen *Schizophrenie* und *schizophren* als derart diffamierend empfunden werden, dass sie ernsthafte Konsequenzen nach sich ziehen. Hier in (9) ist es der Ausschluss des Profischwimmers Bengt Zikarsky aus der deutschen Nationalmannschaft. Das Diffamierungspotenzial speist sich dabei in all diesen Belegen aus den negativen Assoziationen und der Tabuisierung, die mit dem Krankheitsbild, psychischen Krankheiten allgemein und auch der Institution Psychiatrie verbunden sind.

Argumentationsrahmung/-strukturierung

Während die Evaluation, Emotionalisierung und Diffamierung als kommunikative Funktionen bei verschiedenen aus der psychiatrischen Terminologie übertragenen Ausdrücken relevant sind, scheint die in den nachfolgenden Beispielen (10) und (11) ersichtliche Funktion der Argumentationsrahmung und -strukturierung[49] dem Lexemfeld *Schizophrenie* eigen zu sein:

(10) Prof. Imboden gab daraufhin der Gesprächsrunde unzweideutig zu verstehen, daß sie mit diesen Forderungen „ein klassisches Beispiel helvetischer *Schizophrenie*" geliefert habe: *einerseits* könne man sich nicht genug tun, die Notwendigkeit der Spezialisierung, des Ausweises über bestimmte Fachkenntnisse in unserem politischen Leben hervorzuheben, auf der anderen Seite sei man bereit, das Parlament um seine besten Köpfe zu bringen.[50]

(11) *Wie hier im kleinen, so ist der Bund als Arbeitsplatzträger auch im großen schizophren.* Er erwartet [...] von den Unternehmern, daß sie Arbeitsplätze in den Fördergebieten schaffen. Aber für die eigenen Arbeitsplätze des Bundes [...] ist bis heute keinerlei Anweisung gegeben worden, sie [...] in die Gebiete zu legen, in denen der

[48] [dpa]: *Sport. Franziska van Almsick schließt Arbeit mit Lampe aus*, in: FAZ, 29.10.1996.

[49] Vgl. zu Diskursmarkern als Argumentationsoperatoren Hardarik Blühdorn/Ad Foolen/Óscar Loureda: *Diskursmarker: Begriffsgeschichte – Theorie – Beschreibung. Ein bibliographischer Überblick*, in: *Diskursmarker im Deutschen. Reflexionen und Analysen*, hg. von Hardarik Blühdorn/Arnulf Deppermann/Henrike Helmer/Thomas Spranz-Fogasy, Göttingen 2017, S. 7–48, hier S. 24.

[50] [We.]: *Inland. Schweizerische Staatsbürgerliche Gesellschaft. Der Ferienkurs 1968 in Arosa*, in: NZZ, 22.07.1968.

> Bedarf nach solchen Arbeitsplätzen besonders dringlich ist. [...] *Das ist Schizophrenie.*[51]

Aus pragmatischer Perspektive werden die psychiatrischen Termini zum einen zur kataphorischen Ankündigung eines in der Folge ausgeführten Widerspruchs eingesetzt (wie in [10] und [11]) und dienen zum anderen der Ausleitung, als Zusammenfassung oder Zuspitzung von Vorhergehendem (wie in [11]). Zentral hierbei ist der Bedeutungsaspekt ,in sich widersprüchlich'. Typische Begleiter in der einleitenden Position sind in der Folge ein Doppelpunkt und die Adverbien *einerseits* und *andererseits,* welche die angekündigte Darstellung eines Widerspruchs weiter strukturieren (vgl. [10]). *Einerseits* und – in ähnlicher Funktion, wenn auch nicht für alle Dekaden – die Konjunktion *wenn* sind im untersuchten Korpus entsprechend auch signifikante Kollokatoren.

Der mit den Fachtermini verknüpfte performative Akt der Diagnosestellung ist dabei für mehrere der hier beschriebenen kommunikativen Funktionen relevant und wird in der alltags- bzw. gemeinsprachlichen Verwendung zusätzlich zu den semantischen Aspekten auf pragmatischer Ebene übertragen. Bei den beschriebenen metaphorisch-metonymischen Verfahren handelt es sich damit nicht nur um Bedeutungsübertragungen, sondern auch um die Übertragung eines Sprachhandlungsmodus.

3.3 Metasprachliche Diskurse

Die beschriebenen Veränderungen werden im Korpus verschiedentlich kommentiert.[52] Entsprechend der Entwicklung der Gebrauchsfrequenz finden sich metakommunikative Äußerungen zur neuen, übertragenen Verwendung von *Schizophrenie* vermehrt ab den 1960er und 1970er Jahren. In dieser Zeit sind es zunächst Randbemerkungen in den Parlamentsdebatten und einzelne Leserbriefe – meist von Akademikern, häufig Psychiatern – in den Zeitungen, insbesondere in der NZZ, in denen eine Häufung des übertragenen Gebrauchs, dessen Status als „Modewort"[53] bemerkt und kritisiert wird.[54] Dabei wird insgesamt der Fachwortgebrauch in alltagssprachlichen Kontexten moniert und der Blick auf die Disziplin der Psychiatrie als Geschädigte gerichtet.[55]

Nicht mehr nur in Randbemerkungen, sondern mit deutlich mehr Platz in Zeitungen, Zeitschriften und auch Büchern finden sich sprachkritische Äußerungen ab den 1990er und 2000er Jahren. Ein zentraler Akteur ist der deutsche Sozialpsychiater Asmus Finzen, der sich in den 1990er Jahren mit seinem Basler Forschungsteam mit der alltags- bzw. gemeinsprachlichen Verwendung von *Schizophrenie* befasst und auch im öffentlichen Dis-

[51] PrD, 7/227, 11.03.1976, S. 15833, Warnke.

[52] Vgl. für das Folgende auch Yvonne Ilg/Theresa Schnedermann: *Schizophrenie und Burnout im Lichte sprachlicher Reflexion*, in: *Diskurszukünfte. 10. Jahrestagung des Forschungsnetzwerks „Sprache und Wissen". Jubiläumszeitschrift*, hg. von Ekkehard Felder/Marcus Müller, Heidelberg 2014, S. 37 ff., https://doi.org/10.11588/heidok.00018444 (letzter Zugriff 01.04.2021).

[53] Joachim Raack: *Briefe an die Herausgeber. Wie frei ist die Freie Universität?*, in: FAZ, 22.02.1963.

[54] Vgl. z. B. F[.]W[.]: *Briefe an die NZZ. Vom Charme bis zur Schizophrenie*, in: NZZ, 26.09.1969; [bst.]: *Widersprüchliches Parlament. Rückschau auf einige Sessionsgeschäfte*, in: ShN, 30.06.1969.

[55] Vgl. z. B. J[.]W[.]: *Briefe an die NZZ. „... unsere Schizophrenie"*, in: NZZ, 17.03.1972.

kurs viel zur Thematik publiziert hat: so etwa 1993 den NZZ-Artikel *Schizophrenie als Metapher. Von der missbräuchlichen Verwendung von Krankheitsnamen*,[56] 1996 ein explizit an ein breites Publikum gerichtetes Buch zu Schizophrenie und Stigma mit dem Kapitel *Schizophrenie als Metapher oder die zweite Krankheit*,[57] und ebenfalls 1996 ein Auszug dieses Buches in der populärwissenschaftlichen Zeitschrift *Psychologie heute* mit dem Titel *„Das ist doch schizophren!" Vom Mißbrauch der Schizophrenie als gesellschaftliche Metapher*.[58] Bereits bei der Aufzählung dieser Titel fällt die – gleich einer Art Markennamen – stets wiederholte Wendung *Schizophrenie als Metapher* auf, die an Susan Sontags berühmten Essay *Krankheit als Metapher* erinnert.[59] Mit seiner Sprachkritik schafft Finzen so intertextuelle Bezüge und knüpft – auch explizit mittels Zitaten – an Sontag an, deren breit rezipierte Texte als Anklageschrift gegen die (ihrer Interpretation gemäß) metaphorische Verwendung von *Krebs, Tuberkulose* und *Aids* gelesen werden können. Wie bei Sontag findet auch bei Finzen gegenüber früheren sprachreflexiven Äußerungen eine Verschiebung der Aufmerksamkeit von der Fachdisziplin als Geschädigten zu den von der Diagnose Betroffenen statt, die zuvor nur eine marginale Rolle spielten.[60] Argumentiert wird dabei, dass die übertragene Verwendung der Krankheitsbegriffe die Stigmatisierung befördere. Im Fokus der Kritik steht insbesondere der Sprachgebrauch in den Medien. Beide Elemente, die Formulierung *Schizophrenie als Metapher* und die Fokussierung auf von der Diagnose Betroffene als Leidtragende finden sich im Korpus im Laufe der 1990er und 2000er Jahre verschiedentlich wieder.[61]

Insgesamt können die sprachreflexiven Äußerungen zur Übertragung von *Schizophrenie* auch als Teile eines *semantischen Kampfes*[62] um die Interpretation und Verwendung der medizinischen Fachterminologie verstanden werden. PsychiaterInnen, später auch VertreterInnen von Angehörigen-Organisationen kämpfen um Aufmerksamkeit und Verständnis für ihr Anliegen in der breiten Öffentlichkeit. Für die 1990er und 2000er Jahre kommt der *Metapher* dabei geradezu die Rolle eines *Kampfbegriffes*[63] zu, mit dem in Anlehnung an Susan Sontag die Kritik gleichsam gebündelt und verstärkt wird.

56 Asmus Finzen: *Inland. Schizophrenie als Metapher. Von der missbräuchlichen Verwendung von Krankheitsnamen*, in: NZZ, 24.12.1993.

57 Asmus Finzen: *„Der Verwaltungsrat ist schizophren". Die Krankheit und das Stigma*, Bonn 1996, S. 26–34. Vgl. auch die Rezension dazu in der FAZ: Rosemarie Stein: *Neue Sachbücher. Die Unheimlichkeit des Leidens. Asmus Finzen über Schizophrenie als Krankheit und Metapher*, in: FAZ, 21.10.1996.

58 Asmus Finzen: *„Das ist doch schizophren!" Vom Mißbrauch der Schizophrenie als gesellschaftliche Metapher*, in: *Psychologie heute* 5 (1996), S. 38–41.

59 Susan Sontag: *Krankheit als Metapher. Aids und seine Metaphern*, Frankfurt a.M. ^{3}2012 [1978/1989].

60 Vgl. auch Schmitt: *Ringen um das Selbst* (Anm. 15), S. 420 f., zur verstärkten Präsenz von PatientInnen als diskursive Stimme in der Öffentlichkeit ab den 1980er Jahren.

61 Vgl. z.B. [frö.]: *Region. Gegen soziale Ausgrenzung*, in: ShN, 12.04.1997; Georg Driesch: *Briefe an die Herausgeber. Gedankenlos verwendete „Schizophrenie"-Metapher*, in: FAZ, 03.12.2001.

62 Ekkehard Felder: *Semantische Kämpfe in Wissensdomänen. Eine Einführung in Benennungs-, Bedeutungs- und Sachverhaltsfixierungs-Konkurrenzen*, in: *Semantische Kämpfe. Macht und Sprache in den Wissenschaften*, hg. von dems., Berlin/New York 2006, S. 13–46.

63 Vgl. Möller, der den Vorurteilsbegriff im Epilepsiediskurs als Kampfbegriff interpretiert. Torger Möller: *Die langfristigen Probleme eines erfolgreichen Wissenstransfers zwischen Wissenschaft*

3.4 Implizite Vorstellungen von Gesundheit und Normalität

In den Übertragungen von *Schizophrenie* werden darüber hinaus Vorstellungen von Gesundheit und Normalität transportiert. So ist dem für die übertragene Verwendung zentralen Bedeutungsaspekt der Spaltung die Vorstellung implizit, dass das Geteilt- und Gespaltensein etwas Krankhaftes darstellt und umgekehrt die Ganzheit das Gesunde, Ursprüngliche und Erstrebenswerte ist. Diese Konzeptualisierung von Gesundheit als ungeteiltes Ganzes schließt an traditionelle Vorstellungen an,[64] und es ist anzunehmen, dass gerade auch darin das bemerkenswerte Anknüpfungspotenzial der Übertragung von *Schizophrenie* an bestehende Diskurse des 20. Jahrhunderts liegt.[65] Der in Übertragungen von *Schizophrenie* ebenfalls aktualisierte semantische Aspekt des Wahnsinns und des Verrücktseins verweist darüber hinaus auf eine Parallelität von Gesundheit und Normalität als Gegenpole zu Schizophrenie und psychischen Krankheiten allgemein.[66] Mit *schizophren* wird bewertet, was von gesellschaftlich-sozialen Normen abweicht.

Insbesondere im Zusammenhang mit dem Bedeutungsaspekt der Widersprüchlichkeit wird die übertragene, zur negativen Bewertung eingesetzte Verwendung von *Schizophrenie* auch zur Kritik von moralisch verwerflichem Verhalten, häufig spezifisch von Doppelmoral eingesetzt (vgl. [1] in Kapitel 3.2.2 und [6] in Kapitel 3.2.3). Im Umkehrschluss bedeutet dies eine Verbindung von Gesundheit und/oder Normalität mit moralischer Integrität. Bemerkenswert vor diesem Hintergrund ist zudem die dargelegte Lesart der Schizophrenie-Zuschreibung als *Vorwurf* und *Schuldzuweisung* (vgl. Kapitel 3.2.3), was eine Konzeptualisierung von Schizophrenie als selbstverschuldet und damit eine Interpretation der verhandelten Kategorien von ‚Krankheit', ‚Gesundheit' und ‚Normalität' als willentlich steuerbar impliziert.

Die Übertragungen von *Schizophrenie* geben schließlich Hinweise darauf, dass die der Gesundheits- und Krankheitsmetaphorik implizite klare Bewertungsstruktur, in der Krankheiten für eine negative und Gesundheit (bzw. Normalität) für eine positive Bewertung stehen, hier nicht immer so eindeutig ist. In Beleg (4) in Kapitel 3.2.2 ist *schizophren* als Steigerung, ja gleichsam als Superlativ in die Reihe „verrückt[], witzig[], geradezu schizophren[]" eingegliedert und durch die syntaktische Struktur durchaus als positiv konnotiert zu interpretieren. Auch in anderen – im Vergleich allerdings insgesamt selte-

und Öffentlichkeit, in: *Wissenstransfer und Diskurs*, hg. von Oliver Stenschke/Sigurd Wichter, Frankfurt a. M. 2009, S. 139–151, hier S. 145 f.

64 Vgl. z. B. Franz Vonessen: *Gesund, Gesundheit*, in: *Historisches Wörterbuch der Philosophie online*, hg. von Joachim Ritter/Karlfried Gründer/Gottfried Gabriel, Basel ohne Jahr, DOI: 10.24894/HWPh.7965.0692 (letzter Zugriff 01.04.2021).

65 Vgl. Thomas Anz: *Schizophrenie als Metapher in der Literatur des 20. Jahrhunderts. Eine Erinnerung – auch an die literarischen Anfänge von Gerhard Köpf*, in: *Feder, Katheder und Stethoskop – von der Literatur zur Psychiatrie. Festschrift für Gerhard Köpf zum 60. Geburtstag*, hg. von Corinna Schlicht/Heinz Schumacher, Frankfurt a. M. 2008, S. 203–220, hier S. 203 f.

66 Vgl. dazu unter anderem Asmus Finzen: *Normalität. Die ungezähmte Kategorie in Psychiatrie und Gesellschaft*, Köln 2018; ferner Wolf-Andreas Liebert: *Psychopathologie der Erleuchtung. Psychiatrisch-linguistische Lektüren spiritueller Erwachenserzählungen*, in: *Linguistik und Medizin. Sprachwissenschaftliche Zugänge und interdisziplinäre Perspektiven*, hg. von Marina Iakushevich/Yvonne Ilg/Theresa Schnedermann [in Vorbereitung].

nen – Belegen im Korpus werden entsprechende positive Konnotationen deutlich, so beispielsweise in (12) und (13):

(12) Eine *„gesunde Schizophrenie"* gehöre zum Metier, sagt der junge Roy Black, der ältere […] sieht sich als Marionette. Sich zweizuteilen zwischen Bühne und Leben war ihm unmöglich.[67]

(13) „Der Mann ohne Eigenschaften" ist auf zwei Perspektiven angelegt, auf die Handlung von 1913/14 und auf den Lauf der Welt während der Niederschrift des Buches. […] Mit Hilfe dieser *genialen Schizophrenie* übertrifft der Roman in den ersten beiden Bänden die gesamte literarische Moderne.[68]

In diesen und ähnlichen Verwendungen von *Schizophrenie* und damit verbundenen Ausdrücken verwischen die Grenzen zwischen ‚krank' und ‚gesund/normal' bzw. der zugehörigen Bewertungen als negativ und positiv. Der mit *Schizophrenie* bezeichnete erfolgreiche Umgang mit zwei widersprüchlichen Welten in (12), die bewusste Parallelisierung gegensätzlicher Perspektiven in (13) sind hier eine besondere Qualität und nicht ein Problem.[69]

4 Fazit

Der vorliegende Beitrag hat mit der Übertragung des psychiatrischen Diagnoseterminus *Schizophrenie* in der Alltags- bzw. Gemeinsprache ein spezifisches, derzeit virulentes Beispiel aus dem reihenbildenden Verfahren der Gesundheits- und Krankheitsmetaphorik in den Blick genommen und nach sich im 20. und 21. Jahrhundert neu etablierenden Gebrauchsmustern gefragt. Die genauere Betrachtung zeigt, dass mit der häufigeren Verwendung des Fachvokabulars im öffentlichen Diskurs auch der Gebrauch der übertragenen Lesart häufiger wird. Als Erstes werden die Politik und gesellschaftliche Entwicklungen zu zentralen thematischen Kontexten, später werden die Gebrauchskontexte ausgeweitet und auch in der Sportberichterstattung wird von *schizophrenen Zuständen* geschrieben. Bedeutung und kommunikative Funktion der übertragenen Ausdrücke sind dabei auf unterschiedlichen Ebenen mit der medizinischen Lesart verbunden: Auf der einen Seite bilden einzelne, von der Psychiatrie beschriebene Symptome Anknüpfungspunkte, zugleich werden aber auch Symptome relevant, welche die Medizin – zumindest aus heutiger Sicht – explizit *nicht* als dem Krankheitsbild zugehörig betrachtet. Hinzu kommen allgemeine Assoziationen und Wissensbestände zu psychischen Krankheiten und der Institution Psychiatrie, die in der Übertragung aktualisiert werden. Zudem spielt der prag-

[67] Ohne Autor: *Feuilleton. Und dann bist du doch allein. Die tragische Schizophrenie des Roy Black: „Legenden" (SWR)*, in: FAZ, 16.03.2000.

[68] [FHs]: *Literatur und Kunst. Musil im Schlaraffenland*, in: NZZ, 08.11.2003.

[69] Vgl. unter anderem auch Bettina Gockel: *Die Pathologisierung des Künstlers. Künstlerlegenden der Moderne*, Berlin 2010, S. 1–103; zur Figur des/der schizophrenen Künstlers/Künstlerin bzw. des/der genialen Schizophrenen und Ilg, Schizophrenie *in der Alltagssprache* (Anm. 4) zur Bedeutung der Ausdehnung des Schizophrenie-Konzepts auf das Gesunde und den Grenzbereich zwischen ‚gesund' und ‚krank' für die hier beschriebenen Übertragungsprozesse.

matische Aspekt der Diagnosestellung als Sprachhandlungsmodus in verschiedenen Gebrauchskontexten eine Rolle. Die Übertragungen von *Schizophrenie* verweisen darüber hinaus aber auch auf Vorstellungen von Gesundheit und Normalität, die den jeweiligen gemeinsprachlichen Adaptionen implizit sind. Insgesamt werden in der sprachlichen Übertragung so einzelne Aspekte besonders hervorgehoben und betont, während andere in den Hintergrund geraten.[70]

Dieses Konglomerat beschreibt Max Black in seiner Interaktionstheorie der Metapher als „*System miteinander assoziierter Gemeinplätze*", das die Basis metaphorischer Übertragungen bildet.[71] Die zugehörigen Inhalte mögen dabei aus ExpertInnensicht fehlerhaft sein, „entscheidend für die Wirksamkeit der Metapher ist jedoch nicht, daß die Gemeinplätze wahr sind, sondern daß sie sich zwanglos und ohne Umstände einstellen."[72] Im Umkehrschluss bedeutet dies, dass sich aus Bedeutungen und Verwendungskontexten metaphorischer Übertragungen ebensolche Systeme, sprich: allgemeine Assoziationen und Wissensbestände, rekonstruieren lassen. Die medizinische und gesellschaftliche Relevanz von Gesundheits- und Krankheitsmetaphorik ist dabei eine zweifache: In der alltags- bzw. gemeinsprachlichen Adaption fachlicher Ausdrücke werden verbreitete Assoziationen und Wissensbestände zu medizinischen Gegenständen, zur Saluto- und Pathogenese rekonstruier- und sichtbar und zugleich mit jeder Verwendung aufs Neue verbreitet und geprägt. Dass dies nicht ohne Einfluss auf die medizinische Praxis bleibt, auf die Arbeit von ÄrztInnen, Einstellungen gegenüber erkrankten Personen, das verbreitete Wissen über Krankheits- und Gesundheitsbilder und das Wohlbefinden von PatientInnen, dies zeigen nicht zuletzt die dargelegten metasprachlichen Äußerungen zur Metapher *Schizophrenie*. Metaphern der Gesundheit und Krankheit sind hier auch ein Ort des semantischen Kampfes, in dem Bedeutungen von und die Deutungshoheit über medizinische Konzepte und deren gesellschaftliche Aneignung stetig ausgehandelt werden.

70 Vgl. auch Max Black: *Die Metapher*, in: *Theorie der Metapher*, hg. von Anselm Haverkamp, Darmstadt 1983 [1954], S. 55–79, hier S. 72.

71 Ebd., S. 70 f.

72 Ebd., S. 71.

5 Anhang

Tabelle 2: Erwähnte Kollokatoren zu *Schizophrenie*, Zeitungskorpora

Jahr	Belege[73]	#	T	LLR	pMT	pMT DWDS
	politisch					
1950–59	*politische*	10	10	37,79	165,80	158,61
	politischer	5	5	25,43	44,21	33,26
1960–69	*politische*	15	15	38,93	221,59	184,86
1970–79	*politische*	11	11	17,29	226,87	201,97
1980–89	*politische*	12	10	25,36	159,87	189,07
1990–99	*politische*	12	12	22,48	176,99	148,76
2000–09	–					
	einerseits					
1950–59	–					
1960–69	*einerseits*	7	7	21,32	81,17	18,63
1970–79	–					
1980–89	*einerseits*	9	9	22,71	95,27	20,38
1990–99	*einerseits*	6	6	11,86	83,29	31,68
2000–09	*einerseits*	8	8	17,81	85,75	35,24

73 Neben der absoluten Zahl der Kollokationen (#), der Anzahl Texte (T), in denen sie vorkommen, und der *Log-Likelihood-Ratio* (LLR) ist jeweils auch das Vorkommen der Kollokatoren pro Million Token (pMT) im Teil-Korpus und in einem Referenzkorpus angegeben. Der Vergleich ermöglicht eine bessere Einschätzung der Daten (vgl. ausführlicher Ilg: Schizophrenie *in der Alltagssprache* [Anm. 4]). Als Referenzkorpora dienen die jeweiligen Ausschnitte des DWDS-Zeitungskorpus: vgl. *DWDS – Digitales Wörterbuch der deutschen Sprache. Das Wortauskunftssystem zur deutschen Sprache in Geschichte und Gegenwart*, hg. von der Berlin-Brandenburgischen Akademie der Wissenschaften, ohne Jahr, https://www.dwds.de/d/korpora/zeitungen (letzter Zugriff 01.04.2021); sowie das Korpus der Parlamentsprotokolle im Deutschen Referenzkorpus (DeReKo): vgl. *Korpora der geschriebenen Sprache. Plenarprotokolle*, hg. vom Leibniz-Institut für Deutsche Sprache, ohne Jahr, https://www1.ids-mannheim.de/kl/projekte/korpora/archiv/pp.html (letzter Zugriff 01.04.2021).

Tabelle 3: Erwähnte Kollokatoren zu *schizophren,* Zeitungskorpora

Jahr	Belege	#	T	LLR	pMT	pMT DWDS
	Politik, Haltung, Verhalten					
1950–59	*Politik*	6	3	22,74	189,75	352,64
1960–69	*Haltung*	14	13	62,11	159,09	89,75
	Verhalten	10	9	40,30	139,61	38,64
	Politik	6	6	11,05	276,78	434,41
1970–79	*Haltung*	20	19	82,40	122,99	75,07
1980–89	*Verhalten*	19	19	64,33	174,22	32,67
	Haltung	12	12	42,58	101,14	69,82
1990–99	*Haltung*	11	11	42,70	86,96	48,64
2000–09	*Haltung*	17	17	83,83	80,14	46,43
	Verhalten	9	9	25,16	126,66	40,89
	einerseits, wenn					
1950–59	–					
1960–69	–					
1970–79	*einerseits*	10	10	34,88	84,78	20,22
	wenn	36	35	22,18	1.744,55	61,67
1980–89	*wenn*	28	28	12,57	1.609,13	78,00
1990–99	*einerseits*	9	9	32,17	83,29	31,68
2000–09	*einerseits*	6	6	16,60	85,75	35,24

Tabelle 4: Erwähnte Kollokatoren, Parlamentsprotokolle BRD, 1950–2009

Belege	#	T	LLR	pMT	pMT DeReKo
Kollokatoren zu *Schizophrenie*					
politische	18	17	98,26	178,02	157,1
politischer	10	10	72,46	39,87	31,84

einerseits	7	7	41,79	53,19	59,2
wenn	20	20	17,68	2.633,96	3.341,1
politischen	6	6	17,08	234,87	176,8
!	26	23	10,90	5.047,24	6.410,8
Beifall	18	17	10,70	2.980,96	702,5
Kollokatoren zu *schizophren*					
Haltung	15	14	101,34	76,98	52,39
Verhalten/verhalten	12	12	74,82	80,14	76,47
einerseits	5	5	26,60	53,19	59,2
wenn	23	22	24,95	2.633,96	3.341,1
!	33	31	23,02	5.047,24	6.410,8
Beifall	23	23	20,97	2.980,96	3.908,7
Zuruf	7	6	12,56	505,15	702,5

Tabelle 5: Erwähnte Kollokatoren, Parlamentsprotokolle CH, 1950–2009

Belege	#	T	LLR	pMT	pMT DeReKo
Kollokator zu *Schizophrenie*					
!	6	5	15,22	559,66	6.410,8
Kollokatoren zu *schizophren*					
Haltung	16	16	123,77	82,87	52,39
einerseits	8	8	46,75	106,17	59,2
wenn	22	20	38,39	2.660,43	3.341,1
Politik	6	5	27,07	157,33	440,7

Karin Bischof

Körpermetaphern und Gesundheit im politischen Denken und Diskurs

1 Ohne (Körper-)Metaphern kein politisches Denken? – Vorüberlegungen und grundlegende Annahmen zu politischen Körpermetaphern und Gesundheit

Kernkonzepte des ‚klassischen' (europäischen) politischen Denkens sind seit der Antike als Metaphern tradiert. Besonders Körpermetaphern kommen häufig zum Einsatz, wenn es um die Darstellung und Imagination zentraler Konzepte wie der des ‚Staates', der ‚Nation' oder der ‚Bürokratie' geht: So wird der Staat oft als Schiff oder der Staatskörper als ‚Staatsoberhaupt' mit ‚Organen' und Gliedern vorgestellt, Bilder von der Wirtschaft werden als Blutkreislauf, Steuern als Nahrung des Staatskörpers und die Nation als weibliche Figur imaginiert. Ebenso lange tradiert ist eine tiefe Skepsis gegenüber der Verwendung von Metaphern bzw. von rhetorischen Tropen im politischen Denken. Paradoxerweise haben vielfach gerade diejenigen, die bis heute wirksame Metaphern kreiert haben, ihre Verwendung abgelehnt. So etwa Platon, der den rhetorischen Sprachgebrauch geringschätzte und die Dichtung als eine Ursache für das „Verderben wahrhaft wissenschaftlicher Anlagen" betrachtete.[1] Thomas Hobbes sah „im Gebrauch von Metaphern, Tropen und anderen Redefiguren" eine „Ursache der Widersinnigkeit […] bei der Suche nach Wahrheit".[2] Beide kreierten nachhaltig wirksame Metaphern, Platon unter anderem diejenige vom Staatsschiff, Hobbes[3] den *Leviathan*, der zum zentralen Bezugspunkt von Metaphorisierungen des Staates wurde und auf den ich später noch ausführlich zu sprechen kommen werde. Dieses Paradox, das nicht nur in der Politikwissenschaft feststellbar ist, sondern

[1] Platon: *Der Staat*, Paderborn ohne Jahr, S. 274.

[2] Thomas Hobbes: *Leviathan* [1651], Hamburg 1996, S. 36 f.

[3] Wenngleich, wie Andreas Musolff feststellt, Hobbes nicht von dem heute gängigen Metaphernbegriff ausging und die Hervorhebung von Ähnlichkeiten durchaus für ein probates rhetorisches Mittel hielt (vgl. Andreas Musolff: *Health and Illness of the Leviathan. Hobbes's Use of the Commonplace Metaphor of the Body Politic*, in: *Commonplace Culture in Western Europe in the Early Modern Period. Vol. 2: Consolidation of God-given power*, ed. by Kathryn Banks/Philiep G. Bossier, Löwen 2011, S. 175–191), blieb seine Haltung gegenüber rhetorischen Tropen doch ambivalent. In gewisser Weise lässt sich sein Werk, das einerseits an der humanistischen Tradition festhält, andererseits naturwissenschaftliche, vergegenständlichte Logik als Ideal anstrebt, selbst als Ausdruck einander widersprechender philosophischer Zugänge zur Rhetorik fassen.

im Grunde für alle Wissenschaftsdisziplinen gilt,[4] deutet darauf hin, dass (Körper-)Metaphern politischer Kollektivität für politische Theorie nicht nur zentral, sondern darüber hinaus unverzichtbar sind.

2 Politische Körpermetaphern und Gesundheit – Fragestellung und Herangehensweise

Im Folgenden arbeite ich exemplarisch anhand ausgewählter politischer Körpermetaphern im politischen Denken und Diskurs heraus, wie Vorstellungen von Gesundheit in Metaphern politischer Kollektivität verankert sind. Konkret frage ich danach, welche sprachlichen Darstellungen von Gesundheit darin zum Ausdruck kommen und was diese im jeweiligen (historischen, politischen, ökonomischen) Kontext aus politikwissenschaftlicher Sicht bedeuten. Das schließt die Frage mit ein, welche Funktionen diese Metaphern erfüllen und worauf ihr zentraler Stellenwert beruht. Dabei greife ich auf einen metapherntheoretischen Zugang[5] zurück, der im Wesentlichen kognitivistische Linguistik[6], Kritische Diskursanalyse und feministische politikwissenschaftliche Zugänge kombiniert[7] und Metaphernanalysen als einen möglichen Zugang der Ideologiekritik[8] versteht. Mein Begriff von Metapher ist dabei breit und kontextsensitiv. Das bedeutet, ich fasse Metaphern in Anschluss an George Lakoff und Mark Johnson[9] als etwas, durch das „eine Sache oder ein Vorgang in Begriffen einer anderen Sache bzw. eines anderen Vorgangs versteh- und erfahrbar wird".[10] Weiter gehe ich davon aus, dass der argumentative Kontext, in den Metaphern eingebettet sind, berücksichtigt werden muss.[11] Zugleich begreife ich diese (Körper-)Metaphern als symbolische Repräsentation[12] in dem Sinn, dass grundlegende Be-

4 Vgl. George Lakoff/Mark Johnson: *Philosophy in the Flesh. The Embodied Mind and its Challenge to Western Thought*, New York 1999.

5 Vgl. Karin Bischof: *Global Player EU? Eine ideologiekritische Metaphernanalyse*, Bielefeld 2015.

6 Vgl. Elisabeth Wehling: *Politisches Framing. Wie eine Nation sich ihr Denken einredet – und daraus Politik macht*, Köln 2016; George Lakoff/Mark Johnson: *Leben in Metaphern. Konstruktion und Gebrauch von Sprachbildern*, Heidelberg 2018 [1980].

7 Vgl. Eva Kreisky: *Ermattete Staatskörper und (re-)vitalisierte Körpermärkte. Vergeschlechtlichte Körperrituale im Neoliberalismus*, in: *Ritualisierungen von Geschlecht*, hg. von Birgit Sauer/Eva-Maria Knoll, Wien 2006, S. 223–242; Brigitte Kerchner: *Der Körper als politische Metapher*, in: *femina politica. Zeitschrift für feministische Politikwissenschaft*, 8, 2 (1999), S. 61–79.

8 Vgl. Rahel Jaeggi: *Was ist Ideologiekritik?*, in: *Was ist Kritik?*, hg. von ders./Tilo Wesche, Frankfurt a. M. 2009, S. 266–295.

9 Vgl. Lakoff/Johnson: *Leben in Metaphern* (Anm. 6).

10 Ebd., S. 13.

11 Vgl. Andreas Musolff: *Metaphor and Political Discourse. Analogical Reasoning in Debates About Europe*, Basingstoke 2004.

12 Vgl. Paula Diehl: *Repräsentation im Spannungsfeld von Symbolizität, Performativität und politischem Imaginären*, in: *Politische Repräsentation und das Symbolische. Historische, politische und soziologische Perspektiven*, hg. von ders./Felix Steilen, Wiesbaden 2016, S. 7–22; Paula Diehl: *Das Symbolische, das Imaginäre und die Demokratie. Eine Theorie politischer Repräsentation*, Baden-Baden 2015.

griffe und Referenzkategorien politischer Wirklichkeit wie etwa der (National-)Staat oder auch transnationale politische Gebilde wie die Europäische Union, der Demos, die Nation usw. immer auch (in Diskursen, Bildern, Praktiken usw.) symbolisch repräsentiert werden müssen, damit sie überhaupt als politische Wirklichkeit wahrgenommen werden können.

Metaphern des politischen Körpers transportieren und verfestigen – so die Annahme – auf mehreren Ebenen bestimmte Vorstellungen von Gesundheit,[13] was prägnant etwa in neueren Metaphern vom männlich gedachten ‚schlanken, fitten Staat' zum Ausdruck kommt. Andererseits lässt sich die Gesundheit des kollektiven Körpers als Artikulation für das (in der jeweiligen Perspektive) politisch Erstrebenswerte lesen, und ein analytischer Blick darauf kann Aufschluss über enthaltene ideologische Verzerrungen geben. Während Krankheitsmetaphern, z. B. in denjenigen vom bedrohten Volkskörper in antisemitischer und rassistischer Metaphorik, für Mangel, Schwäche und drohenden Niedergang stehen, eröffnet das, was als ‚gesunder' und ‚starker politischer Körper' gilt, einen Blick auf das Wunschbild des politischen Gemeinwesens. Dieses gewährt auch Einsichten in Exklusionsstrategien und ideologische Verzerrungen, die dem als erstrebenswert markierten politischen Kollektivkörper in bestimmten historischen, politischen Kontexten eingeschrieben sind.

Im Folgenden werden *erstens* Beispiele aus einem historischen Kontext dargelegt, in dem die Repräsentation politischer Macht als Körper bzw. die Vorstellung des Gemeinwesens als Körper ein ‚Gemeinplatz' war.[14] Hier gehe ich zum einen auf die Hobbes'sche Figur des *Leviathan* ein, die in einer Phase der Erosion des feudaltheologischen Weltbilds für die Verteidigung absolutistischer Herrschaft steht, zum anderen auf die römische Fabel vom *Streit der Glieder mit dem Magen*. *Zweitens*: Mit dem Postulat der Volkssouveränität in der nationalstaatlich verfassten Demokratie ist die symbolische Repräsentation der Macht als herrschender politischer Körper delegitimiert. Wo die Macht vom Volk ausgeht, kann sie nicht von einem Herrscherkörper repräsentiert werden, auch wenn dieser zu einem Staatskörper erweitert ist. Die entsprechenden metaphorischen/visuellen Traditionen wirken jedoch weiter. Dies zeigt sich etwa an der sprachlichen Ausgestaltung des staatlichen Institutionengefüges, z. B. in demokratischen Verfassungen, in denen von Staatsoberhäuptern, -organen oder -körperschaften die Rede ist, oder an Metaphern wie ‚Vater Staat', ‚Nachtwächterstaat', ‚*nanny state*' usw. Auch die transnationale Europäische Union wird – wie die folgenden Ausführungen zeigen werden – durchaus als Körpermetapher gefasst.

3 Exemplarische Darstellungen ‚gesunder politischer Körper' im politischen Denken und Diskurs

Body politic: Leviathan und der Streit der Glieder mit dem Magen

Die *Body-politic*-Tradition speist sich aus einer antiken philosophischen und einer christlichen Tradition, wobei die zwei zentralen Metapher-Szenarien die funktional-anatomische

13 Vgl. Kreisky: *Ermattete Staatskörper* (Anm. 7); Kerchner: *Der Körper* (Anm. 7).

14 Vgl. Andreas Musolff: *Political Metaphor Analysis. Discourse and Scenarios*, London 2016, S. 60.

Hierarchie im Körper sowie der Gesundheitszustand des Körpers sind:[15] Während in der christlichen Doppelfunktion als Ekklesia und Ehe Christus als Haupt der Kirche und der Mann als Oberhaupt der Ehe dem Kopf als (Ober-)Haupt des Körpers entsprechen, repräsentieren die christliche Gemeinschaft bzw. die Ehefrau die untergeordneten Körperteile der gleichermaßen symbiotischen wie hierarchischen Gemeinschaftskörper Kirche und Ehe.[16] In den Imperativ der Erhaltung der Gesundheit des politischen Körpers ist die Forderung eingeschrieben, den Status quo und seine hierarchischen Unterwerfungsverhältnisse zu perpetuieren. Dies illustriert die Fabel vom Streit der Glieder mit dem Magen. Darin werden mit dem Verweis auf die Gesundheit des „ganzen Körpers"[17] die aufständischen Plebejer von den Patriziern überzeugt, von ihrem Aufstand abzulassen. Sie sorgen sich dabei vor allem darum, dass ein Bürgerkrieg es Feinden ermöglichen könnte, die innere Schwäche auszunützen.[18]

Menenius Agrippa wurde von den Patriziern als Unterhändler zum rebellierenden Volk geschickt, er soll Erfolg gehabt und den Aufstand (494 n. Chr.) beendet haben, indem er folgende Fabel erzählt hat:

> Einst, als im Menschen noch nicht wie heute alles einheitlich verbunden war, als jedes der einzelnen Glieder des Körpers seinen Willen, seine eigene Sprache hatte, empörten sich die übrigen Glieder, daß sie ihre Sorge und Mühe und ihre Dienste nur aufwendeten, um alles für den Magen herbeizuschaffen. Der Magen aber liege ruhig mittendrin und tue nichts anderes, als sich an den dargebotenen Genüssen zu sättigen. Sie verabredeten sich also folgendermaßen: Die Hände sollten keine Speise mehr zum Munde führen, der Mund nichts Angebotenes mehr annehmen, die Zähne nichts mehr verkleinern. Während sie nun in ihrer Erbitterung den Magen durch Aushungern bezwingen wollten, kamen die einzelnen Glieder alle zugleich mit dem ganzen Körper an den Rand völliger Entkräftung. Da sahen sie ein, dass sich auch die Aufgabe des Magens durchaus nicht in faulem Nichtstun erschöpfte, dass er ebenso andere ernähre, wie er selbst ernährt werde.[19]

Jahrhunderte später erscheint in London, knapp nach Ende des Englischen Bürgerkrieges, in dem sich Truppen des absolutistischen Königs und jene des Parlaments bekämpften und der mit der Hinrichtung des Königs Charles I. und der Errichtung einer Republik endete, der *Leviathan* von Thomas Hobbes. Das Werk wurde zu einem zentralen Bezugspunkt der Staatstheorie und dessen Metaphorik prägend für die Vorstellung des Staates.

Die Figur des Leviathan steht vor allem für Schutz und Sicherheit in Anbetracht eines fiktiven kriegerischen Naturzustands. Die vorgestellte ‚natürliche' Eigenschaft der Menschen, einander Feind zu sein und in einen „Krieg eines jeden gegen jeden" zu verfallen, solange „sie ohne eine öffentliche Macht sind, die sie alle in Schrecken hält",[20] ist es auch, was das grundlegende Interesse der einzelnen männlichen Bürger begründet, sich

15 Vgl. ebd., S. 57.

16 Vgl. Bischof: *Global Player EU?* (Anm. 5), S. 20.

17 Livius: *Ab urbe condita*, zit. nach Albrecht Koschorke/Susanne Lüdemann/Thomas Frank/Ethel Matala de Mazza: *Der fiktive Staat. Konstruktionen des politischen Körpers in der Geschichte Europas*, Frankfurt a. M. 2007, S. 15.

18 Vgl. Koschorke/Lüdemann/Frank/Matala de Mazza: *Der fiktive Staat* (Anm. 17), S. 15.

19 Livius: *Ab urbe condita*, zit. nach ebd., S. 15 f.

20 Hobbes: *Leviathan* (Anm. 2), S. 104.

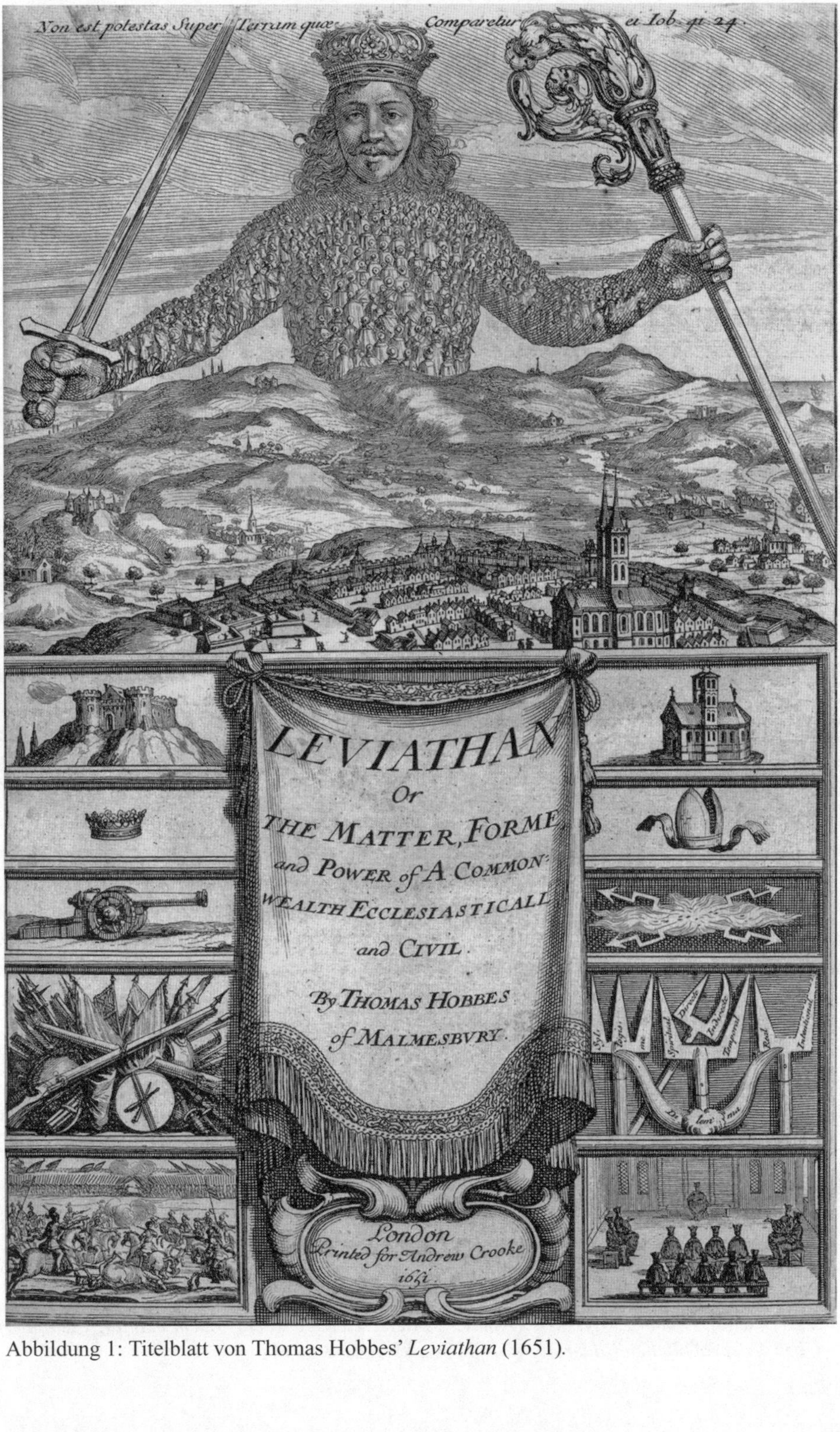

Abbildung 1: Titelblatt von Thomas Hobbes' *Leviathan* (1651).

dem absolutistischen Staat mit dem absolutistischen Herrscher als Haupt freiwillig in einem Vertrag zu unterwerfen. Es ist genau diese Fiktion des Kriegszustands als Naturzustand, die als Basis für die Vergesellschaftung im gesunden (d. h. funktionierenden) politischen Körper fungiert. Bereitschaft zur Gewaltausübung im Krieg als androzentrische Konstante des Menschseins und somit Antisozialität bilden dabei die konstitutive Kehrseite einer bedingungslosen Unterwerfung der Individuen unter die absolutistische Gewalt.[21] Paradoxerweise ist die Vorstellung von der Gesundheit des politischen Körpers mit der Annahme von Krieg und Kampf als Kern des menschlichen Wesens verbunden. Paradox ist dies deshalb, weil Krieg und Gewalt (als ur-menschlich vorgestellte Neigung) als massive Bedrohung von Gesundheit zur Denkvoraussetzung eines gesunden politischen Körpers werden. D. h., gesundheitszerstörende Gewalt wird als *conditio humana* gedeutet bzw. zu einer solchen ideologisch verzerrt.

Die männlichen Bürger geben also in einem Gesellschaftsvertrag aus freiem Willen ihre Souveränität an den absolutistischen Herrscher ab und akzeptieren seine Zwangsgewalt, solange seine Schutzfunktion aufrechterhalten wird, ohne im Gegenzug von diesem irgendeine Art von Rechenschaft einzufordern. Verbildlicht ist diese freiwillige Unterwerfung durch die Einfügung in den politischen Körper, der sich bei genauerem Hinsehen aus den einzelnen Bürgern zusammensetzt. Als Produkt göttlicher *und* menschlicher Kunst kann dieser politische Körper die Einzelnen jedoch nur dann vor dem Naturzustand retten und schützen, wenn er gesund ist bzw. bleibt. Hobbes nennt in diesem Zusammenhang eine Vielzahl von Schwächen, die den Krankheiten eines natürlichen Körpers gleichen und die vielfach durch bestimmte Gifte hervorgerufen werden.[22] Die Schwächen, die hier genannt werden, sind z. B. ein „Mangel an absoluter Macht", ein „irregeleitetes Gewissen" (die Berufung auf ein eigenes Gewissen) und die „Teilung der souveränen Macht" (Gewaltenteilung). Das schädlichste Gift für den Staatskörper sind die demokratischen Schriften griechischer und lateinischer Provenienz.[23] Dieses Gift ist mit dem Biss eines tollwütigen Hundes zu vergleichen, der Hydrophobie verursacht – im Fall des Gifts der demokratischen Schriften wird die ‚Tyrannophobie' ausgelöst, die zum Tod der Monarchie und damit des Staatskörpers führt.

Hobbes' *Leviathan* lässt sich als Anpassung des Absolutismus an Veränderungen der Zeit lesen. Mit quasirepublikanischer Rhetorik, die den Willen der einzelnen männlichen Bürger zum Fundament des Staates, die Bürgerkörper zu wesentlichen Bestandteilen des Staatskörpers macht, wird einerseits der Anschein einer zentralen Rolle der Untertanen erweckt und andererseits die absolute Macht des monarchischen Herrschers zementiert. Sobald der Vertrag abgeschlossen und der Bürgerkörper in den Leviathan eingegliedert ist, ist dieser der Zwangsgewalt des absoluten Herrschers unterworfen – jedenfalls solange dieser für den Schutz der einzelnen Untertanen und damit die Gesundheit des Staatskörpers sorgen kann. Die Körpermetaphorik erfüllt hier einige wesentliche Funktionen: eine legitimatorische, eine evokative und eine konstitutive/erkenntnistheoretische.[24] Sie

[21] Vgl. Barbara Holland-Cunz: *Die Einsamkeit der Staatsgründer. Individualität, Sozialität, Familie und Staat in der klassischen politischen Theorie*, in: *Staat und Privatheit*, hg. von Brigitte Kerchner/Gabriele Wilde, Opladen 1997, S. 55–68, hier S. 61 f.

[22] Vgl. Hobbes: *Leviathan* (Anm. 2), S. 272 ff.

[23] Ebd., S. 277 f.

[24] Vgl. Bischof: *Global Player EU?* (Anm. 5); Francesca Rigotti: *Die Macht und ihre Metaphern. Über die sprachlichen Bilder der Politik*, Frankfurt a. M. 1994.

legitimiert absolutistische Macht in einer modernisierten Form, die den absolutistischen Staatskörper zum Ergebnis einzelner rationaler Willensakte, als einzigen rationalen Ausweg aus der permanenten Existenzbedrohung im Naturzustand präsentiert. Die Metaphorisierung als körperliches Ganzes lässt die bedingungslose Unterwerfung als einzig rationale Entscheidung im Dienste der individuellen Sicherheit und Gesundheit erscheinen, die von der Gesundheit des Gesamtkörpers abhängt. Demokratische Kräfte als das größte Gesundheitsrisiko (‚Gift') für den Staatskörper werden somit delegitimiert als Existenzbedrohung für die Einzelnen, die Teile des Körpers. Gleichzeitig evoziert dieses herrschaftslegitimierende Bild des Körpers in den RezipientInnen körperbezogene Affekte, die mit einer möglichen Schwächung und Krankheit erfahrungsgenerierte Gefühle von Schmerz, Unbehagen und Angst erzeugen. Schließlich *konstituiert* dieses Denk- und Fühlbild vom Staatskörper auch ein Verständnis von einem Staatsgefüge als legitime politische Macht, welche über die Repräsentation der Macht durch den natürlichen Herrscherkörper (der Körper der Herrscherfamilie) hinausgeht. Mit diesem Aspekt markiert der *Leviathan* auch einen Übergang vom feudaltheologischen zum bürgerlich-rationalen Weltbild,[25] indem das Primat der religiösen über die weltliche Macht konterkariert wird, was nach dem Erscheinen des Werks auch für Skandale sorgte. Das Haupt des Staatskörpers ist der weltliche Herrscher, der sowohl die religiösen als auch die weltlichen Insignien in den Händen hält – Schwert und Zepter. Auch dies verweist darauf, dass die Verteidigung des Absolutismus nach der Niederlage im Bürgerkrieg gleichzeitig mit dem Aufgreifen von bzw. Vorgreifen auf neue Strömungen verbunden ist.

Zusammenfassend lässt sich sagen, dass die Gesundheit des männlichen Staatskörpers von der freiwilligen Unterwerfung schutzsuchender Bürger abhängt, die nur dadurch den existenzbedrohenden Konsequenzen ihrer eigenen wölfischen, antisozialen Natur zu entfliehen vermögen. Folgerichtig stellen demokratische Gedanken und Strömungen die größte Gesundheitsbedrohung dar. Die Konnotation von Gesundheit in der Metapher des Staatskörpers fungiert somit als wesentliches stützendes Element von absolutistischer Herrschaftsordnung und antidemokratischer Ideologie, und es liegt ihr im Kern ein androzentrisches Weltbild zugrunde. Gesundheit bedeutet Eintracht (*consent* bei Hobbes), Eintracht bedeutet hierarchische Unterordnung und Ungleichheit.

Politische Körpermetaphern in der Demokratie: Nationalstaat und transnationale Europäische Union

Mit dem Postulat der Souveränität des Volkes in der Demokratie lässt sich Macht nicht mehr als Herrscherkörper symbolisieren,[26] auch nicht in einer Form, in der ein Herrscherkörper zum Staatskörper erweitert ist. Der „Bruch mit dem Verkörperungsprinzip durch die Guillotine"[27] schafft neue Bedingungen für die Repräsentation der Macht. Nichtsdestotrotz wirken im „gesellschaftlichen Imaginären",[28] d. h. in den gesellschaftlich-ge-

25 Vgl. Hermann Klenner: *Einführung*, in: Hobbes: *Leviathan* (Anm. 2), S. XIII–VXI, hier S. XXXIII.

26 Vgl. Diehl: *Repräsentation* (Anm. 12); dies.: *Das Symbolische* (Anm. 12).

27 Ebd., S. 196.

28 Cornelius Castoriadis: *Gesellschaft als imaginäre Institution. Entwurf einer politischen Philosophie*, Frankfurt a. M. 1990.

schichtlichen Vorstellungen, Bildern, Überzeugungen und Ideen, die gesellschaftlich-politischer Wirklichkeit zugrunde liegen, die bildlichen und symbolischen Konventionen des politischen Körpers nach. Dies lässt sich anhand der Metaphorik prägender Referenzwerke des nachabsolutistischen politischen Denkens rekonstruieren, unter anderem bei Jean Jacques Rousseau. Hier findet im Gegensatz zu den Schriften von Hobbes keine Personifizierung mehr statt, Rousseau setzt dem pessimistischen Naturzustand explizit eine positive Konzeption entgegen;[29] der Kollektivkörper ähnelt aber durchaus der Figur des Leviathan.[30] Das Herz ist die Legislative (das Volk), das Hirn die Exekutive (Regierung), Gewerbe und Landwirtschaft sind Mund und Magen, die Souveränität ist über den ganzen Körper verteilt, der, wie bei Hobbes anthropomorph, aber künstlich geschaffen ist.[31] Das von Hobbes noch vehement abgelehnte Prinzip der Gewaltenteilung ist bei Rousseau als Arbeitsteilung zwischen den Körperteilen visualisiert. Die Liste der ‚klassischen' staatstheoretischen Werke, die auf Körpermetaphorik rekurrieren, ließe sich noch fortsetzen.[32] Auch in Verfassungen nationalstaatlich verfasster Demokratien zeichnen sich die Konturen der Körpermetaphorik noch deutlich ab, wenn etwa vom Staat und seinen *Organen* und *Gliedern* oder *Körperschaften* die Rede ist oder von seinem *Staatsoberhaupt*. Zwar erscheint in diesem Beispiel der angedeutete Staatskörper geschlechtsneutral, ein genauerer Blick darauf, wie die Organe und das Oberhaupt des Staates personell ausgestaltet sind, verrät jedoch, dass diese lange Zeit ausschließlich aus Männern bestanden haben und auch gegenwärtig überwiegend aus Männern bestehen. Implizit schreibt sich auch hier die Vergeschlechtlichung fort. Prägnante Bezeichnungen im politischen Diskurs, etwa die Metapher von ‚Vater Staat' für den in der zweiten Hälfte des 20. Jahrhunderts ausgebauten Wohlfahrtsstaat bestätigen dies. Allerdings findet mit der zunehmenden Durchsetzung des Neoliberalismus,[33] dem damit einhergehenden Abbau des Wohlfahrtsstaates und der Verschiebung der Kräfteverhältnisse zwischen Markt und Staat eine Abwertung des Wohlfahrtsstaates als schwach statt.[34] Aus ‚Vater Staat' wird ein *nanny state*, visualisiert als lächerlich anmutende, dickliche Gouvernante, die erwachsene Individuen bevormundet und einschränkt. Dem gegenüber steht als neues Wunschbild ein abgespeckter, schlanker, durchtrainierter Staatskörper, der sich auch unter den rauen Bedingungen des Wettbewerbs im freien Markt durchsetzen kann und auf den im Zuge von Einsparungs- und Privatisierungspolitiken gerne rekurriert wurde.[35] Was passiert aber mit der Vorstel-

29 Vgl. Rüdiger Voigt: *Den Staat denken. Der Leviathan im Zeichen der Krise*, Baden-Baden 2007, S. 176.

30 Vgl. Diehl: *Das Symbolische* (Anm. 12), S. 197.

31 Vgl. Jean-Jacques Rousseau: *Gesellschaftsvertrag*, Stuttgart 1996, S. 18.

32 Vgl. Bischof: *Global Player EU?* (Anm. 5), S. 14 f.

33 Neoliberalismus fasse ich gleichermaßen als wirtschaftswissenschaftliches Paradigma, das den Markt prioritär setzt, als einen *Policy*-Prozess, der mit einem Wandel von Staatlichkeit einhergeht und in dem die Ökonomie zur Staatsräson wird, sowie eine sich in Diskursen manifestierende Ideologie, welche alle Lebensbereiche auf den Markt hin orientiert. Vgl. unter anderem Birgit Sauer: *Neuliberale Verhältnisse: Staatlichkeit und Geschlecht*, in: *Neoliberalismus. Analysen und Alternativen*, hg. von Christoph Butterwegge/Bettina Lösch/Ralf Ptak, Wiesbaden 2008, S. 34–49; Kreisky: *Ermattete Staatskörper* (Anm. 7).

34 Vgl. Sauer: *Neuliberale Verhältnisse* (Anm. 33).

35 Vgl. unter anderem ebd.; Wolfgang Fach: *Staatskörperkultur. Ein Traktat über den „schlanken Staat"*, in: *Gouvernementalität der Gegenwart. Studien zur Ökonomisierung des Sozialen*,

lung eines Kollektivkörpers unter den Bedingungen von Transnationalisierung und Globalisierung, z. B. in Metaphorisierungen der transnationalen Europäischen Union? Fließt hier, wie Irene Bellier mutmaßt, „das Blut der Nation in den Adern der EU“ weiter,[36] oder finden sich in Diskursen über die EU Metaphern, die grundlegend über Vorstellungen des Nationalen hinausgehen, etwa Netzwerkmetaphern,[37] oder kybernetische Metaphoriken?[38]

Global player

Letztere These, nämlich dass hier im Zuge der Transnationalisierung und Globalisierung von Körpermetaphern abgerückt wird, bestätigt sich allerdings nur sehr eingeschränkt. Eine Untersuchung von Printmediendiskursen[39] zeigt, dass (ungefähr im Verlauf der letzten zwei Jahrzehnte) auch für die EU eine Körpermetapher prägend wurde, nämlich die des *global player*. Zwar finden sich im untersuchten Diskurs für die EU häufig auch Metaphern um Verkehr und Reise, in denen Verkehrs- und Schienennetze Komplexität und Vernetzung abbilden und die sich durchaus im Sinne einer Überschreitung alter (Körper-) Metaphern des Nationalen interpretieren lassen. Zentraler, häufiger und vor allem argumentations- und weltanschauungsübergreifend auffindbar ist jedoch die Vorstellung des *global player* als Wunschbild dessen, was die EU sein bzw. werden soll, nämlich ein dynamischer Spieler auf dem Spielfeld von Weltwirtschaft und Weltpolitik, ein durchtrainierter ökonomischer Player mit Sixpack, der im globalen ökonomischen Wettkampf die Gegner aussticht. Dies ist – in der metaphorischen Logik – insbesondere deshalb wichtig, weil bei einer Niederlage des *global player* im globalen Konkurrenzkampf Fremdbestimmung und Ohnmacht drohen. Der ehemalige sozialdemokratische Erweiterungskommissar der EU, Günter Verheugen, drückte es so aus:

> Die Dynamik der Integration ist völlig eindeutig: Sie geht in Richtung eines starken, handlungsfähigen Europa, das sich eine so starke wirtschaftliche Basis schafft, um *im schärfer werdenden internationalen Wettbewerb* den europäischen Way of Life zu bewahren. Und wir müssen nach außen hin als *Global Player* auftreten, sonst bestimmen andere über uns, nicht wir selber.[40]

Eine zentrale Voraussetzung dafür, dass der *global player* die ihm zugewiesene Rolle und Funktion erfüllen kann, besteht notwendigerweise in der Annahme eines gesunden All-

hg. von Ulrich Bröckling/Susanne Krasmann/Thomas Lemke, Frankfurt a. M. 2000, S. 110–130.

36 Irène Bellier: *The Metaphorical Bodies of Europe and the Quest for Identity*, LAIOS/CNRS 2001, unveröffentlichtes Paper.

37 Vgl. Koschorke/Lüdemann/Frank/Matala de Mazza: *Der fiktive Staat* (Anm. 17).

38 Vgl. Veronika Koller: *Missions and Empires: Religious and Political Metaphors in Corporate Discourse*, in: *Metaphor and Discourse*, ed. by Andreas Musolff/Jörg Zinken, Basingstoke 2009, S. 116–134; Erik Ringmar: *The Power of Metaphor: Consent, Dissent and Revolution*, in: *Discursive Constructions of Identity in European Politics*, ed. by Richard C. M. Mole, Houndmills 2007, S. 119–136.

39 Vgl. Bischof: *Global Player EU?* (Anm. 5).

40 Interview mit Günter Verheugen, in: *Der Standard*, 27.06.2005, Kursivsetzung im Original, Unterstreichung d. Verf.

gemeinzustandes. Darüber hinaus sind Fitness (Sixpack), Dynamik und Flexibilität im globalen ökonomischen Wettbewerb notwendig. Dabei ist das Kernkonzept der globalen Konkurrenz samt der dazugehörigen Metaphorik in die Quellbereiche Krieg, Sport und Spiel eingebettet,[41] was auch seine maskulinistische[42] Prägung verdeutlicht.[43] Die häufig ineinandergreifenden Konnotationen von „Härte im Wettbewerb" und „Spaß am Spiel" implizieren einerseits den Imperativ, „den Geist des Wettbewerbs zu inhalieren" und „sich selbst [zu] härten",[44] der nicht nur auf Unternehmen, sondern auch für den öffentlichen Sektor zunehmend angewandt wurde. Andererseits verweisen diese Konnotationen auf das Bordieu'sche Konzept des männlichen Habitus, der in den „ernsten Spielen des Wettbewerbs" konstituiert wird.[45] Der *global player* ist daher trotz seiner auf den ersten Blick geschlechtsneutralen Erscheinung auch als eine Geschlechtermetapher zu lesen. Im öffentlichen Raum werden damit nicht nur Körpernormen von Fitness, Schlankheit und Dynamik perpetuiert. Dieser Norm wird – jedenfalls im Kontext der prioritären Eigenschaften von Konkurrenz- und Durchsetzungsfähigkeit – auch ein androzentrischer Bias eingeschrieben.

Somit reiht sich der *global player* in das Archiv von männlichen Körpermetaphern als Personifizierung von Machtgebilden ein,[46] welche beispielsweise effeminierte Vorstellungen des Kollektiven als Nation oder Masse kontrastieren, z. B. Figuren der Marianne oder Germania als „Projektionsflächenimaginäres"[47] der Nation. Gerade in der Phase neoliberaler Transformation tritt Vergeschlechtlichung als rhetorische Strategie der Aufwertung und Abwertung[48] besonders deutlich hervor. Das Zurückdrängen und die Abwertung des (Wohlfahrts-)Staates drückt sich in dessen rhetorischem Effeminieren aus, z. B. als *nanny state*. Der Staat steht dabei zunehmend für Schwäche und Abhängigkeit, seine Regulierungsmacht erscheint als unangemessene Bevormundung, ausgedrückt beispielsweise in der metaphorischen Figur einer lächerlichen Gouvernante. Als ein ‚Nachfolger' des mit männlicher Autorität ausgestatteten Wohlfahrtsstaates taucht schließlich der *global player* auf.

Dadurch, dass er ein Gemeinwesen verkörpert, das stark ökonomisch determiniert ist, fungiert der *global player* zudem stärker als *body economic* denn als *body politic* und

41 Vgl. Bischof: *Global Player EU?* (Anm. 5), S. 111 ff.

42 Der Begriff meint im Unterschied zu Männlichkeit „die Ebene der ‚Ideen und Idole' der Wertpräferenzen und Symbolordnungen – der Konstruktion" (Birgit Sauer: *Maskulinismus*, in: *Politik begreifen. 89 Begriffe um Eva Kreiskys Leben und Forschen*, hg. von Matthias Falter u. a., Wien 2009, S. 127–130, hier S. 128), keineswegs ist damit biologische Männlichkeit angesprochen.

43 Vgl. ebd., S. 183 ff.

44 Fach: *Staatskörperkultur* (Anm. 35), S. 118.

45 Pierre Bourdieu: *Die männliche Herrschaft*, in: *Ein alltägliches Spiel. Geschlechterkonstruktion in der sozialen Praxis*, hg. von Irene Dölling/Beate Krais, Frankfurt a. M. 1997, S. 153–217, hier S. 203.

46 Vgl. Koschorke/Lüdemann/Frank/Matala de Mazza: *Der fiktive Staat* (Anm. 17), S. 66.

47 Vgl. Alice Pechriggl: *Reflexionen zur Transfiguration der Geschlechterkörper im politischen Imaginären*, in: *Sprache, Körper und Politik*, IWK-Mitteilungen 57(3–4), S. 36–40.

48 Vgl. Karin Bischof: *Europavorstellungen in Metaphern. Exemplarische Analysen des Printmediendiskurses um den EU-Beitritt der Türkei*, in: *Körperkonstruktionen und Geschlechtermetaphern: Zum Zusammenhang von Rhetorik und Embodiment*, hg. von Marlen Bidwell-Steiner/Veronika Zangl, Innsbruck 2009, S. 237–251.

spiegelt damit die Verschiebung der Kräfteverhältnisse zwischen Staat und Markt wider. Auch hier spielt die Unterordnung der Einzelnen eine wichtige Rolle. Wer anerkennt, dass die Selbstbestimmung von der Konkurrenzfähigkeit des *global player* abhängt und sich in diese Figur einmal ‚eingefühlt' hat, ist wohl eher geneigt, sich dem Imperativ der Wettbewerbsfähigkeit zu unterwerfen und die Anpassung der sozialen Dimension (z. B. Austeritätspolitik) an die Erfordernisse dieser Wettbewerbsfähigkeit zu akzeptieren.

In modifizierter und abgeschwächter Form kommt auch im *global player* das im Leviathan angelegte Paradox zum Ausdruck, dass Kampf und Krieg als Quellbereiche der Körpermetaphorik fungieren und dass diese ursächlich mit Vorstellungen von Gesundheit, mit Imaginationen der Integrität des Körpers und seiner Fitness verknüpft sind. Paradox ist dies deshalb, weil die Quellbereiche Kampf und Krieg für Gewalt und Ringen um Sieg oder Niederlage stehen, während die Gesunderhaltung des Körpers auf Sorge und Care-Arbeit – also dem Gegenteil von Kampf und Krieg – beruht. Diese paradoxe Logik tritt auch in aktuellen (medialen) Diskursen über den Umgang mit dem Coronavirus zutage, wenn z. B. der französische Präsident Emmanuel Macron erklärt: „Nous sommes en guerre",[49] der amerikanische Präsident von „our war against the Chinese virus"[50] spricht oder der britische Premierminister erklärt: „We must act like any wartime government".[51] Krieg als „Gegenteil von Genesung und Heilung", „als Form der organisierten Gewalt, die auf der Legitimierung des Tötens beruht",[52] wird so in maßgeblicher politischer Metaphorik zu einem Schlüssel für den Umgang mit dem Coronavirus als globaler Gesundheitsbedrohung. Dieses Denkschema findet sich aber auch in Alltagsdiskursen über individuelle Umgangsweisen mit schweren Krankheiten wie etwa Krebs wieder, z. B. wenn der Krebs als ein Feind bezeichnet wird, der zu besiegen ist.[53] Die Verzerrung, die in diesen metaphorischen Szenarien stattfindet, stellt Krieg und Kampf als Kern maskulinistischer Handlungsfähigkeit bzw., mit Bourdieu, als Ausdruck des männlichen Habitus in den Mittelpunkt und verdeckt damit den zentralen Stellenwert von (über weite Strecken feminisierter) Lebenssorge und Care-Arbeit für die Erhaltung von Gesundheit. Diese metaphorische Logik ist, das ist wichtig zu betonen, nicht die einzige: im Umgang mit dem Coronavirus gibt es ebenso eine starke Gegenerzählung von Solidarität und Zusammenhalt, in Alltagsdiskursen zu Krankheit finden sich auch andere Logiken, die beschreiben, wie der Krankheit begegnet werden soll. Dass in Szenarien der Herstellung von Gesundheit aber Kampf- und Kriegsmetaphorik wichtig sind, kann anhand einer langen Tradition politischer Körpermetaphern illustriert werden.

49 Pietralunga/Lemarié, zit. nach Elke Krasny: *In Sorge bleiben. Care-Feminismus für einen infizierten Planeten*, Bielefeld 2020, S. 405–414, hier S. 407.

50 Brian Bennet/Tessa Berenson: *‚Our Big War': As Coronavirus Spreads, Trump Refashions Himself as a Wartime President*, in: *time.com*, 19.03.2020, https://time.com/5806657/donald-trump-coronavirus-war-china/ (letzter Zugriff 01.04.2021).

51 Johnson, zit. nach ohne Autor: *Coronavirus: ‚We must act like any wartime government'*, in: *BBC News*, 17.03.2020, https://www.bbc.com/news/av/uk-51936760 (letzter Zugriff 01.04.2021).

52 Krasny: *In Sorge bleiben* (Anm. 49), S. 408.

53 Vgl. Susan Sontag: *Illness as Metaphor and Aids and its Metaphors*, ebook, London 2013 [1977], S. 75.

4 Resümee

Zusammenfassend lässt sich festhalten, dass Körpermetaphern im politischen Denken in der Vergangenheit einen zentralen Stellenwert hatten und insbesondere in Krisenzeiten in den Vordergrund rückten und auch gegenwärtig zumindest im politischen Diskurs noch von Bedeutung sind. Die Plausibilität und Effektivität der Metaphern beruht darauf, dass sie zugleich abstrakte Gebilde wie etwa den Staat begreifbar machen und dabei die kognitive wie die affektive Ebene einbeziehen (konstitutive und evokative Funktion). Gleichzeitig eignet sich die Körpermetapher hervorragend dazu, hierarchische Verhältnisse zu „selbstverständlichen"[54] und damit die Eingliederung in eine körperliche Einheit als quasi unvermeidlich zu legitimieren (legitimatorische Funktion). Gesundheit spielt dabei eine Schlüsselrolle. Metaphern des politischen Körpers und seiner Gesundheit sind somit häufig als Ausdruck ideologischer Verzerrungen zu lesen, die Ungleichheit verdecken und legitimieren: Es zeigt sich in der Fabel vom *Streit der Glieder mit dem Magen*, dass die Plebejer dank der Metaphorisierung des Gemeinwesens als Körper vom Aufstand ablassen und sich in ihr Schicksal einfügen. Im Leviathan ordnen sich die Bürger, um dem als menschliche Natur imaginierten Kriegszustand zu entkommen, freiwillig und unwiderruflich der absolutistischen Zwangsgewalt unter, indem sie sich als Glieder in den zum Staatskörper erweiterten absolutistischen Herrscherkörper einfügen. Mit der Durchsetzung nationalstaatlich verfasster Demokratie, in der das Prinzip der Volkssouveränität das zentrale Postulat ist, kann zwar die Macht nicht mehr als ein solcher Herrschaftskörper wie der Leviathan repräsentiert werden, dennoch spielen im gesellschaftlichen und politischen Imaginären, in der diskursiven Symbolisierung vom Staat, politische Körpermetaphern eine wichtige Rolle, ebenso in der diskursiven Symbolisierung der transnationalen Europäischen Union. Als wesentliche Dimension der in Körpermetaphern versteckten und legitimierten Ungleichheit stellt sich auf mehreren Ebenen der Geschlechterbias heraus. Zum einen sind Körpermetaphern politischer Machtgebilde wie Staat oder EU explizit oder implizit männlich konnotiert. Zum anderen zeigt sich als roter Faden ein Konnex zwischen maskulinistischer Kampf- und Kriegsmetaphorik und der Erhaltung oder (Wieder-)Herstellung von Gesundheit bzw. Fitness des kollektiven Körpers. Des Weiteren erweist sich Vergeschlechtlichung als Strategie der Auf- bzw. Abwertung. Wo der marktregulierende (Wohlfahrts-)Staat der Nachkriegszeit unter marktliberalen Vorzeichen bekämpft wird, mutiert Vater Staat zum *nanny state*. Schließlich perpetuieren Körpermetaphern im Diskurs auch Körpernormen im öffentlichen Raum, etwa Schlankheit, Fitness usw. Vielfach implizieren die diskursiven Symbolisierungen auch andere Normen, eine heterosexuelle Norm, die Norm des Weißseins usw. Metaphernanalysen, die solche ideologischen Verzerrungen in den Blick nehmen, weisen darauf hin, dass die Dinge auch anders, d. h. auch in anderen Metaphern, ausgedrückt werden können.

[54] Jaeggi: *Was ist Ideologiekritik?* (Anm. 8), S. 269 f.

Felix Tirschmann

Metaphorik in gesundheitsbezogener politischer Kommunikation in Zeiten globaler Pandemiekrisen

1 „Bleiben Sie gesund!“ Gesundheitsappelle in Krisenzeiten

„Bleiben Sie gesund!“ – seit März 2020 wird diese Aufforderung als Schlussfloskel in geschäftlichen und privaten E-Mails sowie in Textnachrichten verwendet. Sie ist eine symbolische Reaktion der Zivilgesellschaft auf die globale Ausbreitung der Coronakrise, welche durch lokale Ausgangssperren und Kontaktbeschränkungen ‚eingedämmt‘ werden soll. In Anbetracht der epidemiologischen Tatsache, dass Gesundbleiben als Immunität ohne Impfstoff nur über den Weg der Erkrankung erzielt werden kann, ist es eine offene Frage, welche Vorstellung von Gesundheit mit dem Appell „Bleiben Sie gesund!“ eigentlich eingefordert wird.

Die COVID-19-Pandemie, umgangssprachlich auch Coronakrise genannt, ist benannt nach der Atemwegserkrankung *Coronavirus Disease 2019* und wurde seit Dezember 2019 durch das Virus SARS-CoV-2 ausgelöst. Sie verbreitete sich innerhalb weniger Monate, ausgehend von Erstinfektionen in der chinesischen Stadt Wuhan, über den gesamten Globus.[1] Die Weltviruskrise brachte die Gesundheitssysteme vieler Länder streckenweise zum Kollabieren, darunter das in Italien, das als erstes Land Europas mit einer Überschreitung der Aufnahmekapazitäten von Krankenhäusern zu kämpfen hatte.[2] Nicht alle an COVID-19 erkrankten Personen, die behandelt werden mussten, konnten daraufhin angemessen behandelt werden.[3] Ursachen für die Unterversorgung waren eine begrenzte Anzahl an Intensivbetten und nicht genügend Beatmungsgeräte.[4]

Die deutsche Regierung reagierte auf die Ausbreitung der Pandemie mit durchgreifenden Maßnahmen.[5] Die Gesundheitssysteme sollten vor einem Massenansturm

1 Vgl. Ewen Callaway: *Time to Use the P-Word? Coronavirus Enters Dangerous New Phase*, in: *Nature* 579, 7800 (2020), S. 12.

2 Vgl. Andrea Remuzzi/Giuseppe Remuzzi: *COVID-19 in Italy: What Next?*, in: *The Lancet* 395, 10231 (2020), S. 1225–1228.

3 Vgl. ebd.

4 Vgl. ebd.

5 Vgl. Die Bundeskanzlerin: *Pressekonferenz von Bundeskanzlerin Merkel zu Maßnahmen der Bundesregierung im Zusammenhang mit dem Coronavirus. Mitschrift Pressekonferenz im Wortlaut*, in: *bundeskanzlerin.de*, 16.03.2020, https://www.bundeskanzlerin.de/bkin-de/aktuelles/pressekonferenz-von-bundeskanzlerin-merkel-zu-massnahmen-der-bundesregierung-im-zusammenhang-mit-dem-coronavirus-1731022 (letzter Zugriff 01.04.2021).

von schwererkrankten COVID-19-Patientinnen und -Patienten geschützt werden.[6] Die Verlangsamung der Ausbreitung der Pandemie sollte die „Richtschnur all unseres Handelns“[7] bilden. Es folgten „Reisebeschränkungen, die Absage von Veranstaltungen aller Art, die Schließung von Schulen und Universitäten, Hotels, Gaststätten und die Stilllegung von Fabriken und Dienstleistungsbetrieben“.[8] Die Kosten des Shutdowns für die Bundesrepublik Deutschland und die Dauer von zwei Monaten bezifferten Ökonomen des IFO-Instituts für Wirtschaftsforschung mit einem Betrag „zwischen 255 und 495 Mrd. Euro“.[9]

Bei einem Shutdown werden die Produktion, das Angebot und eingeschränkt auch der Konsum von Gütern und Dienstleistungen stillgelegt. Das öffentliche Leben wird heruntergefahren, Geschäfte werden geschlossen und soziale Kontakte auf ein Minimum reduziert, um die Ausbreitung eines Virus zu verhindern. Die lokalen Einschränkungen im Sozialen bis hin zu Ausgangssperren generierten wirtschaftliche Einbußen vorwiegend bei den Selbständigen und fungierten zugleich als soziale Krisenbeschleuniger. Die Soziologin Jutta Allmendinger beschreibt die sozialen Folgen der Reaktionen auf die Coronakrise differenziert: „In Krisenzeiten rücken die Menschen zusammen. […] Gleichzeitig schwindet die Kraft, Neues anzugehen und erobertes Terrain zu verteidigen. […] Krisen wirken auch wie ein Brennglas, durch das wir auf festsitzende Erwartungshaltungen, Rollenklischees und vermeintlich überkommene Gepflogenheiten schauen können“.[10] Allmendinger warnt davor, dass Maßnahmen zur Verhinderung einer Krise zur Verstärkung anderer Krisen beitragen könnten. So empfiehlt sie etwa, alle „Staatshilfen“ darauf zu prüfen, ob sie „auch den Frauen helfen“.[11]

Die Brennglas-Metapher soll die Dynamik eines Verstärkungseffekts verbildlichen. Tatsächlich werden schwelende Konflikte in Krisenzeiten sichtbarer und spürbarer.[12] Gleichzeitig lodert in Krisen die Gefahr, dass gesellschaftliche Errungenschaften und Ziele, wie Gleichberechtigung oder Chancengleichheit, an Bedeutung verlieren, wenn das gesamte soziale Handeln einem einzelnen Handlungsimperativ untergeordnet wird.[13] Unter dieser Entwicklung haben dann beispielsweise Frauen zu leiden, weil sie die Folgen der Krise stärker zu spüren bekommen als Männer, wie aktuelle Zahlen zur Arbeitszufriedenheit belegen.[14]

[6] Vgl. ebd.

[7] Ebd.

[8] Florian Dorn u. a.: *Die volkswirtschaftlichen Kosten des Corona-Shutdown für Deutschland: Eine Szenarienrechnung*, in: *Ifo Schnelldienst* 73, 4 (2020), S. 29–35, hier S. 29.

[9] Ebd.

[10] Jutta Allmendinger: *Familie in der Corona-Krise. Die Frauen verlieren ihre Würde*, in: *Zeit Online*, 12.05.2020, https://www.zeit.de/zustimmung?url=https%3A%2F%2Fwww.zeit.de%2Fgesellschaft%2Fzeitgeschehen%2F2020-05%2Ffamilie-corona-krise-frauen-rollenverteilung-rueckentwicklung (letzter Zugriff 01.04.2021).

[11] Ebd.

[12] Vgl. Mareike Bünning/Lena Hipp/Stefan Munnes: *Erwerbsarbeit in Zeiten von Corona*, WZB Ergebnisbericht, Berlin 2020, auch online unter http://hdl.handle.net/10419/216101 (letzter Zugriff 01.04.2021).

[13] Vgl. Allmendinger: *Familie in der Corona-Krise* (Anm. 10).

[14] Vgl. ebd.

Die sozialen und wirtschaftlichen Folgen eines Shutdowns sind für eine Gesellschaft einschneidend. Maßnahmen, die Grundrechte angreifen, wie die Freiheit der Person (GG Art. 2 Abs. 2 Satz 2), die Freizügigkeit (GG Art. 11 Abs. 1), die Versammlungsfreiheit (GG Art. 8), die Unverletzlichkeit der Wohnung (GG Art. 13 Abs. 1) und das Brief- und Postgeheimnis (GG Art. 10), müssen den Gesellschaftsmitgliedern kommunikativ vermittelt werden, um die Akzeptanz ihnen gegenüber zu fördern und für die Folgen der Krisenbekämpfung zu sensibilisieren. Die pandemische Lage macht deswegen eine besondere Sprachpolitik für die gesundheitsbezogene Krisenkommunikation erforderlich. Information und Aufklärung können die Akzeptanz gegenüber pandemiehemmenden Maßnahmen erhöhen. Gelingt diese Förderung von Akzeptanz nicht, müssen die Maßnahmen notfalls mit staatlicher Gewalt zum Gesundheitsschutz der Bevölkerung durchgesetzt werden, beispielsweise durch generelle Bußgelder.

Die Verwendung der Formulierung „Bleiben Sie gesund!" im digitalen und analogen Schriftverkehr übernimmt eine ähnliche Funktion wie die Sprachpolitik in der gesundheitsbezogenen Krisenkommunikation. Sie ist ein Beitrag der Zivilgesellschaft, der die Akzeptanz gegenüber den Hygienemaßnahmen steigern soll. In textbasierten Kommunikationszusammenhängen symbolisiert die Floskel einen Handlungsimperativ, welcher auf das Ausbremsen der Pandemie durch Reduktion der Infektionszahlen abzielt. Im Akt des Lesens, Aufnehmens und Weiterleitens der Gesundheitsbotschaft wird das Bewusstsein für Gesundheit im Alltag der Betroffenen kollektiv verankert und eine kollektive Verhaltenskoordination in Gang gesetzt, die auf der geteilten Vorstellung von Gesundheit als Abwesenheit von Krankheit aufbaut.

2 Gesundheit als Metapher. Die Funktion von Metaphorik in der Krisenkommunikation

Die Formulierung „Bleiben Sie gesund!" ist mehr als ein zeitgeistiger Appell in textvermittelter Kommunikation und zugewandter Absicht. In Pandemiezeiten wird daraus eine Aufforderung zur Verhaltenskontrolle mit Dringlichkeitseffekt. Wie diese Aufforderung seitens derer kommuniziert wird, die sich in der Regierungsverantwortung befinden, gibt Aufschluss über die von Politikerinnen und Politikern prononciert wahrgenommene und bedingt vorausgesetzte Verfasstheit einer Gesellschaft.

In der politischen Krisenkommunikation übernimmt die Metaphorik von Gesundheit eine rhetorische und eine orientierungsgenerierende Funktion, worin sich eine typische Eigenschaft von Metaphern zeigt. Metaphern sind sprachbildliche Mittel für die alltägliche Weltbezüglichkeit. Sie vermitteln nicht nur ein Bild von der Welt, sie strukturieren auch die Weisen der Weltwahrnehmung: „[M]etaphors are that structure how we perceive, how we think, and what we do".[15]

In Krisenzeiten dienen Metaphern der bildhaften Vergegenständlichung abstrakter Zusammenhänge. Sie werden zu tragenden Elementen der Krisenkommunikation, wenn sie gemeinsame Vorstellungen für Diskussionen bereitstellen und Möglichkeiten zur Diskursbildung eröffnen. Oft übernehmen Metaphern in der Krisenkommunikation eine konzep-

[15] George Lakoff/Mark Johnson: *Metaphors We Live By*, Chicago 1980, S. 4.

tionelle Funktion: „als sprachliches und kognitives Vor-Augen-Führen, als Denkmodelle mit hoher Erklärungskraft“.[16]

Die wissenssoziologische Analyse der politisch motivierten Verwendung von Metaphern zur gesundheitsbezogenen Krisenkommunikation und ihrer Deutungszusammenhänge kann empirisch begründet zeigen, wie die Mittel der politischen Sprache in Krisenzeiten eingesetzt werden, um den gesellschaftlichen Blick auf die soziale Wirklichkeit der Krise zu lenken. Die wissenssoziologische Perspektive macht überdies deutlich, dass bei der metaphorischen Darstellung von Krisenwirklichkeit zugleich ein bestimmtes Gesellschaftsbild entworfen wird, welches sowohl für die Legitimation von durchgreifenden Maßnahmen für den Gesundheitsschutz wie für die Wahrung des eigenen Machterhalts sorgen soll.

Sprachbilder, die einen Zusammenhang zwischen gesundheitsbezogener Krisenkommunikation, der Konstruktion von Gesellschaftsbildern, und der Formulierung von Machtinteressen herstellen, könnten in fast allen Reden von Politikerinnen und Politikern gefunden werden, die im Verlauf der COVID-19-Pandemie gehalten wurden. Würden die Kriterien von Prominenz und Adäquanz für einen Fallvergleich herangezogen werden, böte sich ein Vergleich von Fernsehansprachen an. Für den folgenden Vergleich wurde jedoch ein anderes Vorgehen gewählt. Gesucht wurden markante Aussagen von solchen Politikerinnen und Politikern, die sich zu Beginn der Pandemie in einer kompetitiven Situation befanden und unter einem zusätzlichen Profilierungsdruck standen. Die Wahl der Fallbeispiele fiel deswegen auf den US-Präsidenten Donald J. Trump, der im November des Jahres 2020 für eine zweite Amtszeit wiedergewählt werden wollte und den Ministerpräsidenten von Nordrhein-Westfalen, Armin Laschet, der zu Beginn der Pandemie für das Amt des Vorsitzenden der Christlich Demokratischen Union kandidierte, um sich mit dieser Kandidatur ein Zugriffsrecht auf den Posten des Kanzlerkandidaten der Union für die Bundestagswahl 2021 zu sichern.

2.1 „Our War Against the Chinese Virus:“ Die Krisenkommunikation des 45. Präsidenten der Vereinigten Staaten von Amerika Donald J. Trump

Im Verlauf der Pandemie haben sich die Vereinigten Staaten von Amerika zu dem Land mit den meisten bestätigten COVID-19-Fällen weltweit entwickelt. Bis zum Ende des Jahres 2020 verstarben dort über 350.000 Menschen an den Folgen einer Infektion mit dem Coronavirus SARS-CoV-2.[17] Der Amerikakorrespondent des Nachrichtenmagazins *Der Spiegel*, Marc Pitzke, nennt in einem Artikel als Gründe für eine hohe Verbreitungswahrscheinlichkeit des Virus in den USA die Versorgungsqualität und das Krisenmanagement.[18] Seiner Einschätzung nach würde die Krise das offenlegen, was in den USA schiefliefe: das „lückenhafte Gesundheitssystem“ und die mangelhafte Führung eines Prä-

[16] Kristin Kuck: *Krisenszenarien. Metaphern in wirtschafts- und sozialpolitischen Diskursen*, Berlin 2018, S. 2.

[17] Vgl. *COVID-19 United States Cases by County*, ed. by Johns Hopkins University, 2020, https://coronavirus.jhu.edu/us-map (letzter Zugriff 01.04.2021).

[18] Vgl. Marc Pitzke: *Trump in der Coronakrise. Der Virusleugner*, in: *Der Spiegel (online)*, 10.03.2020, https://www.spiegel.de/politik/ausland/coronavirus-in-den-usa-donald-trump-spielt-die-krise-weiter-herunter-a-2f237a37-d93d-474b-9418-6e86cc5ae762 (letzter Zugriff 01.04.2021).

sidenten, dessen Führungsstil auf „Lügen, Propaganda, Paranoia, Misstrauen, Ignoranz, Wunschdenken, Politisierung von Fakten“ aufbaue.[19]

Noch Anfang März 2020 behauptete der amtierende Präsident Donald J. Trump, dass die Ausbreitung des Erregers SARS-CoV-2 „unter Kontrolle sei“, dass die Infektionszahlen „sehr substanziell sinken“ würden und im April, „wenn es etwas wärmer wird“, die Krise vorbei sei.[20] In solchen verharmlosenden bis hin zu verstellenden und leugnenden Aussagen zur Krise zeigt sich ein populistischer Politikstil, der auf schnelle Effekte abzielt, statt auf soliden Argumenten aufzubauen, und die bewusste Verzerrung der Wahrheit als Mittel zur Wahrung von Interessen in Kauf nimmt.

Letztlich begann in den USA die Krisenkommunikation mit einem holprigen Start. Metaphern spielten in dieser Anfangsphase eine tragende Rolle. Schnell wurde die Frage zum Politikum, wie der SARS-CoV-2-Erreger offiziell genannt werden soll bzw. genannt werden darf. Anlass zu Diskussionen gab eine Pressekonferenz vom 18. März 2020,[21] welche der Präsident mit folgenden Worten eröffnete:

> Thank you very much. I would like to begin by announcing some important developments in our war against the Chinese virus. We'll be invoking the Defensive Production Act, just in case we need it. In other words, I think you all know what it is, and it can do a lot of good things if we need it. And we will – we will have it all completed, signing it in just a little while. Right after I'm finished with this conference, I'll be signing it. It's prepared to go. So we will be invoking the Defense Production Act.[22]

Auffallend an dem Eröffnungsbeitrag ist die doppelte Botschaft des Statements. Die erste lautet: Die Regierung setzt ihren Kampf gegen das Virus fort, indem sie die Industrie zur Produktion von relevanten Gütern, die nicht ausreichend vorhanden sind, verpflichtet. Die zweite Nachricht lautet: Die Regierung bekämpft ein chinesisches Virus. Diese Information ist insofern nicht ohne Brisanz, als sie eine Diskussion fortführt, die tags zuvor am selben Ort aufgenommen worden war.

Im Anschluss an die Pressekonferenz vom 17.03.2020[23] wurde der Präsident mit folgender Frage konfrontiert: „China and others have criticized you for using the phrase ‚Chinese virus.‘ How do you feel about that? Are you going to continue using that phrase?“[24] Der Präsident antwortete:

[19] Ebd.

[20] Ebd.

[21] Vgl. *Remarks by President Trump, Vice President Pence, and Members of the Coronavirus Task Force in Press Briefing*, ed. by The White House, in: *whitehouse.gov*, 18.03.2020, https://it.usembassy.gov/members-of-the-coronavirus-task-force-hold-a-press-briefing-march-18-2020/ (letzter Zugriff 23.06.2020).

[22] Ebd.

[23] Vgl. *Remarks by President Trump, Vice President Pence, and Members of the Coronavirus Task Force in Press Briefing*, ed. by The White House, in: *whitehouse.gov*, 17.03.2020, https://www.whitehouse.gov/briefings-statements/remarks-president-trump-vice-president-pence-members-coronavirus-task-force-press-briefing-4/ (letzter Zugriff 23.06.2020).

[24] Ebd.

> Well, China was putting out information, which was false, that our military gave this to them. That was false. And rather than having an argument, I said I have to call it where it came from; it did come from China. So I think it's a very accurate term. But, no, I didn't appreciate the fact that China was saying that our military gave it to them. Our military did not give – give it to anybody.[25]

Im Anschluss an das *press briefing* vom 18. März 2020[26] wurde der Präsident erneut auf die Formulierung angesprochen: „Okay. Why do you keep calling this the ‚Chinese virus'? There are reports of dozens of incidents of bias against Chinese Americans in this country. Your own aide, Secretary Azar, says he does not use this term. He says, ‚Ethnicity does not cause the virus. Why do you keep using this?' A lot of –".[27] Der Präsident unterbrach die Frage mit der Feststellung: „Because it comes from China."[28] Die Frage wurde darauf fortgeführt: „– people say it's racist."[29] Der Präsident antwortete daraufhin: „It's not racist at all. No. Not at all. It comes from China. That's why. It comes from China. I want to be accurate."[30]

Die Aussprache mit dem Präsidenten bezog sich auf das Thema Sprachpolitik, welches in den USA unter der Rubrik ‚Political Correctness' diskutiert wird. In der Diskussion, die sich über zwei Termine erstreckte, wurde der Präsident darauf hingewiesen, dass die Formulierung „Chinese virus"[31] (Trump) als politisch inkorrekt wahrgenommen werden könnte. Diese Wahrnehmung wurde nicht nur von Journalistinnen und Journalisten geteilt, sondern auch von Mitarbeiterinnen und Mitarbeitern aus den eigenen Reihen Trumps. Trotz interner und externer Kritik hielt Trump an der Formulierung fest. Er machte sie sogar zu einem tragenden Element seiner Krisenkommunikation.

Die bedeutungsgenerierende Metaphorik, die in der Formulierung „our war against the Chinese virus" (Trump) wirkt, kann mit der Interaktionstheorie erklärt werden, die von dem Philosophen Max Black in den 1950er Jahren entworfen wurde.[32] Diese Theorie erklärt, dass in einer Metapher bestimmte Merkmale ‚interagieren'. Erst die Interaktion dieser Eigenschaften erzeugt die metaphorische Bedeutung der Metapher. Dabei ist die Bedeutung der Metapher mehr als die Kombination der beiden Merkmale. Es ist eine Interaktion beider Eigenschaften, bei der eine Übertragung stattfindet. Im Hinblick auf die Metapher *Chinese virus* bedeutet dies, dass Merkmale, die typischerweise dem Begriff ‚Chinese' zugeordnet werden, auf den Begriff ‚virus' transferiert werden. Was daraufhin unter ‚virus' vorgestellt wird, erscheint jetzt durch die Filter der Eigenschaften des Begriffs ‚Chinese'. Ein „Chinese virus"[33] (Trump) ist also nicht nur die Bezeichnung ei-

[25] Ebd.
[26] Vgl. *Remarks by President Trump* (Anm. 22).
[27] Ebd.
[28] Ebd.
[29] Ebd.
[30] Ebd.
[31] Ebd.
[32] Vgl. Max Black: *Metaphor*, in: *Proceedings of the Aristotelian Society, New Series* 55, 1 (1955), S. 273–294, auch online unter https://doi.org/10.1093/aristotelian/55.1.273 (letzter Zugriff 01.04.2021).
[33] *Remarks by President Trump* (Anm. 22).

nes Virus aus China – wie Trump mehrfach zu exemplifizieren versuchte –, sondern wird auch als ein Virus mit den Eigenschaften des Chinesischen wahrgenommen.

Der Amerikakorrespondent von Radio Bremen, Torben Ostermann, berichtet, dass der US-Präsident Donald Trump „dutzendfach" den Begriff „in Kameras" sagen würde.[34] Die Kritik an China sei ein „zentrales Thema" für Trump.[35] Eine Verantwortung für die Zunahme rassistisch motivierter „Beleidigungen gegen chinesisch-stämmige US-Amerikaner"[36] wiese Donald Trump aber von sich. 2020 sollte in Amerika über die zweite Amtszeit des Präsidenten entschieden werden. Der Rekurs auf das „Feindbild China"[37] funktionierte bereits 2016, um Wählerstimmen zu generieren. Trumps Krisenkommunikation zeigt sich in diesem Licht als Fortsetzung des Wahlkampfs mit für ihn typischen Mitteln.

2.2 „[S]chwerste[] Bewährungsprobe unserer Geschichte": Die Krisenkommunikation des elften Ministerpräsidenten von Nordrhein-Westfalen Armin Laschet

Nordrhein-Westfalen ist das bevölkerungsreichste Bundesland der BRD. Beim Ausbruch der COVID-19-Pandemie im Frühjahr 2020 gehörte NRW zu den Erstregionen. Gegenüber dem bundesweiten Infektionsgeschehen waren die Infektionen in NRW den Infektionen in anderen Regionen des Landes um zwei Wochen voraus.[38]

Ausschlaggebend für die Ansteckungswelle war eine Karnevalssitzung in der Gemeinde Gangelt im Landkreis Heinsberg (NRW), die von einem infizierten Ehepaar besucht worden war.[39] Die Verbreitung des Erregers SARS-CoV-2 in der Gemeinde Gangelt wurde von einem Team aus Wissenschaftlerinnen und Wissenschaftlern um den Bonner Virologen Hendrik Streeck erforscht.[40] Am 9. April 2020 wurden die vorläufigen Ergebnisse der *COVID-19 Case-Cluster-Study (Gemeinde Gangelt)* online veröffentlicht.[41] Die sogenannte Heinsberg-Studie ist die erste Untersuchung zur Verbreitung des Erregers SARS-CoV-2 auf dem Gebiet der BRD nach einem „superspreading event".[42]

Armin Laschet, 59, Mitglied der CDU, ist seit 2017 Ministerpräsident des Landes NRW. In der Anfangsphase der Pandemie war Armin Laschet der Ministerpräsident mit den häufigsten Auftritten in deutschen Talkshows.[43] Die von ihm mitverantworteten Maß-

34 Thomas Ostermann: *Beziehungen USA-China. Mit Corona kam die neue Eiszeit*, in: *Tagesschau.de*, 22.05.2020, https://www.tagesschau.de/ausland/china-usa-145.html (letzter Zugriff 01.04.2021).

35 Ebd.

36 Ebd.

37 Ebd.

38 Vgl. Reiner Burger: *Am Beispiel von Heinsberg die Pandemie verstehen*, in: *FAZ.net*, aktualisiert am 27.03.2020, https://www.faz.net/aktuell/politik/inland/coronavirus-am-beispiel-von-heinsberg-die-pandemie-verstehen-16699780.html (letzter Zugriff 01.04.2021).

39 Vgl. ebd.

40 Vgl. Hendrick Streeck / Gunther Hartmann / Martin Exner / Matthias Schmid: *Vorläufiges Ergebnis und Schlussfolgerungen der COVID-19 Case-Cluster-Study (Gemeinde Gangelt)*, hg. vom Universitätsklinikum Bonn, 09.04.2020, https://www.land.nrw/sites/default/files/asset/document/zwischenergebnis_covid19_case_study_gangelt_0.pdf (letzter Zugriff 01.04.2021).

41 Ebd.

42 Ebd.

43 Vgl. Holger Dambeck / Ulrike Knöfel / Claudia Voigt: *Corona-Talkshows. Anne trifft Armin und Karl*, in: *Der Spiegel (online)*, 24.05.2020, https://www.spiegel.de/kultur/corona-talkshows-vie-

nahmen hatten Modellcharakter, weil sie in dieser Form erstmals getroffen worden waren. Unter anderem reagierte der Ministerpräsident auf die Ausbreitung der Pandemie in NRW mit der Bildung des „Expertenrats Corona".[44] Das Ziel dieses Gremiums bestand in der Ausarbeitung einer Strategie für den Umgang mit der Pandemie. Im Erfolgsfall sollten die Strategie oder Teilaspekte davon auf die gesamte BRD angewendet werden.

In der Unterrichtung vom Mittwoch, dem 1. April 2020,[45] verkündete der Ministerpräsident dem Landtag das Vorhaben mit folgenden Worten:

> Unser Land steht vor der schwersten Bewährungsprobe unserer Geschichte. In den vergangenen Wochen haben Politik und Verwaltung zahlreiche, teils massive Maßnahmen ergriffen, um die Ausbreitung des Coronavirus zu verlangsamen. Es ist richtig, sich mit aller Entschlossenheit dem Kampf gegen das Virus zu widmen, denn die Bilder aus Italien, Spanien oder New York zeigen unermessliche Tragödien. Sie machen uns schmerzlich bewusst: Es geht in diesen Tagen um Leben und Tod.[46]

Der Ministerpräsident Laschet beginnt seine Unterrichtung mit einer apodiktischen Beschreibung der pandemischen Lage als „schwerste[] Bewährungsprobe unserer Geschichte". Unter einer Bewährungsprobe wird laut Duden ein „Vorgang, Ereignis" verstanden, „bei dem jemand, etwas sich bewähren muss".[47] Im Kontext der Unterrichtung des Ministers wird die Bezeichnung „Bewährungsprobe" auf den „Kampf gegen das Virus" bezogen.

Was sich in der Krise konkret zu bewähren habe, so Laschet, seien „massive Maßnahmen [...], um die Ausbreitung des Coronavirus zu verlangsamen". Ihr Erfolg oder Misserfolg würde über „Leben und Tod" entscheiden. Nähere Angaben zu den konkreten „Maßnahmen" werden vom Minister nicht gemacht. Die „Maßnahmen" werden unter der Bezeichnung „Bewährungsprobe" undifferenziert zusammengefasst.

In der Unterrichtung des Landtages wird die Bezeichnung „Bewährungsprobe" metaphorisch verwendet. Als „conceptual metaphor"[48] dient sie dem Zweck, die getroffenen „Maßnahmen" in einen konzeptionellen Rahmen einzuordnen, ohne den Effekt der „Maßnahmen" genau zu kennen oder diese im Detail zu nennen. Im weiteren Verlauf der Unterrichtung wird die „Bewährungsprobe" zudem als „Kampf" bezeichnet. „Maßnahmen" werden zu Kampfeshandlungen umgedeutet, die sich bewähren müssen, um das „Coronavirus zu verlangsamen" und „unermessliche Tragödien" abzuwehren.

> Die Motivation für alle Anstrengung zur Eindämmung des Virus ist nicht die Angst vor dem Jetzt, sondern die Hoffnung auf das Morgen, die Zeit nach der Pandemie. Dorthin

le-aeltere-maenner-kaum-junge-menschen-a-2640650f-f9e3-446e-9a3d-d74933efd7df (letzter Zugriff 01.04.2021).

44 Vgl. *Ministerpräsident Armin Laschet beruft „Expertenrat Corona"*, hg. von der Staatskanzlei des Landes Nordrhein-Westfalen, 01.04.2020, https://www.land.nrw/de/pressemitteilung/ministerpraesident-armin-laschet-beruft-expertenrat-corona (letzter Zugriff 01.04.2021).

45 Vgl. ebd.

46 Ebd.

47 *Bewährungsprobe*, in: *Duden online*, https://www.duden.de/node/21926/revision/21955 (letzter Zugriff 01.04.2021).

48 George Lakoff: *Women, Fire, and Dangerous Things*, Chicago 1987, S. 386.

> müssen wir unseren Blick schon jetzt richten. Umso wichtiger ist es deshalb, dass wir jetzt die Expertise verschiedenster Fachrichtungen zusammentragen, das vorhandene Wissen – trotz vieler noch ungeklärter Fragen – bündeln und auf dieser Basis Szenarien ausarbeiten, unter welchen Voraussetzungen wir wie und wann wieder schrittweise in das zurückkehren können, was für uns vor wenigen Wochen „Normalität" war. Wir müssen schon heute Strategien für die Zeit nach der Krise entwickeln. Dafür bedarf es eines breiten gesellschaftlichen Konsens [sic], der medizinische, soziale, psychologische, ethische, wirtschaftliche und politische Implikationen unter Einbeziehung wissenschaftlicher Expertise berücksichtigt.[49]

Nachdem Laschet den Landtag über die anstehende „Bewährungsprobe" unterrichtet hat, als die er den „Kampf gegen das Virus" verstanden haben möchte, entwirft er eine Perspektive auf die Zeit nach der Hochphase der Pandemie. Er fordert dazu auf, diese Phase rechtzeitig zu antizipieren und mit „Strategien für die Zeit nach der Krise" vorausschauend zu gestalten. Laschet appelliert, dass der „Kampf gegen das Virus" nicht von einer „Angst vor dem Jetzt" überschattet werden dürfe, sondern von der „Hoffnung auf das Morgen" geleitet werden solle. Diese „Hoffnung auf das Morgen" entpuppt sich im weiteren Verlauf der Unterrichtung jedoch als „Normalität" von gestern. Als Zielvorgabe für die postpandemische Zeit wird die „schrittweise" Herstellung von „Normalität" ausgegeben. Die Schrittfolge soll ein interdisziplinäres Expertengremium vorgeben. Es sollen „medizinische, soziale, psychologische, wirtschaftliche und politische Implikationen" berücksichtigt werden.

Die Krisenkommunikation des Armin Laschet ist durch eine Doppelfokussierung charakterisiert, die von einer kairologisch-emotionalen in eine kalkulierend-sachliche Sichtweise scheinbar nahtlos überleitet. Im ersten Teil der Unterrichtung geht es um die Sensibilisierung gegenüber der gegenwärtigen Lage. Die aktuelle Situation wird mit Attributen wie „schwerst[]", „massiv[]", „unermesslich[]" und „schmerzlich" illustriert, was eine dramatisierende Wirkung entfaltet, die in der Formulierung „Es geht in diesen Tagen um Leben und Tod" ihren Höhepunkt erfährt. Im zweiten Teil wird der sprachliche Duktus geändert. Es geht jetzt nicht mehr um die „Bewährungsprobe" und die Haltung der „Entschlossenheit", den „Kampf" oder die „Tragödien", sondern es geht nun um „Szenarien", „Strategien" und „Expertise". Die Kampfmetaphorik wird aufgegeben und durch eine politische Klugheitslehre der Sachlichkeit ersetzt. An die Stelle von Aktionismus und Erschütterung ist der strategische Blick auf die Gestaltung einer Zukunft getreten, die hypothetisch schon begonnen hat, auch wenn noch niemand so recht wissen kann, was sie bringen wird.

Die konzeptuelle Metapher der „Bewährungsprobe" hält die alarmierte wie die besonnene Sichtweise auf die Krise zusammen. Sie ist konkret genug, um einen akuten Appellcharakter zu entfalten. Sie betont die Dringlichkeit des Augenblicks und die Irreversibilität von historischen Entscheidungen und gibt damit den Handlungsrahmen vor, in welchem der „Kampf gegen das Virus" gekämpft werden soll. Gleichzeitig verweist die Metapher der „Bewährungsprobe" aber auch auf die Unsicherheitsbedingungen, unter denen dieser Kampf bereits begonnen wurde, ohne dass deutlich werden würde, wer oder was genau der Bewährungsprobe eigentlich konkret ausgesetzt sei: Ist es „[u]nser Land"? Sind es „Po-

[49] *Ministerpräsident Armin Laschet* (Anm. 45).

litik und Verwaltung“? Oder ist es die „Expertise verschiedenster Fachrichtungen“? Zur politischen Klugheitslehre gehört es auch, die Verantwortung zu verteilen, um den eignen Machterhalt nicht zu gefährden.

Handeln unter Unsicherheitsbedingungen beinhaltet die Möglichkeit des Scheiterns an der „Bewährungsprobe“. Was dann drohen könnte, wird an den Ländern deutlich, die die „Bewährungsprobe“ angeblich nicht bestanden haben: „[D]ie Bilder aus Italien, Spanien oder New York zeigen unermessliche Tragödien“. Die Beschwörung von „Normalität“ und „gesellschaftliche[m] Konsens“ ist angesichts der kollektiven Schicksale weltweit eine Minimalutopie, die einen als wünschenswert verklärten Zustand der Vergangenheit in den Entwurf einer wünschenswerten Zukunft hineinprojiziert. Eine politische Reaktion auf den unverschuldeten Verlust von Menschenleben zeigt sich im Abzug des Utopischen aus der Utopie.

3 Konzeptionelle Metaphern. Zur Politik der Metaphorik von gesundheitsbezogener Kommunikation in Krisenzeiten

Die wissenssoziologische Analyse von gesundheitsbezogener Kommunikation in Krisenzeiten hat gezeigt, dass diese Kommunikationsform nicht nur mit dem Austausch von Information und Aufklärung zusammenhängt. Sie kann auch mit der Wahrung politischer Interessen verbunden sein, die auf komplexe Weise mit der Konstruktion bestimmter Gesellschaftsbilder verknüpft sind. Konzeptionelle Metaphern, wie „our war against the Chinese virus“ oder die „schwerste[] Bewährungsprobe unserer Geschichte“, werden in der pandemischen Krisenkommunikation also auch für die politischen Rahmungen der gesundheitsbezogenen Maßnahmen verwendet, die sie symbolisieren. Solche Maßnahmen können, wie im Fallbeispiel Trump, die Aktivierung eines Gesetzes zur Produktionsverpflichtung von Beatmungsgeräten und Schutzmasken umfassen oder, wie im Fallbeispiel Laschet, die Berufung eines „Expertenrats Corona“. Die Rahmungen aber sind pandemieunabhängig. Sie referieren auf politische Ereignisse, die für den Erhalt und den Ausbau politischer Macht hoch relevant sind. Das waren die Präsidentschaftswahl am 3. November 2020 bei Donald J. Trump und die Kandidatur um den Bundesvorsitz der CDU und die damit in Aussicht gestellte Kanzlerkandidatur, welche auf dem Stuttgarter CDU-Parteitag vom 3. bis 5. Dezember 2020 stattfinden sollte, bei Armin Laschet.

Wie gezeigt werden konnte, besteht eine Komplizenschaft zwischen der Metaphorik von gesundheitsbezogener Kommunikation zu Krisenzeiten und den politischen Intentionen derer, die diese Metaphorik für die Krisenkommunikation nutzen. Die Metapher „our war against the Chinese virus“ verbindet den Kampf gegen das Virus SARS-CoV-2 mit der Fortführung antichinesischer Kampagnen zu Wahlkampfzwecken. Der „war against the Chinese“ schwingt in der Formulierung „our war against the Chinese virus“ mit und wird als kontrovers diskutierter Teil der Krisenkommunikation[50] auch ganz bewusst und unverhohlen am Schwingen gehalten, um Stimmen aus der Stammwählerschaft zu binden.

Die Metapher „schwerste[] Bewährungsprobe unserer Geschichte“ verbindet den Hinweis auf die Dringlichkeit des historischen Augenblicks mit der Verteilung von Verant-

[50] Vgl. *Remarks by President Trump* (Anm. 21); *Remarks by President Trump* (Anm. 23).

wortlichkeiten. Wird ein ganzes Land mit seinen Politikerinnen und Politikern, seinem Verwaltungsstab und seinen Wissenschaftlerinnen und Wissenschaftlern einer Bewährungsprobe unterzogen, gibt es keine herausgestellten Einzelnen, denen das Scheitern der Bewährungsprobe zugeschoben werden könnte. Alle sind im Rahmen ihrer Handlungsmöglichkeiten mitverantwortlich für das Gelingen der Pandemieeindämmung. Laschet hatte kein Interesse daran, sich als martialischer Virusbekämpfer zu inszenieren. Er wollte als kluger Stratege auftreten, der abwägende und fundierte Entscheidungen treffen kann, ohne dabei kühl und entrückt zu wirken, um sich mit dieser rheinischen Variante Merkel'scher Machtpolitik als Schattenkanzler für die Wahl zum 20. Deutschen Bundestag gegenüber seinen Kontrahenten in Stellung zu bringen.

In der gesundheitsbezogenen Krisenkommunikation übernehmen Metaphern wichtige Funktionen. Sie können komplizierte und unbekannte Sachverhalte verbildlichen, veranschaulichen und vergegenwärtigen. Das erzeugt Orientierung in Situationen, die nach Orientierung verlangen. Gleichzeitig kann der Einsatz von Metaphern subversive Wirkungen erzielen, die ihre orientierungsstiftende Funktion unterlaufen. Diese Politik der Metaphorik wird in der pandemischen Krisenkommunikation besonders deutlich und kann abschließend mit folgenden Thesen zusammengefasst werden:

1. Metaphern sind Materialien für die Beschreibung dessen, was noch nicht begriffen worden ist.[51] Sie ermöglichen Kommunikation unter Unsicherheitsbedingungen und entfalten dabei eine ordnungsstiftende Funktion, die politisch genutzt werden kann.
2. In Pandemiezeiten kann die gesundheitsbezogene Krisenkommunikation von einer Politik der Metaphorik profitieren. Metaphorische Begriffe können das noch nicht Begriffene begreiflich machen und eine provisorische Sprache für die Abstimmung von Maßnahmen und die Akzeptanz gegenüber diesen Maßnahmen etablieren.
3. Die Politik der Metaphorik kann den Erfolg oder Misserfolg von Maßnahmen zur Pandemiebekämpfung beeinflussen. Die Wahl geeigneter Metaphern kann die Akzeptanz gegenüber Maßnahmen steigern. Die Wahl ungeeigneter Metaphern kann die Akzeptanz gegenüber Maßnahmen schmälern.
4. Die Politik der Metaphorik beruht auf komplexer Interaktion im Black'schen Sinne.[52] Ihre Wirkung kann durch Begleitkommentare kaum eingehegt werden. Sie entfaltet sich quasi automatisch sowohl auf der Bedeutungsebene wie auf der Handlungsebene von Kommunikation.

Metaphorik in gesundheitsbezogener Krisenkommunikation kann gesellschaftliche Zustände benennen und auf diese einwirken. Die Formulierung „our war against the Chinese virus“ ist eine Metapher mit starker Suggestivkraft, die den populistischen Führungsstil in der Krisenkommunikation verankert und eine unterschwellige Markierung von Feindbildern erlaubt. Infolge wiederholter Äußerungen driftet die Gesellschaft auseinander. Polizeistatistiken für das Jahr 2020 belegen, dass in den Vereinigten Staaten die ethnisch motivierte Gewalt gegenüber chinesisch-stämmigen Amerikanerinnen und Amerikanern

[51] Vgl. Hans Blumenberg: *Theorie der Unbegrifflichkeit*, aus dem Nachlaß hg. und mit einem Nachwort von Anselm Haverkamp, Frankfurt am Main 2007.

[52] Vgl. Black: *Metaphor* (Anm. 32).

um 145 % zugenommen hat.[53] Die Metapher „schwerste[] Bewährungsprobe unserer Geschichte“ nimmt dagegen alle Bürgerinnen und Bürger gleichermaßen in die Pflicht. Sie appelliert an die Solidarität der Gesellschaft in der Krise und sorgt für einen temporären Zusammenhalt bei bestehenden Ungleichheiten.

[53] Center for the Study of Hate and Extremism: *Anti-Asian Hate Crime Reported to Police in America's Largest Cities: 2019 & 2020*, in: https://www.csusb.edu/sites/default/files/FACT SHEET- Anti-Asian Hate 2020 rev 3.21.21.pdf (letzter Zugriff 01.04.2021).

Mona Baie

„[D]ie gesündeste Weise, krank zu sein"? Zur Metaphorik von Krebserkrankungen und der Suche nach alternativen Metaphern im medizinisch-onkologischen Diskurs

Krebserkrankungen wird in der Öffentlichkeit, aber auch im medizinisch-wissenschaftlichen Diskurs große Aufmerksamkeit zuteil.[1] Neben der Häufigkeit dieses Erkrankungsbildes insbesondere bei Menschen im höheren Lebensalter hat dies auch damit zu tun, dass Krebs immer wieder als Metapher des ‚Bösen' im Sinne einer Gesellschaftskritik dient. So nannte beispielsweise der damalige amerikanische Präsident Barack Obama 2014 bei der Versammlung der Vereinten Nationen islamistische Terrorgruppierungen „the cancer of violent extremism that has ravaged so many parts of the Muslim world."[2] Krebs, der „König aller Krankheiten",[3] fordert daher nicht nur die medizinischen, sondern auch die geisteswissenschaftlichen Fächer heraus und ermöglicht in ausgeprägtem Maß multi- und interdisziplinäre Betrachtungen.

Der folgende Beitrag wird zunächst einige Ergebnisse über den Gebrauch von Metaphern in Bezug auf Krebserkrankungen in dem Nachrichtenmagazin *Der Spiegel* darstellen, die sich aus einer Inhaltsanalyse ausgewählter Artikel der Jahre 1973 bis 2013 ergeben haben.[4] Als theoretische Grundlage für die Analyse dient der Essay *Illness as Metaphor* der amerikanischen Schriftstellerin Susan Sontag, in dem diese vor dem Hintergrund ihrer eigenen Brustkrebserkrankung Thesen darüber aufstellt, mit welchen metaphorischen Konzepten in medialen und literarischen Texten über Krankheiten geschrieben wird.[5] Zu Sontags zentralen Beobachtungen in Bezug auf Krebserkrankungen gehören die Existenz einer ‚Krebspersönlichkeit', d. h. die Theorie der Begünstigung der Erkrankung durch bestimmte, einer Person zugeschriebene Charakterzüge, die fatalistische Gleichsetzung von

1 Vgl. Wolfgang Eckart: *„Der König der Krankheiten" – Wie entstand die besondere Aufmerksamkeit für Krebskranke? Ein Essay*, in: *Zeitschrift für Evidenz, Fortbildung und Qualität im Gesundheitswesen* 107, 2 (2013), S. 105–115.

2 *Remarks by President Obama in Address to the United Nations General Assembly*, ed. By The White House, Office of the Press Secretary, 24.09.2014, https://www.whitehouse.gov/the-press-office/2014/09/24/remarks-president-obama-address-united-nations-general-assembly (letzter Zugriff 01.04.2021).

3 Siddhartha Mukherjee: *Der König aller Krankheiten. Krebs – eine Biographie*, Köln 2012.

4 Dieser Beitrag ist auf dem Boden der Dissertation der Autorin entstanden. Vgl. Mona Baie: „The healthiest way of being ill …"? *Sprache und Krankheitsmetaphern in dem Nachrichtenmagazin DER SPIEGEL und autobiographischer Literatur über Krebserkrankungen 1973–2013*, Heidelberg 2019.

5 Vgl. Susan Sontag: *Illness as Metaphor*, New York 1978.

Krebsdiagnosen mit einem baldigen Tod der Betroffenen, der häufige Gebrauch einer militarisierten Sprache im Sinne einer allgemeinen Kampfmetaphorik, die überhöhte Darstellung von umweltbezogenen Risikofaktoren als Ausdruck einer generalisierten Zivilisationskritik sowie die Instrumentalisierung von Krebs als Metapher für politische und soziale Missstände. Im Rahmen dieses Beitrags wird schlaglichtartig auf die Kampfmetaphorik und die politischen Metaphern eingegangen werden. Es soll also einerseits dargestellt werden, auf welche Weise Krebserkrankungen und ihre Therapien durch Ausdrücke des Kampfes und Kriegs metaphorisch konzeptualisiert werden. Zum anderen wird betrachtet, inwiefern die Krankheit selbst zur Metapher wird, um stellvertretend für eine gesellschaftliche oder politische Gegebenheit zu stehen.

Um neben den Artikeln aus der Zeitschrift *Der Spiegel* die Dimensionen des subjektiven Krankheitserlebens zu berücksichtigen, werden zudem die sogenannten Krebstagebücher[6] *So schön wie hier kanns im Himmel gar nicht sein!* sowie *Arbeit und Struktur* hinzugezogen.[7] Durch den Vergleich des journalistischen Sprachgebrauchs im *Spiegel* mit dem individuellen Sprachgebrauch der Autoren[8] wird versucht, relevante Unterschiede und Gemeinsamkeiten hinsichtlich der Verwendung dieser verschiedenen Metaphern aufzudecken. In einem nächsten Schritt sollen diese Ergebnisse kritisch betrachtet werden, was ebenfalls an *Illness as Metaphor* anknüpft. Susan Sontag vertritt darin die These, dass Metaphern stets gewisse Vorurteile und Unwahrheiten über Krankheiten in sich tragen und daher zu einer Stigmatisierung von Betroffenen beitragen. Anzustreben sei daher in Bezug auf Krankheiten eine möglichst metaphernfreie Sprache, was sie als „die gesündeste Weise, krank zu sein“, beschreibt.[9] In ihrem Folgeessay, *Aids and Its Metaphors*, relativiert sie ihre Strenge und erkennt die Unmöglichkeit des gänzlichen Verzichts auf Metaphern an.[10] Was sie aber weiterhin fordert, um einen positiven Einfluss auf das Leid der Betroffenen zu nehmen, ist ein bewusster und sensibler Umgang mit jeder Art von metaphorischem Sprachgebrauch. Inwiefern die im *Spiegel* gefundenen Krebsmetaphern von einem solchen kompetenten und somit möglicherweise ‚gesundheitsfördernden‘ Metapherngebrauch zeugen, wird am Ende des Beitrags vor dem Hintergrund medienethischer Ansätze sowie in Verknüpfung mit Impulsen aus der onkologischen Forschung diskutiert.

[6] Damit gemeint sind literarische Werke, deren inhaltliches Zentrum das biografische Schreiben über die eigene Krebserkrankung ist. Vgl. Thomas Anz: *Gesund oder krank? Medizin, Moral und Ästhetik in der Gegenwartsliteratur*, Stuttgart 1989, S. 63.

[7] Vgl. Christoph Schlingensief: *So schön wie hier kanns im Himmel gar nicht sein! Tagebuch einer Krebserkrankung*, Köln 2009 (im Folgenden unter der Sigle *Sswh*); Wolfgang Herrndorf: *Arbeit und Struktur*, Berlin 2013 (im Folgenden unter der Sigle *AuS*).

[8] Gewählt wurden zwei Autoren desselben Geschlechts, da die Frage nach geschlechtlichen Unterschieden hinsichtlich des Krankheitserlebens in *Illness as Metaphor* und im Rahmen dieses Beitrags keine Rolle spielt. Weitere Forschungsarbeiten können hier anknüpfen. An dieser Stelle soll auch darauf hingewiesen werden, dass in diesem Beitrag aus Gründen der Übersichtlichkeit zumeist die männliche Form verwendet wird. Hiermit sind selbstverständlich alle geschlechtlichen Identitäten gleichermaßen gemeint.

[9] Sontag: *Illness as Metaphor* (Anm. 5), S. 3.

[10] Susan Sontag: *Aids and Its Metaphors*, New York 1989, S. 94.

Der Spiegel – eine fokussierte Inhaltsanalyse

Die Inhaltsanalyse der Artikel aus dem *Spiegel* erfolgte anhand ausgewählter Jahrgänge in einem Zeitraum von 1973 bis 2013. In die Untersuchung eingeschlossen wurden alle Artikel, in denen die Begriffe ‚Krebs‘ oder ‚Tumor‘ enthalten sind.[11]

Bezüglich der militärischen Metaphorik ist festzustellen, dass sich entsprechende Ausdrücke, die vor allem auf einen ‚Kampf gegen Krebs‘ hinweisen, in zahlreichen Artikeln in allen Jahrgängen finden lassen. Besonders drastisch wirken die Metaphern in wissenschaftsorientierten Artikeln, die hier eine Nähe zu ‚Krieg‘ mehr noch als zu ‚Kampf‘ aufweisen. So ist beispielsweise von der „Front der Krebsforschung“ die Rede, an der sich zeige, dass die Erforschung dieser Leiden „kein Blitzkrieg“ sei, „sondern ein langer Marsch“.[12] Der menschliche Körper, insbesondere das gegen Tumore aktive Immunsystem, wird ebenfalls militärisch metaphorisiert: Das Immunsystem sei eine „vordere Abwehrlinie“, dazu da, „körperfremde Eindringlinge abzuwehren“.[13] In vielen Artikeln erscheint auch die Behandlung als eine Form des Kriegs. In der Strahlentherapie würden die Patienten „bombardiert“,[14] neu entwickelte Medikamente werden als „Waffen“ bezeichnet, die „molekulare Ziele attackieren“.[15] Ein Artikel über ein Chemotherapeutikum trägt den Titel: „Nano-Bombe gegen Krebs“.[16] Auch die Krankheiten selbst werden mit militärischen Metaphern beschrieben. Über Leukämie heißt es, die Patienten befiele eine „Armada entarteter Blutzellen“;[17] ein Bericht über Brustkrebs trägt den Titel „Der Feind im eigenen Körper“.[18] In den Texten wird außerdem deutlich, dass nicht nur im wissenschaftlichen Kontext oder seitens der Ärzte eine solche Sprache verwendet wird, sondern auch die Betroffenen selbst sich dieser bedienen. In einem Artikel über die Krebserkrankung des französischen Präsidenten Mitterand schreibt der Verfasser zunächst, Mitterand plane „[w]ie ein Feldherr“ den „Kampf gegen die Krankheit“. Er zitiert dann den Präsidenten, der über seine Behandlung geäußert haben soll, er erlebe sie als „eine Schlacht“.[19]

Zwar ist zu beachten, dass dieser Sprachgebrauch nicht krebsspezifisch ist, da viele Bereiche der Medizin in langer Tradition mit Ausdrücken des Kampfes konzeptualisiert werden.[20] Dennoch kann festgestellt werden, dass der ‚Kampf gegen Krebs‘ in allen Jahrgängen als stark etabliertes Konzept erscheint, da es nicht nur durchgängig zu finden ist, sondern auch innerhalb der Artikel von verschiedensten Akteuren und in Bezug auf so unterschiedliche Bereiche wie Forschungsfragen, Therapiestrategien und Vorstellungen vom

11 Für Einzelheiten zur Methodik und zum genauen Vorgehen vgl. Baie: „The healthiest way“ (Anm. 4).

12 Ohne Autor: *Kein Blitzkrieg, sondern ein langer Marsch*, in: *Der Spiegel* 42 (1978), S. 202 f.

13 Ohne Autor: *Vordere Linie*, in: *Der Spiegel* 16 (1973), S. 197 f.

14 Ohne Autor: *Experiment gelungen, Patient tot*, in: *Der Spiegel* 37 (1978), S. 54–71, hier S. 57.

15 Jörg Blech u. a.: *„Schlicht obszön“*, in: *Der Spiegel* 20 (2010), S. 166–171, hier S. 166.

16 Ohne Autor: *Nano-Bombe gegen Krebs*, in: *Der Spiegel* 31 (2005), S. 127.

17 Ohne Autor: *„Man weiß, man wird vergiftet“*, in: *Der Spiegel* 33 (1995), S. 162 ff., hier S. 162.

18 Veronika Hackenbroch u. a.: *Der Feind im eigenen Körper*, in: *Der Spiegel* 21 (2013), S. 112–117.

19 Franz-Olivier Giesbert: *Der Meister des Doppelsinns*, in: *Der Spiegel* 17 (1995), S. 162 f., hier S. 162.

20 Vgl. Axel Bauer: *Metaphern. Bildersprache und Selbstverständnis der Medizin*, in: *Anaesthesist* 55 (Dezember 2006), S. 1307–1314.

menschlichen Körper verwendet wird. Im Verlauf der Jahrgänge zeigt sich diesbezüglich keine wesentliche qualitative Änderung.

Politische Metaphern, bei denen Krebs selbst als Metapher dient, werden ebenso jahrgangsübergreifend verwendet. Die jeweiligen Artikel behandeln dabei sehr unterschiedliche thematische Felder, wie im Folgenden zu sehen sein wird. Das, was metaphorisch betont werden soll, ähnelt sich jedoch stark. Krebs wird zum einen zur Metapher für ‚unkontrolliertes Wachstum'. So wird in einem Artikel, der die zunehmende Bürokratie der Europäischen Union kritisiert, diese als „krebswüchsige Brüsseler Euro-Bürokratie" bezeichnet.[21] Ähnliches ist der Fall in einem Interview, in dem sich der Vizepräsident des Deutschen Fußballbundes besorgt zeigt über die Tendenz der Spieler, sich managen zu lassen: „Das ist ein Krebsgeschwür [...]. Wenn erst mal einer anfängt, hat bald jeder Nationalspieler seinen eigenen Manager."[22] In einem Bericht über Immobilienspekulationen der Sekte Scientology ist beschrieben, wie die Vereinigung unter falschem Namen Immobilien an- und verkaufe. Es gäbe „ein Krebsgeschwür von Scientology-nahen Immobilienfirmen", das sich unaufhaltsam verbreite, wie ein Anwalt anmerkt.[23]

Zum anderen dient Krebs als Metapher für ‚Bös- und Fremdartigkeit'. Beispielsweise wird in einem Artikel ein Bundestagsabgeordneter dahingehend zitiert, die Wirtschaftskriminalität in Deutschland sei ein „Krebsgeschwür", das unbedingt entfernt werden müsse;[24] in einem anderen spricht ein Wirtschaftsexperte von der Arbeitslosigkeit als „Krebsübel" der Gesellschaft.[25] Ein polnischer Filmemacher klagt in einem Interview über die serienmäßige Produktion von Fantasy-Streifen, diese seien ein „Krebsschaden an der Kultur", eine Untergrabung künstlerisch wertvoller Filmkultur,[26] und in einem nächsten Beispiel äußert sich ein Jurist über organisiertes Verbrechen bei Organspenden, dieses sei ein „Krebstumor im Gewebe des Rechtsstaates".[27]

Durch die Verwendung dieser Metaphern erscheint die inhaltliche Aussage der Artikel dramatischer und emotionaler. Die Krankheit selbst erfährt dabei eine assoziative Reduktion, da die Metaphern auf die Konzepte des ‚Wachstums' sowie der ‚Bös- und Fremdartigkeit' fokussieren und somit andere mögliche Konzepte in den Hintergrund treten.

Die Tagebücher

So schön wie hier kanns im Himmel gar nicht sein! stammt von dem Film- und Theaterregisseur Christoph Schlingensief (1960–2010), bei dem im Januar 2008 Lungenkrebs diagnostiziert wurde. In den folgenden vier Monaten zeichnete er mit einem Diktiergerät ein Tagebuch auf, in dem er über seine Krankheit von der Diagnose über die scheinbare

21 Ohne Autor: *„Wir sollten uns nichts vormachen"*, in: *Der Spiegel* 30 (1973), S. 17 ff., hier S. 17.

22 Ohne Autor: *Ein Krebsgeschwür*, in: *Der Spiegel* 32 (1973), S. 82 f.

23 Ohne Autor: *Wie tausend Metastasen*, in: *Der Spiegel* 20 (1995), S. 82–90, hier S. 90.

24 Ohne Autor: *Grundrecht auf Genua*, in: *Der Spiegel* 16 (1973), S. 34.

25 Dirk Kurbjuweit/Michael Sauga: *„Weitere Reformen sind nötig"*, in: *Der Spiegel* 6 (2005), S. 75 ff., hier S. 75.

26 Ohne Autor: *Science Fiction – Flucht ins Weltall*, in: *Der Spiegel* 6 (1978), S. 158–171, hier S. 167.

27 Veronika Hackenbroch u. a.: *„Es ist leichter, ja zu sagen"*, in: *Der Spiegel* 5 (2013), S. 104 f., hier S. 105.

Genesung bis hin zu ihrem Wiederauftreten berichtet. Im August 2010 verstarb er an den Folgen der Krankheit. *Arbeit und Struktur* wurde von dem Schriftsteller und Maler Wolfgang Herrndorf (1965–2013) verfasst. Er erhielt im Februar 2010 die Diagnose eines speziellen Hirntumors (Glioblastom). Dieser zählt zu den gefürchtetsten aller Krebsformen, da derzeit keine wirksame Therapie existiert, die die Ausbreitung des Tumors innerhalb des Gehirns, die zu fortschreitenden Sinnesausfällen, Lähmungen und letztlich zum Tod des Patienten führt, aufhalten kann. *AuS* ist die gebundene Ausgabe der Texte eines digitalen Tagebuchs (Weblogs), welches Herrndorf nach der Diagnosestellung über drei Jahre hinweg führte. Im August 2013, in einem weit fortgeschrittenen Stadium seiner Erkrankung, entschied er sich für den Freitod.

Auf inhaltlicher Ebene lässt sich zunächst feststellen, dass der große Einschnitt, den die Krankheit im Leben der Autoren darstellt, in beiden Texten deutlich wird. Schlingensief lässt den Leser dabei stark am Verlauf seiner Krankheit und ihrer Behandlung (die Entfernung eines Teils der Lunge, Chemotherapie) teilhaben. Viele seiner Aufzeichnungen entstehen im Krankenhaus. Bei Herrndorf hingegen, möglicherweise begründet durch seine von Beginn an wenig hoffnungsvolle medizinische Situation, liegt der Fokus weniger auf der Therapie seiner Erkrankung, sondern auf alltäglichen Dingen wie der schriftstellerischen Arbeit, seinen häuslichen Gewohnheiten und seinen Freizeitbeschäftigungen. Auch im Verhältnis zur ärztlichen Behandlung zeigen sich einige Unterschiede: Schlingensief ist ein Anhänger verschiedener alternativer Heilverfahren, die er komplementär zur Schulmedizin in Anspruch nimmt. Im Gespräch mit seinen Ärzten ist es ihm besonders wichtig, dass sie ihm empathisch gegenübertreten und ihn emotional begleiten. Herrndorf hingegen bevorzugt es, wenn Mediziner ihm auf eine nüchterne Weise gegenübertreten: „Meine Ärzte sprechen sachlich mit mir […]. Emotionen sind meine Sache, streng arbeitsteiliger Prozess.“[28] Auch beschreibt er mehrfach im Text alles, was für ihn zu alternativer Medizin gehört, in radikalen Worten als Unfug.

Metaphorische Ausdrücke, die Konzepten von ‚Kampf‘ und ‚Krieg‘ entlehnt sind, werden von beiden Autoren verwendet. Schlingensief reflektiert derartige Ausdrucksweisen jedoch immer wieder und distanziert sich im Verlaufe des Textes zunehmend von ihnen. Er beschreibt, dass ihn die Vorstellung, einen Kampf zu führen, emotional unter Druck setze: „[I]ch möchte mich nicht mehr verteidigen, sondern mich einfach gerne haben“, „nicht verkrampfen, keinen Kriegskampf daraus machen“.[29] In seinem Vorwort differenziert er ebenfalls gleich im ersten Satz: „Dieses Buch ist das Dokument einer Erkrankung, keine Kampfschrift.“[30] Bei Schlingensief zeigt sich somit exemplarisch, dass die Metaphorik des Kampfes von Patienten als belastend erlebt werden kann. Bei Herrndorf hingegen scheint das Gegenteil der Fall zu sein. Militärische Metaphern scheinen ihm das geeignetste sprachliche Mittel zu sein, seine erlebte Realität wiederzugeben. Wenn er in Bezug auf seinen körperlichen Zustand schreibt, „[e]s ist ein Kampf. Die ganzen letzten Tage schon“,[31] oder notiert, als die Ärzte erneut Tumorgewebe finden, „[d]er Feind tritt aus der Deckung“,[32] dann scheint es, als bilde diese Sprache für ihn schlicht ab, wie er seine Situation erlebt.

28 *AuS* (Anm. 7), S. 334.
29 *Sswh* (Anm. 7), S. 121, 130.
30 Ebd., S. 9.
31 *AuS* (Anm. 7), S. 159.
32 Ebd., S. 246.

Als Metapher für ein gesellschaftliches oder politisches Thema wird die Krankheit in beiden Texten nicht verwendet. Insbesondere bei Herrndorf passt dies zu seiner postulierten Auffassung, dass sein Tumor sich nicht interpretieren oder sinnbildlich für etwas anderes verwenden ließe, da er nichts weiter sei als Pech in der „biochemischen Lotterie".[33] Schlingensief überlegt zwar an einer Stelle im Text, in einem seiner Theaterstücke einen bösen Charakter als „Riesentumor, der das System […] beschmutzt",[34] darzustellen. Rasch jedoch verwirft er diese Idee und bezeichnet sie als „müden Witz".[35] Das Fehlen der politischen Krebsmetaphern markiert daher einen wichtigen Unterschied im Vergleich mit den journalistischen Texten. Während im *Spiegel* diese Metaphern in allen Jahrgängen vorhanden sind, kommen sie in den Tagebüchern nicht vor. Obwohl die Krankheit auch in den Tagebüchern sehr bildhafte Beschreibungen erfährt, fehlt die gesellschaftliche Perspektive. Dies mag damit zu erklären sein, dass das eigene Leben, trotz aller sozialen Verbindungen, natürlich doch als einzigartig erlebt wird. Damit schließt es sich als Sinnbild für etwas, das die gesamte Gesellschaft betrifft, aus. Politische Metaphern funktionieren zudem, indem sie etwas Komplexes vereinfachen und zwei Dinge auf nur unzulängliche Weise miteinander in Verbindung setzen. Wenn es um das eigene Erleben in einer derart speziellen Situation des Lebens geht, scheinen vereinfachende, unzulängliche Metaphern jedoch fehl am Platz. Krebs kann im individuellen Sinn nicht als metaphorischer Platzhalter für ein vages Anderes dienen, da er eine sehr konkrete Bedrohung der eigenen Existenz darstellt.[36]

Gesundheitsfördernde Metaphern?

Für Susan Sontag ist „die gesündeste Weise, krank zu sein", ein möglichst vorurteils- und schuldfreies Erleben der eigenen Krankheit, das durch einen sensiblen Metapherngebrauch gefördert werden kann. Im Folgenden soll daher der Versuch unternommen werden, den in den analysierten Texten des *Spiegel* vorliegenden Metapherngebrauch, insbesondere auch in der Zusammenschau mit den Erkenntnissen aus der Analyse der Tagebücher, auf mögliche Verbesserungspotenziale hin zu dieser „gesündesten Weise, krank zu sein", zu untersuchen. Damit ist zugleich das Ziel adressiert, sich auch mithilfe einer Einbettung in den medizinisch-onkologischen Diskurs der Frage anzunähern, welche Bedin-

33 *AuS* (Anm. 7), S. 181.

34 *Sswh* (Anm. 7), S. 152.

35 Ebd., S. 161.

36 Das Fehlen dieser Form der Metaphorisierung wurde ebenfalls in einer literaturwissenschaftlichen Dissertation über Krebsliteratur der 1970er und 1980er Jahre bemerkt. Darin schreibt die Verfasserin: „Ich war mit der Idee, in den zu untersuchenden Texten Krebs als Metapher dargestellt zu finden, an die Werkanalysen herangegangen. Eine Krankheit, die durch das anarchische und beschleunigte Wachsen der Zellen gekennzeichnet ist, schien mir ein passendes Symbol der postindustriellen Gesellschaft zu sein […]. Die Textuntersuchungen ergaben jedoch, daß, ganz im Gegensatz zum metaphorischen Gebrauch des Krebses in den Medien, Krebsdarstellungen in der zeitgenössischen Literatur kaum eine Metaphorisierung der gesellschaftlichen Situation erfahren." Marion Moamai: *Krebs schreiben. Deutschsprachige Literatur der siebziger und achtziger Jahre*, St. Ingbert 1997, S. 271.

gungen an den (massenmedialen) metaphorischen Sprachgebrauch in Bezug auf Krebserkrankungen gestellt werden können.

Die grundlegende Annahme ist zunächst die, dass die Massenmedien, zu denen der *Spiegel* gehört, als wichtige Instanz der öffentlichen Meinungsbildung in Bezug auf Krankheiten nicht nur die gesellschaftlichen Vorstellungen über diese, sondern auch die konkrete medizinische Realität der Betroffenen beeinflussen: „the mass media [...] impact on the individual behaviour of lay people relating to both prevention and treatment of illness and on the mindset with which they consult (or fail to consult) medical professionals."[37] Insbesondere Metaphern spielen hierbei eine große kommunikative Rolle, da sie in ausgeprägtem Maß in der Lage sind, den Leser affektiv und kognitiv zu beeinflussen.[38]

Somit trägt der *Spiegel* in seiner Rolle als Massenmedium eine öffentliche Verantwortung sowohl bezüglich seines Inhalts als auch seiner Sprache. Das komplexe Thema medialer Verantwortung und ‚Moral' kann zwar im Rahmen dieses Beitrags nur gestreift werden. Dennoch liefern einige grundlegende Überlegungen der Medienethik einen hilfreichen Einstieg. Theorien der Diskursethik beispielsweise betonen die Aufgabe der Journalisten, einen rationalen und argumentativen Austausch über verschiedenste Themen zu ermöglichen. Ein solcher Diskurs sollte sachlich geführt werden, in Bezug auf Fakten wahrheitsgetreu sein und zugleich diverse Meinungen zulassen.[39] Auch ausgehend von anderen theoretischen Gebilden, wie konstruktivistischen oder systemtheoretischen Überlegungen, verdeutlicht sich die Gewährleistung eines Neben- und Miteinander divergierender Perspektiven als zentrale journalistische Kompetenz.[40]

Vor dem Hintergrund dieser Konzepte von ‚medialer Multiperspektivität' sowie eines ‚wahrheitsgetreuen Diskurses' kann nun zunächst der Gebrauch der militärischen Metaphern betrachtet werden. In den Artikeln des *Spiegel* sind diese, wie gezeigt werden konnte, in Bezug auf Krebs in allen untersuchten Jahrgängen präsent. An dieser Stelle ist zunächst darauf hinzuweisen, dass diese Metaphorik unter klinisch tätigen Ärzten immer wieder kritisiert und auf ihre möglichen negativen Implikationen hingewiesen wurde. Diskutiert wird beispielsweise, dass ‚Kämpfen' einen starken Patienten erfordere, der nicht aufgeben dürfe und der außerdem seinen eigenen Körper als ‚Feind' zu erleben gezwungen sei. Beides könne von Betroffenen als emotional stark belastend erlebt werden und Schuldgefühle bei Voranschreiten der Krankheit auslösen.[41] Das Tagebuch Schlingensiefs legt genau hiervon Zeugnis ab. Auch wird diskutiert, dass durch die Konzeptualisierung der Krankheit als Kampf, der theoretisch jederzeit gewonnen werden könne, das Sterben durch die Krankheit schwerer akzeptiert werde, was zu einer Kultur der Übertherapie und unnötigen lebensverlängernden Maßnahmen führen könne.[42]

37 Michael Hanne/Susan Hawken: *Metaphors for Illness in Contemporary Media*, in: *Medical Humanities* 33, 2 (2007), S. 93–99, hier S. 98.

38 Vgl. Helge Skirl/Monika Schwarz-Friesel: *Metapher*, Heidelberg 2007, S. 61 ff.

39 Vgl. Carsten Brosda: *Diskursethik*, in: *Handbuch Medienethik*, hg. von Christian Schicha/Carsten Brosda, Wiesbaden 2010, S. 83–106.

40 Vgl. Bärbel Röben: *Medienethik und die „Anderen". Multiperspektivität als neue Schlüsselkompetenz*, Wiesbaden 2013.

41 Vgl. Margaret McCartney: *The fight is on: military metaphors may harm patients*, in: *British Medical Journal* 349, 7973 (2014), S. 155, https://doi.org/10.1136/bmj.g5155.

42 Vgl. Ian Haines: *The war on cancer. Time for a new terminology*, in: *The Lancet* 383, 9932 (2014), S. 1883.

Allerdings werden der militärischen Metaphorik auch positive Eigenschaften zugerechnet, beispielsweise in medizinischen Aufklärungskampagnen oder der Werbung für Vorsorgeprogramme und Selbsthilfegruppen. Nur eine radikale Sprache bringe die Öffentlichkeit dazu, Krebserkrankungen anzuerkennen und ernst zu nehmen, und nur durch sie würden politische und finanzielle Kräfte frei, die für ein Vorankommen der Krebsforschung nötig seien.[43] Auch im individuellen Erleben kann die Kampfmetapher hilfreich sein. Für Herrndorf scheint diese Art der Krankheitskonzeptualisierung ein notwendiges Ventil seiner aufgewühlten inneren Welt zu sein. Es ist davon auszugehen, dass dies auch anderen Betroffenen so geht.

Die Kampfmetapher lässt sich also nicht per se be- oder verurteilen, da sie sowohl kontext- als auch subjektabhängig ist. Allerdings stellt sie eine sehr präsente Metapher in den analysierten Artikeln des *Spiegel* dar, weshalb sie sich in Bezug auf ‚mediale Multiperspektivität' diskutieren lässt. Es stellt sich die Frage, ob neben der Kampfmetapher eine ausreichende Vielfalt an anderen Konzeptualisierungen von Krebs im *Spiegel* vorhanden ist.

Im medizinischen Diskurs werden verschiedene dieser Konzeptualisierungen diskutiert und dabei auch teilweise explizit als Alternative zur Kampfmetapher vorgestellt. Zum einen ist dies die Metapher der ‚Reise'. Besonders für chronisch Erkrankte sei diese geeignet, da sie Bezug nehme auf einen langen Prozess, der zwar herausfordernd ist, aber auch schöne Momente enthalten kann. Als Reise konzeptualisiert könne die Erkrankung außerdem leichter als Teil des Lebens wahrgenommen werden: „Journey metaphors […] potentially cast the illness as a companion to live and travel with."[44] Auch ‚Arbeit' ist eine diskutierte Alternative. Diese betont zwar ebenfalls den aktiven Part des Patienten und seine mögliche Einflussnahme auf den Krankheitsprozess, jedoch auf sanftere Weise als die militärische Metapher: „[W]ork […] is somehow less frightening than fighting and battle."[45]

Zudem werden ‚Sportmetaphern' vorgeschlagen, die einerseits eine spielerische Komponente (die Krankheit wird zum ‚Gegner') aufweisen, andererseits die Gemeinschaft aus Patienten und medizinischem Personal als ‚Team' konzeptualisieren.[46] Auch die Metapher ‚Der Körper ist ein Ökosystem' wird in Bezug auf Krebserkrankungen in ihrer Anwendung diskutiert. Den Körper als fragiles, aber erhaltenswertes Ökosystem zu beschreiben, könne bei der Vermittlung vieler Therapiestrategien hilfreich sein.[47] Zahlreiche weitere Metaphern sind denkbar.[48]

In Bezug auf die untersuchten Artikel des *Spiegel* lässt sich festhalten, dass keine dieser Alternativen in einem Ausmaß in Gebrauch ist, das auch nur annähernd an das der mi-

43 Vgl. Eliot Marshall: *Cancer Research and the $90 Billion Metaphor*, in: *Science* 331, 6024 (2011), S. 1540 f.

44 Elena Semino u. a.: *The online use of Violence and Journey metaphors by patients with cancer, as compared with health professionals: a mixed methods study*, in: *BMJ Supportive and Palliative Care* 7 (2017), S. 60–66, hier S. 62.

45 Richard Penson u. a.: *Cancer as Metaphor*, in: *The Oncologist* 9, 6 (2004), S. 708–716, hier S. 710.

46 Marci Campbell: *Cancer Is a Team Sport*, in: *Clinical Journal of Oncology Nursing* 15, 4 (2011), S. 349.

47 Vgl. Penson u. a.: *Cancer as Metaphor* (Anm. 45), S. 710.

48 Vgl. *A Metaphor Menu for people living with Cancer*, ed. by Economic and Social Research Council/Lancaster University/CASS, ohne Datum, http://wp.lancs.ac.uk/melc/files/2019/10/Metaphor-Menu-for-People-Living-with-Cancer-A4-Leaflet.pdf (letzter Zugriff 01.04.2021).

litärischen Metaphern herankommt, weshalb von ‚medialer Multiperspektivität' in Bezug auf metaphorische Konzeptualisierungen von Krebs nicht die Rede sein kann. Diese einseitige, kampfbezogene Darstellung von verschiedenen Aspekten der Krankheit ist außerdem nicht im Sinne eines ‚wahrheitsgetreuen Diskurses'. Viele Krebsformen stellen zwar eine existenzielle Bedrohung dar, wie durch diese Metaphorik abgebildet wird. Viele andere jedoch sind entweder gänzlich heilbar oder ermöglichen ein langes Leben mit der Krankheit. All diese gehen nicht in einer Dichotomie von Sieg oder Niederlage auf, sondern sind als chronische Erkrankungen zu begreifen und sollten auf diese Weise sprachlich abgebildet werden.[49]

Hinsichtlich der politischen Metaphern ist zu bemerken, dass auch hier aufgrund der Verknüpfung der Krankheit mit dem ‚Wachstum' eines gesellschaftlich ‚Bösen' in den Artikeln ein weder ‚medialer Multiperspektivität' noch ‚wahrheitsgetreuem Diskurs' entsprechendes, einseitiges Bild entstehen kann, was den Blick ablenkt von einer klinisch sehr diversen Krankheit. Ein amerikanischer Onkologe schreibt über derartige medial präsente Metaphern, sie behinderten ihn ganz konkret bei seiner täglichen Arbeit:

> It is hard to successfully educate the general public and patients when they continuously receive alternative messages from political leaders […]. It is hard to educate patients about difficult concepts such as […] overtreatment of indolent cancers when the prevailing cancer metaphor is designed to conjure images of devastation.[50]

In den untersuchten Artikeln des *Spiegel* gibt es keine einzige politische Krebsmetapher, die eine positive oder zumindest neutrale Konnotation (beispielsweise die einer ‚Herausforderung' oder einer ‚Reise') weckt – Krebs wird ausnahmslos als ein Sinnbild des Bösen und schnellstmöglich zu Entfernenden dargestellt. Damit reproduzieren diese Metaphern Stereotype der Krankheit, die, zumindest für das gesamte Spektrum der Erkrankungen, längst nicht mehr aktuell sind. Dass sie durch dieses vereinfachte Abbild, das sie provozieren, das in der Realität sehr komplexe Erleben der Krankheit konterkarieren, konnte auch die Analyse der Krebstagebücher zeigen.

Eine ‚gesundheitsfördernde' Metaphorik muss also zur Bedingung haben, dass sie ein großes Spektrum an verschiedenen metaphorischen Konzepten in sich einschließt. Der vielfach kritisierten Kampfmetaphorik und auch den politischen Metaphern sollten unbedingt mehr und ebenbürtige Metaphern beigestellt werden. Dieser Ruf nach einer etwas pauschal klingenden Vielfalt mag trivial wirken, kann als handlungsleitender Gedanke jedoch sowohl in Bezug auf mediale Texte als auch die konkrete ärztliche Arbeit und dabei entstehende kommunikative Herausforderungen erhellend sein. Auch die Lektüre von Krankheitsliteratur, wie im Rahmen dieses Beitrags gezeigt, kann eine Form der ‚Metaphernkorrektur' und des Lernens über die Potenziale alternativer Metaphern sein. Was die Texte leisten, entspricht in vielerlei Hinsicht dem, was Sontag als Förderung der „gesündesten Weise, krank zu sein", beschreibt. Zwar nimmt die Krankheit einen großen Raum

[49] Vgl. Ravi Parikh u. a.: *Advancing a Quality-Of-Life Agenda in Cancer Advocacy. Beyond the war metaphor*, in: *JAMA Oncology* 1, 4 (2015), S. 423 f.

[50] Barry Meisenberg/Samuel Meisenberg: *The Political Use of the Cancer Metaphor. Negative Consequences for the Public and the Cancer Community*, in: *Journal of Cancer Education* 30, 2 (2015), S. 398 f., hier S. 399.

in beiden Texten ein und stellt ein unendliches körperliches und seelisches Leid dar. Dennoch sind die Texte, allein durch ihre Existenz, ein Beweis für die Ohnmacht der Patienten gegenüber diesem Leid und auch gegenüber seiner einseitigen Darstellung. Christoph Schlingensief, der mit verschiedenen Heilmethoden experimentiert, und Wolfgang Herrndorf, der entgegen aller medizinischen Erwartungen noch drei Jahre mit seiner Diagnose lebt – beide Autoren erschaffen sich durch das Schreiben einen Raum für ihre eigene Erzählung und Deutung des Geschehens. Durch Tagebücher wie diese verliert Krebs den Charakter eines Sammelbegriffs und wird zu einer individuellen Krankheits- und Lebensgeschichte.

Ausblick

Den von Krankheit betroffenen Menschen eine so wenig leidvolle Erfahrung wie möglich zu gestatten ist nicht nur eine Aufgabe der Medienschaffenden, sondern liegt ganz besonders auch in den Händen der im medizinischen Bereich Tätigen.

Die medizinische Fachsprache ist allerdings nicht dafür bekannt, besonders aufmerksam für Zwischentöne zu sein: In ihr wird versucht, Pathologien zu klassifizieren und jedem Leiden einen entsprechenden, exakten Begriff zuzuordnen. Die Auseinandersetzung mit Metaphern ermöglicht es, diesen begrifflichen Horizont radikal zu erweitern. In der Reflexion über die verschiedenen Implikationen und Bedeutungsebenen des metaphorischen Ausdrucks wird individuell unterschiedlichen Krankheits- und Gesundheitserfahrungen Raum gegeben. Einerseits kann so das Patientenerleben, aber auch das Erleben auf der ärztlichen und pflegerischen Seite reflektiert werden. Diese Sensibilisierung für einen bewussten Sprach- und insbesondere Metapherngebrauch sollte auf eine konkrete Weise, beispielsweise durch entsprechende Wahlfach-Angebote, in die Ausbildung zukünftiger Ärzte integriert werden, so wie auch der Einsatz von Literatur im Allgemeinen[51] und eine Anwendung des Prinzips der Narrativen Medizin[52] im Medizinstudium angeregt werden. Die Auseinandersetzung mit Metaphern kann dabei anhand von literarischen, aber auch journalistischen Texten geschehen, wie der vorliegende Beitrag zu zeigen versucht hat. Hierbei kann die Idee einer ‚gesundheitsfördernden' Metaphorik eine produktive Anregung für die Herangehensweise an Texte und Analysen liefern. Mit ihr als Grundlage kann versucht werden, einerseits potenziell stigmatisierende Metaphern ausfindig zu machen und andererseits die möglichen positiven Auswirkungen eines bewussten und diversen Gebrauchs metaphorischer Sprache zu erarbeiten.

[51] Vgl. Florian Steger: *Für mehr Literatur im Sinne einer verstehenden Medizin!*, in: *Jahrbuch Literatur und Medizin* 8 (2016), S. 213–233.

[52] Vgl. Anita Wohlmann: *Narrative Medizin: Theorie und Praxis in den USA und Deutschland*, in: *Jahrbuch Literatur und Medizin* 8 (2016), S. 181–204.

Irene Poczka

Gesundheit als Metapher für das ,gelungene' Selbst

1 Aktuelle Diagnosen zu Gesundheit und Selbstpraxis

Gesundheit zu praktizieren, darüber zu sprechen und seine Gesundheit selbst als das Resultat einer bestimmten Arbeit und Aufmerksamkeit am Selbst darzustellen, ist, wie der amerikanische Politikwissenschaftler und Historiker Robert Crawford konstatiert, nicht nur ein Weg, seine eigenen Werte und Ideale auszudrücken, sondern auch die eigene Leistungsfähigkeit und Kontrolle über den Körper und das eigene Leben zur Schau zu stellen:

> Accordingly, both the conventionally understood means of achieving health and the social state of being designated as ,healthy' are qualities that define the self. They become features of modern identity. Moreover, health and the qualities of personhood associated with its achievement are key metaphors traversing the moral terrain of contemporary societies. Through health, the modern self demonstrates his or her agency, the rational capacity to remake self and world.[1]

Gesundheit werde also, resümiert Crawford, zur Metapher für das, was es heißt, eine verantwortungsvolle und respektable Person zu sein. Mit anderen Worten ausgedrückt, werden gesundheitsbezogene Selbsttechnologien und ihr vermeintliches Resultat – die Gesundheit – zum Marker, Symbol oder zur Metapher für einen bestimmten Typus Subjekt. Der gesunde oder ungesunde Körper wird, wie Gabriele Klein schreibt, „zur Visitenkarte des Subjekts".[2]

Im Folgenden möchte ich, im Anschluss an Michel Foucaults historische Analysen, die Umrisse einer Genealogie dieses Verhältnisses zwischen Gesundheit und Selbst beleuchten. Die Herkunftsgeschichte dieser Beziehung lässt ihre historische Kontingenz, ihre Macht-Ambivalenzen und Beziehungen zu verschiedenen Wissensformen deutlich werden.

Wie unter anderem die Untertitel der Vorträge[3] der Ringvorlesung *Gesundheit als Metapher* veranschaulichen, sind solche auf das Selbst gerichteten Gesundheitsprakti-

1 Robert Crawford: *Health as a Meaningful Social Practice*, in: *Health* 10, 4 (2006), S. 402 f.

2 Gabriele Klein: *Soziologie des Körpers*, in: *Handbuch Spezielle Soziologien*, hg. von Georg Kneer, Wiesbaden 2010, S. 454–473, hier S. 457.

3 Vgl. „#selbstoptimierung" von Katja Stoppenbrink, „#selbstregulierung" von Georg Mein oder „#selbstpraxis" von Irene Poczka.

ken unter den Stichworten der ‚Selbsttechnologien', ‚Selbstregulierung', ‚Selbstoptimierung' oder auch ‚Selbstpraxis' gegenwärtig – und mindestens seit zwei Jahrzehnten in kultur- und sozialwissenschaftlichen sowie historischen und an Foucault anschließenden Forschungen ein viel bearbeitetes Thema.[4] So ist es keine neue Erkenntnis, dass Selbsttechnologien als Teil größerer Strategien politischer Regulierung und Steuerung des gesundheitlichen Verhaltens von Menschen eine zunehmende Bedeutung zukommt.[5] Gleiches gilt für die Beobachtung des wachsenden Einflusses medizinischen Wissens und medizinischer Normen bei dieser Entwicklung. So schreibt etwa Frederike Offizier: „In unserer heutigen Gesellschaft findet medizinisches und biologisches Wissen immer stärkeren Eingang in Identitätspraktiken und wird sogar als Knotenpunkt der Identitätsformation bezeichnet."[6] Dennoch lassen sich die aufblühenden gesundheitlichen Selbsttechniken der letzten Jahrzehnte nicht ohne Weiteres als die besonders geschickt oder ideologisch verschleierte Fortsetzung einer weiterhin vom Staat und seinen Zielen ausgehenden Regierung der Bevölkerungen deklarieren. Es wäre, wie auch Nikolas Rosen betont, nicht nur vereinfacht, sondern auch falsch, hier von einer schlichten Ausdehnung biopolitischer Rationalität auf die Selbsttechniken auszugehen: „bound up with more general norms of enterprising, self-actualizing, responsible personhood."[7] Trotz einer gewissen Pluralität und der geradezu geforderten möglichst individuellen Gestaltung, erweisen sich die diskursiven Bedingungen gelungener gesundheitlicher Selbstpraxis als zutiefst historisch und sozial geformt. Sie sind variabel und kontingent, aber in ihrer lokalen, sozialen und historischen Form keinesfalls beliebig.

Seit den 1970er Jahren haben sich Diskurse um das Ideal einer gesunden Lebensweise offensichtlich stetig auf immer neue Bereiche von Praktiken ausgeweitet. Diese neue „Gesundheitsgesellschaft"[8] oder „Gesundheitskultur"[9] wurde, wie etwa Regina Brunnett durchdekliniert, von sich organisierenden PatientInnengruppen bis hin zur WHO auf verschiedene Weise beeinflusst und mitgetragen.[10] Brunnett beschreibt diese Entwicklungen

[4] Vgl. hierzu Stefanie Duttweiler: *Alltägliche (Selbst-)Optimierung in neoliberalen Gesellschaften*, in: *Aus Politik und Zeitgeschichte* 66, 37/38 (2016), S. 26–32, hier S. 32; die Beiträge in den beiden Sammelbänden *Das beratene Selbst: Zur Genealogie der Therapeutisierung in den „langen" Siebzigern*, hg. von Pascal Eitler/Jens Elberfeld/Sabine Maasen/Maik Tändler, Bielefeld 2014; *Das präventive Selbst: eine Kulturgeschichte moderner Gesundheitspolitik*, hg. von Martin Lengwiler/Jeannette Madarász, Bielefeld 2010; sowie Monica Greco: *Homo vacuus. Alexithymie und das neoliberale Gebot des Selbstseins*, in: *Gouvernementalität der Gegenwart. Studien zur Ökonomisierung des Sozialen*, hg. von Thomas Lemke/Susanne Krasmann, Frankfurt a. M. 2000, S. 265–287.

[5] Vgl. Duttweiler: *Alltägliche (Selbst-)Optimierung* (Anm. 4), S. 32.

[6] Frederike Offizier: *Die richtige Wahl: Biotechnologie, Selbstüberwachung & Identität*, in: *Prokla. Zeitschrift für kritische Sozialwissenschaft* 45, 178 (2015), S. 83–89, hier S. 83.

[7] Nikolas Rose: *The Politics of Life Itself*, in: *Theory, Culture & Society* 18, 6 (2001), S. 1–30, hier S. 18 f.

[8] Ilona Kickbusch und Susanne Hartung attestieren der Gesundheit einen enormen Bedeutungszuwachs in ‚modernen Gesellschaften' und verweisen auf die daraus entstandenen neuen Anforderungen an die Politik. Vgl. dies.: *Die Gesundheitsgesellschaft. Konzepte für eine gesundheitsförderliche Politik*, Bern 2014.

[9] Regina Brunnett: *Die Hegemonie symbolischer Gesundheit. Eine Studie zum Mehrwert von Gesundheit im Postfordismus*, Bielefeld 2009, S. 22.

[10] Vgl. ebd., S. 68–72.

als breites Phänomen und verweist zugleich auf eine besondere Rolle des „kulturelle[n] Kleinbürgertum[s]".[11] Die wachsende Bedeutung von Gesundheit stellt sie in den Zusammenhang mit dem seit den 1970er Jahren vollzogenen sozioökonomischen Wandel und der zunehmenden Auflösung und Kontingenz sozialer Strukturen im Postfordismus. Das Gefühl schwindender Sicherheiten und positiver Zukunftsperspektiven in der von Zygmunt Bauman als „flüchtige Moderne"[12] bezeichneten Periode hat es vor allem für eine Mittelschicht wieder wichtiger gemacht, sich sozial, in erster Linie nach unten hin, abzugrenzen und eine bürgerliche Identität zu rekapitulieren. Und eben hierbei spielen gesundheitsbezogene Selbstpraktiken eine wichtige Rolle – wie Crawford und Bettina Schmidt besonders für das frühe 21. Jahrhundert konstatieren.[13] Die Analyse gesundheitsbezogener Narrative führt Bettina Schmidt zu der Feststellung, dass Gesundheit als moralisches Kapital eine vertikale Sozialrelevanz aufweist: „Gesund ist oben". Gesundheit diene dazu, eine Tugend zu präsentieren, die als „Erkennungszeichen sozialen Erfolgs" fungiert.[14]

2 Foucault: Subjekt – Wissen – Gouvernementalität

Jenseits der offensichtlichen Verbindungen zwischen der sozialen Verteilung von Reichtum, Macht und Gesundheit besteht – vermittelt über das Subjekt – eine Verbindung von Gesundheit und diskursiver Macht: Wer durch die Gesundheit seine Fähigkeit zur Selbstregierung beweist, belegt damit seine Fähigkeit zur Vernunft, Freiheit und Verantwortung und damit auch zur Regierung der anderen. Es zeigen sich hier – ein besseres Beispiel ließe sich kaum finden – jene gouvernementalen Machtbeziehungen, die ihren Namen Foucault verdanken.

Als „Gouvernementalität" bezeichnete er im Sinne einer weitreichenden Auffassung von ‚Regierung' einen ganzen Bereich von Praktiken oder Institutionen, die das Verhalten von Menschen beeinflussen.[15] Dabei ging es Foucault zugleich um die Regierung des eigenen Verhaltens und des Verhaltens der anderen. Mit seinem Interesse an der Gouvernementalität entfernte sich Foucault Ende der 1970er Jahre von dem Begriff der Biopolitik. Mit diesem hatte er in früheren Untersuchungen den Wandel von staatlicher Regierungskunst und -rationalität am Übergang zur Moderne und den Aufstieg der „Bio-Macht" in Abgrenzung zur alten „Souveränitätsmacht" zu fassen versucht.[16] Nach seiner ‚Entdeckung' der Gouvernementalität wandte er sich nun ab den 1980er Jahren der Analyse antiker Texte zu, die sich auf eine Regierung des Selbst richteten. Anstelle einer vom „Verbot ausgehende[n] Geschichte der Moralsysteme" strebte er an, eine von den „Selbst-

[11] Ebd., S. 71.

[12] Vgl. Zygmunt Bauman: *Flüchtige Moderne*, Frankfurt a. M. 2003.

[13] Vgl. Bettina Schmidt: *Exklusive Gesundheit. Gesundheit als Instrument zur Sicherstellung sozialer Ordnung*, Wiesbaden 2017, S. 158 f.; Crawford: *Health* (Anm. 1), S. 407 f.

[14] Schmidt: *Exklusive Gesundheit* (Anm. 13), S. 134 f.

[15] Vgl. Michel Foucault: *Die Geburt der Biopolitik. Geschichte der Gouvernementalität II*, Frankfurt a. M. 2004, S. 261.

[16] Michel Foucault: *In Verteidigung der Gesellschaft*, Frankfurt a. M. 2001, S. 282, vgl. insbesondere 286–295.

praktiken ausgehende Geschichte der moralischen Problematisierungen" zu schreiben.[17] Als „Technologien des Selbst" bezeichnete Foucault die Praktiken, die es dem Einzelnen ermöglichen, selbst oder durch die Anleitung und Hilfe Dritter „eine Reihe von Operationen an seinem Körper oder seiner Seele, seinem Denken, seinem Verhalten und seiner Existenzweise vorzunehmen, mit dem Ziel, sich so zu verändern, dass er einen gewissen Zustand des Glücks, der Reinheit, der Weisheit, der Vollkommenheit oder der Unsterblichkeit erlangt".[18]

Die über viele Vorlesungen und Bücher andauernde Auseinandersetzung Foucaults mit Selbstpraktiken und historischen Verfahren der Subjektivierung in der Antike schien einigen herrschaftskritischen RezipientInnen als Abkehr von einer kritischen (materialistischen) Analyse politischer Machtbeziehungen in der Moderne.[19] Dabei versuchte Foucault mithilfe dieser Analysen zu ergründen, wie ab dem 17. Jahrhundert die Selbsttechniken wieder zu einem Teil oder zu einer Bedingung der politischen Macht und der Regierung der anderen werden konnten.[20] Denn diese Verknüpfung der richtigen „Sorge um sich" und der guten „Sorge um die Polis" war bereits ein wiederkehrendes Thema vieler AutorInnen der Antike gewesen.[21] Foucault verwies unter anderem auf den bekannten Text von Platon, den Dialog des Sokrates mit dem jungen Athener Politiker Alkibiades. „Im Alkibiades[-Dialog] […] sollte man deshalb ‚Sorge um sich tragen', um ein guter Bürger zu sein und um fähig zu sein, die anderen zu regieren."[22] Die von Sokrates an Alkibiades gestellte Bedingung der Selbsterkenntnis für das Erreichen seiner politischen Ziele und der Macht über die Polis sah Foucault in dem Text der Forderung nach der ‚Sorge um sich selbst' untergeordnet.

Mit Foucault ist zu folgern, dass es sowohl in der griechischen wie in der römischen Antike einen breiten und heterogenen Diskurs um die richtige Sorge um sich gegeben hat. Im Rahmen seiner Studien zur *Geschichte der Sexualität*[23] wollte Foucault zeigen, wie sich verschiedene Techniken und politische Ziele der „Sorge um sich" in der Spätantike und im Mittelalter transformieren, wie sie zu eher privaten und auf das Jenseits gerichteten christlichen Praktiken z. B. der Askese, der Beichte, der „Herrschaft über die Lüste"[24] wurden. Schließlich interessierte Foucault der Wandel dieser Techniken und ihre Bedeutung in der Moderne:

[17] Michel Foucault: *Der Gebrauch der Lüste. Sexualität und Wahrheit II*, Frankfurt a. M. 1989, S. 21.

[18] Michel Foucault: *Technologien des Selbst*, in: *Schriften in vier Bänden. Dits et Écrits, Bd. IV: 1980–1988*, Frankfurt a. M. 2005, S. 966–999, S. 968.

[19] Vgl. Urs Lindner: *Alles Macht, oder was? Foucault, Althusser und kritische Gesellschaftstheorie*, in: *Prokla. Zeitschrift für kritische Sozialwissenschaft* 36, 145 (2006), S. 583–609, hier S. 587.

[20] Vgl. Michel Foucault: *Die Regierung des Selbst und der anderen I*, Frankfurt a. M. 2009, S. 56–59.

[21] Ebd., S. 373.

[22] Michel Foucault: *Zur Genealogie der Ethik: Ein Überblick über die laufende Arbeit*, in: *Schriften in vier Bänden, Bd. IV* (Anm. 18), S. 747–776, hier S. 757.

[23] Der deutsche Titel der vierbändigen Reihe Foucaults, *Histoire de la sexualité*, lautet *Sexualität und Wahrheit.*

[24] Michel Foucault: *Zur Genealogie* (Anm. 22), S. 749.

> [M]an könnte sie die „Künste der Existenz" nennen. Darunter sind gewusste und gewollte Praktiken zu verstehen, mit denen sich die Menschen nicht nur die Regeln ihres Verhaltens festlegen, sondern sich selbst zu transformieren, sich in ihrem besonderen Sein zu modifizieren und aus ihrem Leben ein Werk zu machen suchen, das gewisse ästhetische Werte trägt und gewissen Stilkriterien entspricht. Diese „Existenzkünste", diese „Selbsttechniken" haben zwar einiges von ihrem Gewicht und ihrer Autonomie verloren, als sie mit dem Christentum in die Ausübung einer Pastoralmacht integriert wurden und später in erzieherische, medizinische und psychologische Praktiken. Nichtsdestoweniger wäre die lange Geschichte jener Ästhetiken der Existenz und jener Selbsttechnologien – wieder – in Angriff zu nehmen.[25]

In mehreren Texten und Vorlesungen der Jahre 1982 bis 1984 unterstreicht Foucault, dass bis in die Gegenwart – denn die blieb letztlich Ausgangspunkt seiner Fragestellungen – Diskurse über die ‚Sorge um sich' und die Selbsttechniken eng mit der Frage der Macht verknüpft seien.[26] In der Analyse der „Verfahren der Gouvernementalität" verband sich bei Foucault schließlich die historische Untersuchung „normativer Verhaltensmatrizen" und deren triangulären Beziehungen zu Formen möglichen Wissens und der „Existenzmodi […] mögliche[r] Subjekte".[27]

Was ist also die Herkunftsgeschichte der jüngst beschriebenen Beziehung zwischen Gesundheit und Subjekt? Ich möchte im Folgenden versuchen, mithilfe der aus meiner genealogischen Analyse hervorgegangenen Ergebnisse, Fragmente einer Herkunftsgeschichte jener modernen Selbstpraktiken nachzuzeichnen, durch welche Gesundheit aktuell als Metapher eines gelungenen Selbst erscheint und durch welche die Differenzierung von Subjekten – nach ihrer Entsprechung oder Abweichung vom Ideal der gesundheitlichen Selbstführung – und die daran geknüpfte Verteilung und Aneignung von Macht vollzogen wird.

3 Die Wiedergeburt der politischen Selbstpraxis

Im Laufe des 18. Jahrhunderts entwickelte sich in weiten Teilen Europas ein neuer bürgerlich-subkultureller Diskurs über eine gesunde Lebensweise und eine private, auf den Körper und die Seele gerichtete Praxis der Regierung des Selbst. Im Rahmen einer von mir vorgenommenen genealogischen Forschung zur Geschichte gouvernementaler Vernunft in der Gesundheitspolitik analysierte ich eine Vielzahl deutscher, britischer und französischer medizinischer und philosophischer Periodika und Monografien in einem Zeitraum zwischen 1780 und 1850.[28] In diesen Quellen finden sich deutliche Zeugnisse eines

[25] Foucault: *Der Gebrauch* (Anm. 17), S. 18.

[26] Vgl. Michel Foucault: *Vorwort zu* Sexualität und Wahrheit, in: *Schriften in vier Bänden, Bd. IV* (Anm. 18), S. 707–715, hier S. 714 f.; ders.: *Die Sorge um die Wahrheit*, in: ebd., S. 823–836, hier S. 826, 830; ders.: *Die politische Technologie der Individuen*, in ebd., S. 999–1015, hier S. 1000 f.

[27] Michel Foucault: *Der Mut zur Wahrheit. Die Regierung des Selbst und der Anderen II. Vorlesungen am Collège de France 1983/1984*, Berlin 2010, S. 15.

[28] Vgl. Irene Poczka: *Die Regierung der Gesundheit. Fragmente einer Genealogie liberaler Gouvernementalität*, Bielefeld 2017.

zu dieser Zeit sehr lebendigen Diskurses: Dieser bezog sich zunächst auf eine private, auf den Körper und die Seele gerichtete Selbstpraxis. Die Selbstkenntnis, die Selbstregierung und die Arbeit am Selbst hatten vor dem 17. Jahrhundert, wie Foucault schreibt, beinahe ausschließlich im Rahmen privater und religiöser Praktiken innerhalb der Lebensführung einen Platz eingenommen.[29] Hierzu zählten Praktiken des Fastens, der Beichte, der Buße, des Geständnisses und der Läuterung. Reformationsbemühungen und protestantische Ethik nahmen vielerorts Einfluss auf diese Praktiken und förderten eine Verschiebung der Ausrichtung der Praktiken vom Jenseits auf das Diesseits. Die öffentliche Wahrnehmbarkeit der richtigen Lebensweise gewann an Bedeutung. Religiöse Sittenvereine und Gemeinschaften gewannen vor allem auf den Britischen Inseln enorm an Einfluss.[30]

Im deutschen und französischen Bürgertum etwa war im 17. und 18. Jahrhundert die Diätetik (frz. *hygiène*) unter Bezugnahme auf die Lehren und Texte von Hippokrates und seinem Schüler Galen zunächst nur für eine private Form der Regierung des individuellen Lebens und als Gegendiskurs zur pastoralen Führung der Kirche wichtig. Die hier entstandenen hygienischen und diätetischen Diskurse und Selbstpraktiken konkurrierten einerseits mit christlich-religiösen Regeln der Lebensführung, griffen diese aber auch auf und transformierten sie unter dem Einfluss der aufkeimenden Philosophie der Aufklärung. Wie auch Philipp Sarasin betont, erfolgte eine erneute Systematisierung der Theorie Galens im „neuen Kontext des bürgerlichen Zeitalters".[31] Der Diskurs um die richtige Lebensweise begrenzte sich auf eine kleine soziale Schicht. Die Praktiken, die hier verhandelt werden, betreffen Bereiche wie Diät, Ruhe bzw. Schlaf, Arbeit, Sexualität, körperliche Anstrengung im Verhältnis zur geistigen Anstrengung usw. Bereits hier wurden medizinische Schriften und philosophische Diskurse einbezogen und waren beteiligt an der Transformation der Selbstpraxis zur Selbstkenntnis in der Philosophie. So blieben zunächst die Arbeit am Selbst und die Askese Bedingungen für Glückseligkeit, aber auch für den Zugang zur Wahrheit.

Immanuel Kant setzte mit seiner Philosophie diese Transformation fort, die spätestens bei René Descartes einen Bruch mit der christlichen Selbstpraxis der Askese markiert.[32] Im Zusammenhang mit diesem Wandel ist nun die in der Philosophie des 18. Jahrhunderts aufgeworfene Frage des Verhältnisses von Körper und Seele zu sehen. Bei einer Reihe von antiken Philosophen wie z. B. Pythagoras und Aristoteles war die Seele wichtiger als der Körper. Die Seele war das Element, das dem Körper Lebendigkeit zufügte.[33] Wie auch in Platons erstem Alkibiades-Dialog hing die Frage nach der richtigen Regierung der

[29] Vgl. Michel Foucault: *Sicherheit, Territorium, Bevölkerung. Geschichte der Gouvernementalität I*, Frankfurt a. M. 2004, S. 331–340.

[30] Vgl. Poczka: Die Regierung (Anm. 28), S. 72; Michel Foucault: *Die Wahrheit und die juristischen Formen*, Frankfurt a. M. 2003, S. 91–94.

[31] Philipp Sarasin: *Reizbare Maschinen. Eine Geschichte des Körpers, 1765–1914*, Frankfurt a. M. 2001, S. 36.

[32] Vgl. Foucault: *Die Regierung des Selbst* (Anm. 20), S. 497.

[33] Vgl. Aristoteles: *Werke in deutscher Übersetzung*, hg. von Ernst Grumach/Hellmut Flashar/Christof Rapp, *Bd. 13: Über die Seele*, übers. von Willy Theiler, 8., gegenüber der 3. durchges. und unveränd. Aufl., Berlin 2006, S. 30 f. [II 4, 415b].

Menschen an der Frage, was den Menschen überhaupt ausmache. Regiert die Seele den Körper und ist folglich die Regierung des Menschen nicht die Regierung seiner Seele?[34]

In Deutschland entstand im letzten Drittel des 18. Jahrhunderts eine öffentliche Debatte, an der sich aufklärerische und hippokratische ÄrztInnen rege beteiligten. Die Frage, die im Zentrum dieser Auseinandersetzung stand, war: Wenn die Menschen qua ihrer Vernunft und ihres Denkens selbst in der Lage seien, zu erkennen, was eine richtige Lebensweise ist, welche Aufgabe kommt dann jenen zu, die bisher die Führung der Menschen z. B. im Hinblick auf gesunde Lebensweise und Diätetik eingenommen hatten, also den ÄrztInnen?[35] Gibt es eine legitime Teilhabe der ÄrztInnen an dieser Regierung der Menschen hinsichtlich ihrer körperlichen, aber auch seelischen Gesundheit? Es gab also eine theoretische Auseinandersetzung darüber, wer an dieser Macht der Regierung – im Sinne einer Führung der Seele – beteiligt sein durfte.

Die Aufklärung, wie Kant sie in seinem 1784 erschienenen Text *Beantwortung der Frage: Was ist Aufklärung?* entwarf, hatte, so Foucault, das Ziel, eine verdorbene widernatürliche Beziehung „zwischen der Regierung des Selbst und der Regierung der anderen" neu zu verteilen.[36] Kant mahnt: „Es ist so bequem, unmündig zu sein. Habe ich ein Buch, das für mich Verstand hat, einen Seelsorger, der für mich Gewissen hat, einen Arzt, der für mich die Diät beurteilt, u.s.w. so brauche ich mich ja nicht selbst zu bemühen."[37] In diesen Beispielen (dem Buch, dem Seelsorger, dem Arzt) versuche Kant, so Foucault, das Problem der Beziehung zu sich selbst und des Mangels an Autonomie in diesem Verhältnis deutlich zu machen.[38] Kant zeigte dem Arzt Christoph Wilhelm Hufeland eine deutliche Grenze auf, als dieser ihn 1779 um seine Meinung zu einem von ihm verfassten diätetischen Ratgeber bat.[39] In dem Buch begründet Hufeland die Bedeutung der Ärzte für die moralische Führung der Menschen über das Verhältnis von Verstand und Körper: „[W]enn das wahre Leben erhalten werden soll", muss der „Geist" über den „Leib", dessen „Launen, Stimmungen und Triebe"[40] herrschen. Kant würdigte Hufeland zwar als „echten Philosophen", meinte allerdings damit auch, dass Hufeland, indem er „das physische im Menschen moralisch […] behandeln" wollte, nicht als Arzt, sondern als Philosoph auftrat.[41] Das, was den Menschen ausmache und wie er zum Guten zu bewegen sei, also das, was die Aufgabe des kritischen öffentlichen Diskurses über die „Sorge um sich", die richtigen Selbstpraktiken oder die Regierung generell ausmache, könne nur Gegenstand der Philo-

34 Vgl. Platon: *Alkibiades. Der sogenannte Erste*, in: ders.: *Platons Werke, Gr. 2, Bd. 3*, Stuttgart: 1861, S. 201–256, hier S. 247.

35 Vgl. Poczka: *Die Regierung* (Anm. 28), S. 59 ff., 68 f., 85.

36 Vgl. Foucault: *Die Regierung des Selbst* (Anm. 20), S. 53.

37 Immanuel Kant: *Beantwortung der Frage: Was ist Aufklärung?*, in: *Berlinische Monatsschrift, Bd. 4, H. 12* (1784), S. 481–494, hier S. 482.

38 Vgl. Foucault: *Der Gebrauch* (Anm. 17), S. 50, 53.

39 Vgl. Christoph Wilhelm Hufeland: *Vorwort*, in: Immanuel Kant: *Von der Macht des Gemüths durch den blossen Vorsatz seiner krankhaften Gefühle Meister zu seyn*, Leipzig 1836, S. 5–12, hier S. 6.

40 Ebd., S. 5.

41 Kant: *Von der Macht* (Anm. 39), S. 15 f.

sophie sein.[42] Um gesund zu sein und gut zu leben, brauche man, laut Kant, keinen Arzt. Denn dieser sei nur für das Heilen zuständig. Um sich gesund zu halten, um sich im Hinblick auf die Gesundheit zu regieren, brauche man eher den Verstand und die Philosophie, und damit fiel laut Kant auch die Diätetik der Philosophie zu und nicht der Medizin.[43]

Damit argumentierte Kant nahezu identisch mit Sokrates in Platons Sokrates-Alkibiades-Dialog. Die Freiheit und mündige Führung des eigenen Lebens der ‚Bürger' galt Kant als Bedingung für vernünftige Gesetze in einem Staat, wie für den sozialen Fortschritt überhaupt. Die Freiheit als Bürger im Staat konnte ein Mensch laut Kant aber nur erlangen, wenn er den Mut hatte, sich unabhängig von jeglicher Form der pastoralen, pädagogischen und ärztlichen Führung, seiner Vernunft zu bedienen, um sich selbst zu führen. Mit seiner Kritik an den ‚Ärzten' und der Medizin war Kant in der zweiten Hälfte des 18. Jahrhunderts nicht allein. Für die Existenz eines regelrechten Anti-Ärzte-Diskurses sprechen unter anderem die bekannten Äußerungen Jean-Jacques Rousseaus in seinem zuerst 1762 veröffentlichen Buch *Emile, ou de l'éducation*. Darin bezeichnete Rousseau die Medizin größtenteils als unnütz oder sogar gefährlich. Für seinen Emile wünschte er sich keine Konkurrenz durch andere ‚Lehrer' in der Person eines Arztes oder eines Priesters. Der einzige Teil der Medizin, den Menschen benötigten, war nach Ansicht Rousseaus die Hygiene.[44] Doch diese war, wie Rousseau erklärte, eher eine Tugendlehre als eine Wissenschaft, war also, wie auch Kant später für die Diätetik konstatierte, nicht Sache der ‚Ärzte'.[45] Glückseligkeit erreicht nur der, schrieb Rousseau, der natürlich lebe, arbeite, bescheiden sei und den ‚Arzt' davonjage.[46]

Im ‚aufklärerisch' eingestellten und wohlhabenden Bürgertum des 18. Jahrhunderts, in deren Haushalten ÄrztInnen als angesehene FreundInnen und BeraterInnen der Familien ein und aus gingen, führte dieser Diskurs zu einer Neuaushandlung der Beziehung zwischen ÄrztInnen und (zumindest männlichen) PatientInnen. Die ärztliche Profession orientierte sich im 19. Jahrhundert weniger an der Philosophie und mehr an den Naturwissenschaften. Die Medizin begrenzte sich auf das Wahr-Sprechen über die Natur und den Körper. In dieser Rolle nahm sie bald auf andere Weise eine entscheidende Funktion für die Gouvernementalität von Gesundheit ein.[47]

Im Gegensatz zu Rousseau, der die Frage nach der Gesundheit von Bürgern als eine historische und auch gesellschaftspolitische formulierte, hegte Kant eine eher liberale Idee der Sorge um die eigene individuelle Gesundheit. In Frankreich und vielen deutschen Staaten trat gegen Ende des 18. Jahrhunderts der bürgerliche Diskurs um gesundheitliche „Sorge um sich" flankiert durch die Philosophie der Aufklärung aus der Privatheit heraus und wurde politisch. Aufklärerische BürgerInnen und neo-hippokratische ÄrztInnen

[42] Vgl. Immanuel Kant: *Der Streit der Fakultäten*, mit Einl., Bibliogr. und Anm. von Piero Giordanetti, hg. von Horst D. Brandt/Piero Giordanetti, Hamburg 2005, S. 10; Piero Giordanetti: *Einleitung*, in: ebd., S. vii–xlv, hier S. xx–xxiii.

[43] Vgl. Kant: *Von der Macht* (Anm. 39), S. 16.

[44] Vgl. dazu den Beitrag von Katharina Fürholzer in diesem Band.

[45] Vgl. Jean-Jacques Rousseau: *Emile, ou de l'education*, Paris 1762, S. 31–35.

[46] Vgl. ebd., S. 34.

[47] Vgl. Peter Enste: *Verantwortung für die eigene Gesundheit*, in: ders.: *Gesundheitliche Eigenverantwortung im Kontext der Lebensspanne: Eine Mixed Methods Studie mit Fokus auf die Lebensphase Alter*, Wiesbaden 2019, S. 59–102, hier S. 87; Poczka: *Die Regierung* (Anm. 28), S. 95.

begannen sich in den Diskurs über die Regierung der Gesundheit der Bevölkerung einzuschalten, indem sie die im Rahmen diätetischer Diskurse formulierten Anforderungen und Kriterien guter Regierung verallgemeinerten. Es entstanden neue Formen der Kritik an der Regierung.[48] Das Problem der Gesundheit wurde auf neue Weise als Problem der Regierungskunst formuliert und dabei die Rationalität der diätetischen und gesundheitlichen privaten Selbstpraktik auf die Regierung der Bevölkerung übertragen. Dabei traten verschiedene Schwierigkeiten auf.

Zum einen existierte um 1800 kaum eine derart ausgebaute Verwaltung und Exekutive, um eine Regierung z. B. im Sinne einer möglichst umfangreichen Medizinalordnung und Polizei[49] umzusetzen, zum anderen scheiterte die praktische Übertragung des bürgerlichen Hygienediskurses an der Lebensrealität und wohl auch am Widerstand der arbeitenden Klasse.[50]

Entscheidend ist daher, dass in England, gestützt oder auch beschränkt durch eine liberale Philosophie, eine andere Strategie entstand, die von der Ungleichheit der sozialen Klassen ausging. Man akzeptierte hier von Anfang an, dass eine Optimierung und Anpassung der Lebensweise aller nach dem Ideal bürgerlicher Subjektivität mittels entsprechender Selbsttechniken nicht als Bedingung einer Regierung der Gesundheit der ganzen Bevölkerung gesetzt werden konnte.

Die ProtagonistInnen des *sanitary movement* forderten ab den 1830er Jahren in England und Schottland eine Regierung, die ihre politische Rationalität über diese immer noch zu pastorale, religiös und moralisch geprägte Form der Selbstpraxis stellte. Mit den Problemen von Industrialisierung, Verstädterung und Seuchen konfrontiert und von der Angst vor zunehmendem Pauperismus bewegt, problematisierten die sogenannten Sanitaristen und liberal eingestellten ÄrztInnen nicht den Mangel an Beherrschung von Trieben und Leidenschaften, sondern deren Abwesenheit als Ursache für Faulheit, mangelnde Lebenskraft und Unproduktivität und damit für Armut und Krankheit in der Bevölkerung.[51]

Hier entstanden eine bestimmte Idee, Rationalität und Technologie des Regierens der Gesundheit der Armen und der Bevölkerung und schließlich auch des Selbst. Diese Idee war komplementär verknüpft mit einem spezifisch ‚liberalen' Menschenbild und Subjekttypus.

Bei Adam Smith galt *happiness* als das Ziel aller Lebenspraxis. Dazu zählte er auch gesundheitsbezogene Praktiken. Mit dieser Sichtweise formulierte Smith eine Gegenthese zu einer klassischen, christlichen Auffassung von einer auf das Jenseits gerichteten, asketischen oder zum Zweck der Verherrlichung Gottes vollzogenen Arbeit am Selbst.[52] Die wichtigsten auf den Erhalt der Gesundheit gerichteten Praktiken, die grundlegenden Regeln der Regierung in dieser Hinsicht, mussten sich nach Smith aus den Gefühlen und Bedürfnissen des Körpers selbst ableiten. Die Praxis der Erhaltung der Gesundheit und Selbstführung bestand also für ihn nicht in einer Regierung des Geistes über den Körper,

48 Vgl. Foucault: *Der Gebrauch* (Anm. 17), S. 159, 335.

49 Etwa im Sinne der von Johann Peter Frank ab 1779 veröffentlichten sechs Bände unter dem Titel „System[s] einer vollständigen medicinischen Polizey".

50 Vgl. Poczka: *Die Regierung* (Anm. 28), S. 54–59, 145.

51 Vgl. ebd., S. 343 ff.

52 Vgl. Adam Smith: *An Inquiry into the Nature and Causes of the Wealth of Nations*, London 2001, S. 1028.

die Gefühle und Leidenschaften, sondern in der Fähigkeit, die Signale und Zeichen des Körpers richtig zu lesen:

> The preservation and healthful state of the body seem to be the objects which Nature first recommends to the care of every individual. The appetites of hunger and thirst, the agreeable or disagreeable sensations of pleasure and pain, of heat and cold, etc. may be considered as lessons delivered by the voice of Nature herself, directing him what he ought to choose, and what he ought to avoid, for this purpose.[53]

Folglich lehnten Adam Smith ebenso wie später John Stuart Mill und die utilitaristisch eingestellten Regierungsbeamten und Sanitaristen Jeremy Bentham, Thomas Malthus und John Sutherland jegliche Form der Askese konsequent ab. Kein moralischer Diskurs, sondern die Furcht vor Krankheit und Armut und der individuelle Überlebenstrieb waren für Sutherland die Triebkräfte einer gesundheitsbezogenen Selbstpraxis: „Under such circumstances [der Choleraepidemie; d. Verf.] men are most readily affected by the passion of fear, and the instinct of self-preservation leads them to inquiries and physical reforms which remove those material causes from which originates a debased state of health both of body and mind."[54]

Vor diesem Hintergrund wurde der Einfluss eines äußeren moralischen Diskurses über gute Lebensweise sogar als Bedrohung angesehen. Kulturell fixierte Moralvorstellungen, die sich nicht mehr an dem Nutzen, sondern nur an einer Tradition ausrichteten, wurden von David Hume, der ein enger Freund und Zeitgenosse Adams Smiths war, und von Stuart Mill als gefährlich angesehen.[55] Die zu regierenden Subjekte sollten nichts weiter wollen, als ihre Existenz unter den Bedingungen einer kapitalistischen Gesellschaft zu sichern. Man nahm die Gesundheit nur deshalb als menschliches Bedürfnis wahr, weil Krankheit daran hinderte, ökonomisch für sein Überleben und das Lebens seiner Angehörigen zu sorgen. Der Wert der Gesundheit sollte im 19. Jahrhundert in erster Linie der arbeitenden Bevölkerung bewusst gemacht werden und sie auf diesem Wege zu einer gesundheitlichen Selbstregierung animieren. Denn es war keineswegs so, dass die scheinbar so auf ihre natürlichen Instinkte reduzierten Subjekte im Zustand der Freiheit im doppelten Sinne[56] automatisch in Erscheinung traten, wie Adam Smith angenommen hatte.

> Allein über das Regime der freien Lohnarbeit lassen sich nicht alle Armen in der civil society integrieren. Es verbleibt neben dem Heer der arbeitenden Armen (labouring poor) eine immer zahlreicher und sozial wie politisch gefährlicher werdende Masse von „faulen", „bedürftigen" und moralisch „sorglosen" Armen (idle, indigent, improvient poor); es öffnet sich gleichsam eine Schere zwischen dem sozialen Raum, der durch Freiheit und Produktivität regiert wird, und einem neuen, noch unbekannten, noch unregierten Raum, in dem sich die

[53] Adam Smith: *The Theory of Moral Sentiments*, Cambridge 2002, S. 248.
[54] John Sutherland: *Report of the General Board of Health on the epidemic cholera of 1848 & 1849*, London 1850, S. 5.
[55] Vgl. Poczka: *Die Regierung* (Anm. 28), S. 194–198.
[56] Vgl. Karl Marx/Friedrich Engels: *Werke, Bd. 23: Das Kapital I*, Berlin [21]1975, S. 183.

> Armut nicht in Arbeit und diese wiederum in Reichtum verwandelt, sondern in Kriminalität, politische Agitation, moralisches und physisches Laster.[57]

Das liberale Regierungsdenken antwortete auf diese Erfahrung mit einer seiner Logik konsequent folgenden Differenzierung der regierten Subjekte. Der Modus, in dem die liberale Gouvernementalität die Probleme nach ihrer ‚Regierbarkeit' ordnet, sie aufspaltet und ihnen verschiedene Techniken zuweist, ist nichts ihr Äußerliches oder ihr Widersprechendes. Die gleichzeitige Freiheit der einen und die Unfreiheit der anderen ebenso wie die Gleichzeitigkeit diametral zueinander stehender individualisierender und totalisierender Techniken stellt für sie keinen Widerspruch dar. Die liberale Regierungslogik entwirft sich selbst ein zu ihr passendes Subjekt – einen „Homo oeconomicus"[58] – , dem sie ihre eigene Rationalität unterstellt, während sie gleichzeitig behauptet, ihre Rationalität würde sich aus dem Wissen über das natürliche Wesen dieses Subjekts ableiten. Aus ihrer Konstruktion von Rationalität und Normalität begründet sich die Notwendigkeit, eine ganze Reihe von neuen Dichotomien einzuführen. Die von ihrer Norm abweichenden Subjekte, die BewohnerInnen der Elendsviertel der rasch wachsenden Städten – die *pauper* – wurden im 19. Jahrhundert in Großbritannien als das quasi ‚unnatürliche' Ergebnis falscher Politiken vor allem der alten Armengesetzgebung und anderer fehlgeleiteter sozialer Entwicklungen, und damit als korrekturbedürftig, betrachtet. Dies ermöglichte es der Regierung, die Frage, wie speziell die Armen und *pauper* zu regieren seien, separat zu stellen und andere Techniken einzusetzen, die sie für andere soziale Gruppen und auch die guten ArbeiterInnen nicht hätte rationalisieren können. Die Idee eines rational und ökonomisch auch seine gesundheitsbezogenen Verhaltensweisen kalkulierenden Subjekts war und ist untrennbar mit der Frage verbunden, wie man mit denen umgehen soll, die sich offensichtlich nicht so verhalten, wie man es der liberalen Anthropologie nach von ihnen erwartet.[59]

Die diskursive Praxis der moralischen Differenzierung etwa des Bürgertums vom „unreinliche[n] Proletariat"[60] und sogar in der Unterscheidung von Proletariat und „Lumpenproletariat"[61] z. B. bei Karl Marx und Friedrich Engels wird unter dem Regime liberaler Gouvernementalität entscheidend für die Frage nach der Identität eines (politischen) Subjekts. Dies setzt sich bis heute in Gestalt vielfältiger Ausschlüsse von Macht etwa mittels rassistischer und klassistischer Differenzierungen fort, die sich über die Problematisierung einer unmoralischen, unsittlichen, unvernünftigen, ungesunden, unreinlichen und in jedem Fall weniger ‚edlen' Kultur und Lebensweise vollzieht.

57 Matthias Bohlender: *Metamorphosen des liberalen Regierungsdenkens. Politische Ökonomie, Polizei und Pauperismus*, Mannheim 2007, S. 142.

58 Foucault: *Die Geburt* (Anm. 15), S. 346, vgl. auch S. 379–387.

59 Vgl. Poczka: *Die Regierung* (Anm. 28), S. 197.

60 Koch, C[.] F[.]: *Die Cholera-Epidemie des Regierungsbezirks Merseburg im Jahre 1866. Nach amtlichen Ermittlungen*, in: *Zeitschrift des Königlich-Preussischen Statistischen Bureaus*, Bd. 8, Nr. 1/2/3 (1868) hg. Von Ernst Engel, S. 1 – 20, hier S. 8. Vgl. Schmidt: *Exklusive Gesundheit* (Anm. 13), S. 139.

61 Marx/Engels: *Werke, Bd. 23* (Anm. 56), S. 673.

4 Gesundheit als Metapher für eine gelungene Selbstpraxis heute?

Ich habe in dem vorausgehenden Abschnitt den Versuch unternommen, einige Fragmente der Herkunftsgeschichte unserer Kultur gesundheitsbezogener Selbstpraktiken zu umreißen. Drei Merkmale der heutigen Verknüpfung von Subjekt und Gesundheit bzw. der auf Gesundheit zielenden Praktiken lassen sich mit Blick auf diese Herkunftsgeschichte besser verstehen.

Erstens besteht heute eine starke Verbindung der Attribute von Freiheit, Vernunft und Gesundheit. Wer gesund ist, aber noch mehr, wer Einsatz für die eigene Gesundheit zeigt, liefert einen Beleg für seine geistige Autonomie, Eigenverantwortung und Willensstärke hinsichtlich der Gestaltung seines Lebens. Heutzutage ist die Autonomie auch von PatientInnen ein hoch geschätztes Gut. Wer sich um seine Gesundheit sorgt, stimmt einer Therapie oder Empfehlung nicht ohne Reflexion des medizinischen Wissens zu. Überhaupt zeugt der starke Bezug auf dieses Wissen und seine Bedeutung für persönliche gesundheitsbezogene Praktiken und Entscheidungen von der Verbindung von Gesundheit und ‚selbst-denkendem' freien Subjekt. Die Verknüpfung der Fähigkeit zur Selbstführung, Freiheit von der Führung anderer und Führungskompetenz gegenüber anderen ist, wie Michael Meuser betont, sehr präsent: „Wer seinen Körper nicht diszipliniert, hat, so die Annahme, sein Leben nicht im Griff, ist willensschwach und deshalb nicht geeignet, verantwortungsvolle berufliche Positionen zu übernehmen."[62]

Zweitens sind, wie Regina Brunnett gezeigt hat, viele gesundheitsbezogene Selbstpraktiken darauf angelegt, symbolisch auf den Wert der Arbeitskraft einer Person zu verweisen. Hier haben sich die Anforderungen an Subjekte in den vergangenen 50 Jahren, so Brunnett, gewandelt und Einfluss auf die gesundheitsbezogenen Selbstpraktiken genommen. Prekarität und Unsicherheit, erhöhter Stress und Konkurrenzdruck, aber auch Prozesse der Subjektivierung von Arbeit haben seit den 1970er Jahren dazu beigetragen, Gesundheit mehr und mehr als Metapher für individuelle Fähigkeit und den gelingenden Umgang mit den äußeren, sich verändernden Lebens- und Arbeitsbedingungen zu verwenden. Krankheit verliere dadurch, so Brunnett, ihre entlastende Funktion und werde zu einem Gegenstand des Managements und der individuellen „Herausforderung für das eigenverantwortliche und aktive Subjekt".[63] Dieses „neue Leitbild von Gesundheit" beinhaltet also, so Brunnett, dass Gesundheit als „gelingende Selbstmodellierung" zunehmend mit „gelingender Anpassung"[64] zusammenfällt. Wie die Autorin in ihrem Buch zur *Hegemonie symbolischer Gesundheit* im Postfordismus treffend formuliert, bildet „Gesundheit in der gegenwärtigen Gesellschaft eine Subjektform […], die auf die Zuträglichkeit von Lebensführung, Denkweisen und Vorstellungen für die Struktur postfordistischer Akkumulation ausgerichtet ist."[65] Sie resümiert: „Gesundheit wurde, in dem Maße für eine steigende Zahl von Menschen zu einem symbolischen Wert und zu einem Medium der Selbstdarstel-

62 Michael Meuser: *Körperarbeit – Fitness, Gesundheit, Schönheit*, in: *Unser Alltag ist voll von Gesellschaft*, hg. von Alfred Bellebaum/Robert Hettlage, Wiesbaden 2014, S. 65–81, hier S. 69.

63 Regina Brunnett: *Burnout und soziale Anpassung. Stress, Arbeit und Selbst im flexiblen Kapitalismus*, in: *Krankheitskonstruktionen und Krankheitstreiberei. Die Renaissance der soziologischen Psychiatriekritik*, hg. von Michael Dellwing/Martin Harbusch, Wiesbaden 2013, S. 161–175, hier S. 165.

64 Ebd.

65 Brunnett: *Die Hegemonie* (Anm. 9), S. 63.

lung und des Lebensstils, wie die Verwertung der körperlichen Arbeitskraft an Bedeutung verlor."[66] Hinter der Metapher ‚Gesundheit' verschmelzen das kulturelle, symbolische und das biopsychische Kapital eines Subjekts und geben indirekt Auskunft über dessen Produktivität, Leistungsbereitschaft und Anpassungsfähigkeit.[67]
Obwohl diese Selbstregulation negative Technologien der Disziplinierung, der Askese und des Verzichts immer wieder mittransportiert, basiert der Großteil der gesundheitlichen Selbstregierung heute auf positiven und aktivierenden Techniken und Praktiken. Der Körper und dessen Äußerungen, Bedürfnisse und Gefühle als auch messbare Werte (z. B. Blutdruck, Körpergewicht) gelten als Indikatoren für eine gesunde Lebensweise und für Gesundheit. Zu den Techniken der Selbstregulation zählt heute mehr als zuvor die Beobachtung des Körpers, die Selbstbefragung und Suche nach seinen Bedürfnissen. Ein aktiver Lebensstil, Sport, gesunde, ausgewogene, aber auch genussvolle Ernährung sowie der Konsum von Fitness- und Wellnessprodukten, die Inanspruchnahme von Coachings und der Besuch von Seminaren zählen heute zum Programm einer gesunden Lebensweise. Selbst ein Entschluss wie weniger zu essen, nicht mehr zu rauchen usw. wird häufig nicht als Verzicht propagiert, sondern als Reaktion auf ein missachtetes Bedürfnis.[68]

Drittens geht heute die diskursive Verknüpfung des vernünftigen, zur Selbstregierung, Anpassung und hoher Leistung fähigen Subjekts mit seiner Gesundheit, wie bereits im 19. Jahrhundert, mit der moralischen und sozialen Differenzierung und Distinktion einher.[69] Wie die Geschichte gesundheitsbezogener Gouvernementalität zeigt, entstanden die Rationalitäten moderner Regierungsweisen im 17. und 18. Jahrhundert ebenfalls zunächst als klassenspezifisch-subkulturelle Formen der Verhaltensführung und als Gegenentwurf zur herrschenden Praxis.[70] Erst von hier aus kam es zu einer Universalisierung dieser Praktiken und zu ihrer Übertragung auf die Regierungsvernunft des Staates und seiner Gesundheitspolitik. Auch heute verweisen gesundheitsbezogene Selbstpraktiken metaphorisch auf ein scheinbar universelles Subjektideal, das jedoch, wie Bettina Schmidt zeigt, einem nur begrenzt zugänglichen Diskurs um gute Lebensweisen einer sozialen Elite entspringt:

> Die Tatsache, dass gutes Gesundheitsverhalten in den hohen Sozialschichten weiter verbreitet ist als in den niedrigen Sozialschichten, zeigt einerseits, dass das für gut befundene Verhalten den kapitalstarken Schichten leichter gelingt. Andererseits zeigt es aber auch, dass es den kapitalstarken Schichten leichter gelingt, ihre Vorstellungen von gutem Gesundheitsverhalten in den öffentlichen Debatten als universell gut zu behaupten.[71]

66 Ebd., S. 316 f.

67 Vgl. Regina Brunnett: *Gesundheit als Kapital – Zur Produktivität symbolischer Gesundheit im flexiblen Kapitalismus*, in: *Handbuch Therapeutisierung und Soziale Arbeit*, hg. von Roland Anhorn/Marcus Balzereit, Wiesbaden 2016, S. 207–223, hier S. 215.

68 Vgl. Lars Gertenbach/Sarah Mönkeberg: *Lifelogging und vitaler Normalismus*, in: *Lifelogging. Digitale Selbstvermessung und Lebensprotokollierung zwischen disruptiver Technologie und kulturellem Wandel*, hg. von Stefan Selke, Wiesbaden 2016, S. 25–43, hier S. 31, 37.

69 Vgl. Heinz Bude: *Das Unbehagen in der bürgerlichen Mitte*, in: *Aus Politik und Zeitgeschichte* 64, 49 (2014), S. 44–48, hier S. 46.

70 Vgl. Poczka: *Die Regierung* (Anm. 28), S. 30.

71 Schmidt: *Exklusive Gesundheit* (Anm. 13), S. 134 f.

Obwohl also, wie Schmidt ebenfalls feststellt, der Verweis auf die wissenschaftliche – in diesem Falle vor allem medizinische – Rationalität der gesunden Lebensweise heute sehr viel wichtiger geworden ist als Verweise auf Sittlichkeit und Moralität, spielt weiterhin vor allem eine Rolle, welche Gruppe eine bestimmte Lebensweise als die bessere und gesündere deklariert.[72]

Gesundheitliche Selbstregierung ist heute mehr denn je Bestandteil einer bürgerlichen Klassenidentität und Machtposition im Diskurs über Lebensweisen. Was eine gesunde Lebensweise ist, wird maßgeblich von einer gebildeten und verhältnismäßig wohlhabenden bürgerlichen Schicht bestimmt und weiterhin auf die staatlichen Politiken zur Förderung der Gesundheit der Bevölkerung übertragen. Dabei erweist sich die Strategie, die individuelle gesundheitliche Selbstpraxis zu fördern und zu fordern, auch als effektiv, um die gesundheitsbezogene Regierung der Bevölkerung verwirklichen zu können. Individuen, ihre Anpassungsfähigkeit und ihr Wissen werden, selbst wenn diese dabei für sich selbst an Macht und Freiheit vom Regiert-Sein gewinnen, zu MultiplikatorInnen und OptimiererInnen gesundheitsbezogener Regierungstechniken. Die Differenzierung von Menschen und Gruppen hinsichtlich ihrer gesundheitsbezogenen Lebensweise und des Grades ihrer Entsprechung mit dem besagten Ideal bestimmen mit über die soziale Positionierung, den ökonomischen Erfolg und das Maß der ihnen zuerkannten Autonomie bei der eigenen Lebensführung und Führung anderer. Auf diese Weise werden Gesundheit und ihre Metaphorik, wie auch Bettina Schmidt schreibt, zum Instrument der Sicherstellung sozialer Ordnung.

72 Vgl. ebd., S. 138.

Claus Zittel

„[D]ie im gegebenen Moment günstigste Krankheit". Ludwik Fleck und die soziale Konstruktion von Gesundheit

Es gibt keine Krankheit.[1]

1

Vor wenig mehr als einem Jahr hätte der Titel dieses Beitrags noch skeptische Reaktionen provoziert: Wieso soll es sozial konstruiert sein, wenn man sich gerade gesund oder krank fühlt? Wenn jemand krank ist, so ist dies eine Tatsache, und dass dies so ist, dafür gibt es offensichtliche empirische Gewissheit, z. B. wenn sie oder er fiebert und niest. Kulturwissenschaftlerinnen und Kulturwissenschaftler mögen gerne alles als bloße Konstruktion betrachten, dem ‚gesunden' Menschenverstand aber erschien es als absurdes Unterfangen, in kulturalistischer und historisierender Weise wissenschaftliche Tatsachen zu relativieren.

In den vergangenen Monaten haben wir alle mehr als sonst die Erfahrung gemacht, dass die wissenschaftliche Forschung im Bereich der Medizin keineswegs nur sicheres Wissen liefert, sondern vorläufige Erkenntnisse, die täglich neu überprüft und revidiert werden. Überdies wurden wir dazu genötigt, die zuvor ungewohnte Vorstellung zu akzeptieren, dass wir ein Virus in uns unerkannt tragen und es anderen weitergeben können, ohne Krankheitssymptome zu zeigen. Sind wir während dieser Phase, obgleich wir uns gesund fühlen, krank? Oder sind wir zugleich gesund und ansteckend? Wer als Virusträger identifiziert wurde, wird jedenfalls nicht nur formal, sondern auch buchstäblich krank*geschrieben*, und wer diese Zuschreibung nicht akzeptieren will, läuft Gefahr, bestraft zu werden. Man könnte meinen, hier öffne sich lediglich eine Kluft zwischen subjektiver Wahrnehmung und objektivem Befund, doch in einigen anderen Ländern, z. B. in Polen, sehen wir, dass nur diejenigen als krank gelten, die nach der Infektion Symptome ausbilden. Offenbar gibt es keine objektive Grenze zwischen krank und gesund, sondern die Grenzziehung hängt an regionalen Entscheidungen, die kulturell, sozial und politisch motiviert sind.

Überdies scheint es, dass derjenige, der die Objektivität wissenschaftlicher Tatsachen relativiert, solchen Politikern und Verschwörungstheoretikern willentlich oder unbeabsichtigt in die Hände spielt, die überhaupt wissenschaftlicher Forschung misstrauen und ‚alternative Fakten' propagieren. Doch bei näherem Zusehen stellt sich schnell heraus, dass diese ihrerseits für ihre ‚alternativen Fakten' absolute Wahrheitsansprüche aufstellen,

[1] Oskar Loerke: *Der Oger*, Hamburg/Berlin 1921, S. 331.

somit gerade keine Relativisten, sondern Fundamentalisten sind. Es stehen sich also unterschiedliche Weisen, Salubrität zu definieren, unversöhnlich gegenüber, und dies gerade lädt dazu ein, vergleichend zu beschreiben, wie die jeweiligen Auffassungen von Gesundheit und Krankheit sich gebildet haben. Dabei geht es um mehr als bloß um den *Begriff* der Gesundheit. Denn wenn man sich fragt, inwiefern Gesundheit sozial konstruiert ist, so bezieht sich dies nicht nur auf die Art und Weise, wie wir körperliche Zustände beschreiben und definieren, sondern auch darauf, wie die Beschreibung und die Wahrnehmung dieser Zustände zusammenspielen und wie wiederum unsere Beschreibung mit unserem allgemeinen Weltbild und unserer sozialen Prägung zusammenhängt. Vertreter besonders radikaler sozialkonstruktivistischer Positionen behaupten daher, dass unser soziales Umfeld nicht nur darüber entscheide, was als gesund *gilt*, sondern auch darüber, was gesund *ist*. Was wir in der Schule gelernt haben, in den Medien vorgesetzt bekommen, im Alltag erleben, legt fest, was wir als wirklich wahrnehmen, einschließlich der vermeintlich objektiven Resultate naturwissenschaftlicher Forschung. Folglich ist auch das, was in den Naturwissenschaften als objektive Tatsache erscheint, von kulturellen Faktoren abhängig. Der Pionier dieser Auffassung ist der aus Lemberg stammende polnische Mikrobiologe Ludwik Fleck (1896–1961). Dieser hatte uns Geisteswissenschaftlerinnen und Geisteswissenschaftler mit den Worten verspottet, es sei ein charakteristischer Fehler „fast aller soziologisch und humanistisch gebildeten Denker“, dass sie „allzu großen Respekt, eine Art religiöser Hochachtung vor naturwissenschaftlichen Tatsachen“[2] haben. Er selbst ist seither berühmt geworden als Verfechter einer soziologischen oder gar sozialkonstruktivistischen Wissenschaftstheorie, die nicht von außen auf die Wissenschaften blickt, sondern von innen heraus ihre Praktiken als kulturell und sozial bedingte beschreibt und so zugleich die Grenzen der vermeintlich geschiedenen Reiche der Natur- und Geisteswissenschaften aufhebt. Sein Satz: „In der Naturwissenschaft gibt es gleichwie in der Kunst und im Leben keine andere Naturtreue als die Kulturtreue“,[3] ist zu einem Leitspruch der neueren Kulturwissenschaften geworden.

Mit Blick auf das Thema des vorliegenden Bandes ist Fleck sowohl für die kulturhistorische als auch systematische Untersuchung der Frage, wie unsere Begriffe, Metaphern und Vorstellungen von Gesundheit sich zu Denkmustern verfestigen, ein bemerkenswert interessanter Zeuge. Üblicherweise wird das von Fleck bereits in den 1920er und 1930er Jahren entworfene Programm einer Revolution in der Wissenschaftstheorie vor allem hinsichtlich seiner Lehre von den Denkstilen rezipiert. Erziehung, Riten, Traditionen, kulturelle Leitbilder prägen Fleck zufolge die Denkstile wissenschaftlicher Denkkollektive so sehr, dass sie sich mit Vertretern anderer Denkstile nicht verständigen können. Fleck hatte dies anhand der die Laborforschung zur Syphilis dominierenden Denkzwänge aufgezeigt und an ihnen demonstriert, dass diese letztlich von der weltanschaulichen Vorstellung, die Krankheit sei eine Lustseuche, die das Blut verderbe, bestimmt werden.

[2] Ludwik Fleck: *Die Entstehung und Entwicklung einer wissenschaftlichen Tatsache* [1935], Frankfurt a. M. 1980, S. 65 (im Folgenden zitiert als EET).

[3] Ebd., S. 48.

2

Die Forschung hat durchaus registriert, dass im Hintergrund von Flecks wissenschaftstheoretischen Überlegungen auch die Leitfrage steht, wie Denkstile überhaupt unsere Vorstellungen von Krankheit bedingen.[4] Kaum je beachtet wurde allerdings, dass erstens die kulturelle Prägung des medizinischen Krankheitsbegriffs ebenso Folgen für den Begriff der Gesundheit zeitigt und dass zweitens es just das eingangs von mir angesprochene Phänomen der symptomfreien Trägerschaft von Viren ist, das Fleck als Paradebeispiel diente, um die Macht wissenschaftlicher Denkzwänge vor Augen zu führen und für ihn zum Angelpunkt tiefgreifender Revisionen in der Serologie wurde.[5] In diesem Beitrag werde ich mich nur auf diesen Punkt konzentrieren und solche Stellen aus Flecks Werk ausführlich zitieren, die sonst größtenteils übergangen werden.[6]

Um die Bedeutung von Flecks Theorie für die aktuellen Diskussionen zu COVID-19 zu begreifen, muss man sich klarmachen, dass das ganze Gebiet der Wissenschaftstheorie nach wie vor stark von den Ideen Thomas Kuhns dominiert wird, dessen berühmtes Hauptwerk *Die Struktur wissenschaftlicher Revolutionen*[7] sich jedoch primär an der Physik-Geschichte orientiert. Eine solche Ausrichtung hatte allerdings bereits Fleck als me-

[4] Vgl. Heiner Fangerau/Michael Martin: *Konzepte von Gesundheit und Krankheit – Die Historizität elementarer Lebenserscheinungen zwischen Qualität und Quantität*, in: *Entgrenzung der Medizin. Von der Heilkunst zur Verbesserung des Menschen?*, hg. von Willy Viehöver, Bielefeld 2011, S. 51–66.

[5] Das klassische Weltbild der Immunologie war bereits durch den tragischen Fall der sogenannten *typhoid* Mary erschüttert worden, einer irischen Einwanderin in die USA, die, ohne Symptome zu zeigen, Typhus verbreitete und auf dubioser Rechtsgrundlage viele Jahre in Isolationshaft zubringen musste. Vgl. Marouf A. Hasian: *Macht, medizinisches Wissen und die rhetorische Erfindung der »Typhoid Mary«*, in: *Bakteriologie und Moderne*, hg. von Philipp Sarasin/Silvia Berger/Marianne Hänseler/Myriam Spörri, Frankfurt a. M. 2007, S. 496–521. Zur Situation der damals zeitgenössischen Epidemiologie siehe: Olga Amsterdamska: *Achieving Disbelief: Thought Styles, Microbial Variation, and American and British Epidemiology, 1900–1940*, in: *Studies in History and Philosophy of Science Part C: Studies in History and Philosophy of Biological and Biomedical Sciences* 35 (2004), S. 483–507; Henk van den Belt/Bart Gremmen: *Specificity in the Era of Koch and Ehrlich: A Generalized Interpretation of Ludwik Fleck's ‚Serological' Thought Style*, in: *Studies in History and Philosophy of Science Part A* 21 (1990), S. 463–479.

[6] Was genau unter Denkstilen zu verstehen ist und wie sich Flecks Auffassungen darüber ausgebildet und nach und nach verändert haben, habe ich andernorts dargelegt: vgl. Claus Zittel: *Fleck-Fieber*, in: *Zeitschrift für Ideengeschichte* XI (2017), S. 15–28; ders.: *Ludwik Flecks Gestaltbegriff und sein Blick auf die Gestaltpsychologie seiner Zeit*, in: *NTM Zeitschrift für Geschichte der Wissenschaften, Technik und Medizin* 22 (2014), S. 9–29; ders.: *Ludwik Fleck und der Stilbegriff in den Naturwissenschaften. Stil als wissenschaftshistorische, epistemologische und* ästhetische *Kategorie*, in: *Sehen und Handeln*, hg. von Horst Bredekamp/John Krois, Berlin 2011, S. 171–206.

[7] Vgl. Thomas Kuhn: *The Structure of Scientific Revolutions*, Chicago 1966. Deutsche Ausgabe: ders.: *Die Struktur wissenschaftlicher Revolutionen*, Frankfurt a. M. 1967. Zum Verhältnis Fleck-Kuhn vgl. Sylwia Werner: *Denkstil – Paradigma – Avantgarde. Zum Verhältnis von Wissenschaft und Kunst in Wissenschaftstheorien Ludwik Flecks und Thomas Kuhns*, in: *Paradigmenwechsel. Wandel in Kunst und Wissenschaft*, hg. v. Jürgen Bohm/Andrea Sakoparnig/Andreas Wolfsteiner, Berlin/Boston 2014, S. 53–66 (dort mit weiterführender Literatur).

thodisch veraltet angesehen und durch Ansätze ersetzt sehen wollen, die aus den aktuellen Forschungszusammenhängen der Bio-Wissenschaften heraus entwickelt werden, da in denselben hautnah die Entstehung neuer wissenschaftlicher Denkstile beobachtet werden könnte. Man könnte also sagen, dass im Bereich der Wissenschaftstheorie die nach wie vor zahlreichen Anhänger Kuhns noch einem alten Paradigma anhängen, das heute, in einem Zeitalter, in dem die biologischen Wissenschaften zu den neuen Leitwissenschaften aufgestiegen sind, inadäquat geworden ist, um wissenschaftliche Forschung umfassend zu erklären. In einem Brief an Moritz Schlick beschrieb bereits Fleck den Zustand der Wissenschaftstheorie seiner Zeit frank und frei als antiquiert:

> Schon die Wahl des Materials (fast ausschließlich Physik, Astronomie oder Chemie) scheint mir meist irreführend zu sein, denn das Entstehen der elementaren Erkenntnisse der Physik liegt so weit zurück, daß wir es nur schwer untersuchen können – und die neuern Erkenntnisse sind so sehr sozusagen „systembefangen", so sehr durch die schulmäßige Vorbildung und die wissenschaftliche Tradition uns allen suggeriert worden, daß ich sie als prinzipielles Untersuchungsmaterial ebenfalls für ungeeignet halten muß.[8]

Nach Flecks Überzeugung hat sich in der Moderne eine bakteriologische Revolution ereignet, die auch entscheidend die Voraussetzungen für medizinische Konzeptionen von Gesundheit veränderte. Nicht in der Natur, sondern im künstlichen Raum des Labors können nun in tierischen Modellorganismen Krankheiten hergestellt und in speziellen Nachweisverfahren sichtbar gemacht werden. Die nur mit Instrumenten beobachtbaren Mikroorganismen befinden sich in permanenter Mutation, ihre Variabilität erlaubt nur transitorische Beobachtungen.[9]

Allerdings sind noch bis vor kurzem, also bis zum Auftauchen von COVID-19, die alten Vorstellungen, die vor der bakteriologischen Revolution dominierten, latent vorhanden geblieben und nun virulent geworden. Fleck bezeichnet dies als die „Beharrungstendenz der Meinungssysteme".[10] Diese führt dazu, dass sich, sogar wenn sich eine wissenschaftliche Revolution ereignete, im Alltagsleben und in der medizinischen Praxis (und nicht nur bei Homöopathen) noch überholte Vorstellungen halten können, obgleich ihnen die theoretische Grundlage vollständig verloren gegangen ist. Einher geht damit zumeist eine Leugnung oder Diffamierung neuerer wissenschaftlicher Erkenntnisse.[11]

[8] Ludwik Fleck: *Briefwechsel mit Moritz Schlick (1933–1934)*, in: ders.: *Denkstile und Tatsachen. Gesammelte Schriften und Zeugnisse*, hg. von Sylwia Werner/Claus Zittel, Berlin 2011, S. 561–565, hier S. 561 f. (im Folgenden zitiert als DT).

[9] Vgl. Georges Canguilhem: *Der Beitrag der Bakteriologie zum Untergang der „medizinischen Theorien" im 19. Jahrhundert*, in: ders.: *Wissenschaftsgeschichte und Epistemologie*, Frankfurt a. M. 1979, S. 110–132.

[10] Fleck: EET (Anm. 2), S. 43.

[11] Vgl. hierzu grundlegend Barbara Herrnstein-Smith: *Netting Truth: Ludwik Fleck's Constructivist Genealogy*, in: *Scandalous Knowledge. Science, Truth, and the Human*, Durham 2006, S. 46–84.

3

Versuchen wir nun uns klarzumachen, wie sich diese Revolution in der Bakteriologie zuerst allgemein auf Flecks Wissenschaftstheorie der Medizin und sodann speziell auf seine im Lichte der Epidemiologie sich zeigende Auffassung von Krankheit und Gesundheit auswirkt. Gleich im ersten Satz seiner ersten Publikation zu einer Philosophie der Medizin aus dem Jahr 1927 *Über einige besondere Merkmale des ärztlichen Denkens*, behauptet Fleck, dass das ärztliche Wissen „zum Entstehen eines besonderen Stils geführt“[12] habe, durch den es sich von den härteren Naturwissenschaften unterscheide, die keinen Stil hätten. Später wird er diese Einschränkung revidieren und nach dem Muster der Medizin alle Naturwissenschaften als stilbedingt beschreiben. Doch notieren wir zunächst, wie der junge Fleck die Begriffe der Krankheit und Gesundheit auf Grundlage seiner eigenen medizinischen Praxis neu zu konzipieren trachtete. Im Unterschied zum nach dem klassischen aristotelischen Muster arbeitenden Naturwissenschaftler, der

> typische, normale Phänomene sucht, studiert der Arzt gerade die nicht typischen, nicht normalen, krankhaften Phänomene. Und dabei trifft er auf diesem Weg sofort auf einen gewaltigen Reichtum und Individualität dieser Phänomene, die die Vielheit ohne klare, abgegrenzte Einheiten begleiten, voller Übergangs- und Grenzzustände. Es gibt keine genaue Grenze zwischen dem, was gesund ist, und dem, was krank ist, und nirgends trifft man wirklich ein zweites Mal auf dasselbe Krankheitsbild. Aber diese unerhört reiche Vielheit immerfort anderer und anderer Varianten muß gedanklich bezwungen werden, denn dies ist die Erkenntnisaufgabe der Medizin. Auf welche Weise ist ein Gesetz für nicht gesetzmäßige Phänomene zu finden? – so lautet die grundsätzliche Frage des ärztlichen Denkens.[13]

Eine klare Grenze zwischen krank und gesund existiert Fleck zufolge aus der Perspektive des ärztlichen Blicks nicht, der zunächst nicht mehr als ein diffuses Gemisch an Symptomen wahrnimmt. Angesichts dieser Vielfalt an heterogenen Phänomenen beginne der Arzt nach typischen Fällen zu suchen und produziere so eine immer größere Menge an weiterem Material. Die Medizin stehe sodann vor der Aufgabe, „in diesem ursprünglichen Chaos irgendwelche Gesetze, Zusammenhänge, irgendwelche Typen höherer Ordnung zu finden.“[14] Damit dies gelingt, müsse der Arzt zunächst aus dem Chaos der Phänomene bestimmte Gruppen isolieren, dann für diese Metaphern finden, um ihre Eigentümlichkeiten zu beschreiben, und schließlich Begriffe bilden, um sie abzugrenzen.

> Diese Typen, diese idealen, fiktiven Bilder, Krankheitseinheiten genannt, um die sich so individuelle und veränderliche Krankheitsphänomene gruppieren, ihnen aber nie völlig entsprechen, schafft das ärztliche Denken auf der einen Seite durch spezifisches, weitgehendes Abstrahieren, d. h. durch das Verwerfen einiger beobachteter Daten, auf der anderen Seite

12 Ludwik Fleck: *Über einige spezifische Merkmale des ärztlichen Denkens*, in: DT (Anm. 8), S. 41–51, hier S. 41.

13 Ebd., S. 41.

14 Ebd.

> durch das ebenfalls spezifische Aufbauen von Hypothesen, d. h. durch das Vermuten nicht beobachteter Zusammenhänge.[15]

Doch damit nicht genug. Im Unterschied zur Physik oder Astronomie kann man in der Bakteriologie keine exakten Berechnungen kausaler Wirkungsmechanismen etwa hinsichtlich der zu erwartenden Mutationen von Bakterienkulturen[16] vornehmen, sondern muss die Wahrscheinlichkeitsrechnung bemühen. Nach Fleck ermöglichen Statistik und Wahrscheinlichkeitsrechnung selbst den Zufall in gewisse Gesetze zu fassen. Der Preis dafür ist ein Absehen von allem Individuellen zugunsten fiktiver allgemeiner begrifflicher Ordnungen, die Ungleiches gleichsetzen:

> Wir bedienen uns dabei vor allem der statistischen Zusammenstellung und des Vergleichs vieler ähnlicher Phänomene, d. h. dessen, was ich die statistische Beobachtung nennen möchte, die allein erlaubt, unter den vielen Individuen einen Typus zu finden. Die Rolle der Statistik in der Medizin ist enorm. Allein zahlreiche, sehr zahlreiche Beobachtungen entfernen die Individualität dessen, was krankhaft ist, und in komplizierten Bereichen, wie der Pathologie oder der Soziologie, ist das individuelle Merkmal mit dem Zufall identisch und muß entfernt werden. Aber die statistische Beobachtung erzeugt nicht den Grundbegriff unseres Wissens, der der Begriff der Krankheitseinheit ist.[17]

Nur in der Medizin gelange man aufgrund der Mannigfaltigkeit atypischer Krankheitsphänomene und deren transitorischen Charakters zwangsläufig zu solchen fiktiven Begriffsbildungen. Bei ihr kämen stets „viele von der Logik nicht fassbaren Imponderabilien ins Spiel“, die es erlaubten, vermöge einer „spezifischen Intuition“ den Verlauf der Forschung „vorherzufühlen“ und in dessen Entwicklungsetappen einen „spezifischen Denkstil“ auszumachen. Ärztliches Denken habe also Stil, weil es nicht logisch-deduktiv vorgehen kann, weshalb ein Arzt umso „schlechter ist, desto logischer seine Theorie ist“.[18] Die auf induktiven Verfahren beruhenden medizinischen Diagnosen und terminologischen Abstraktionen seien „wissenschaftliche Fiktion[en]“,[19] die nicht durch neutrale Beobachtung und Deduktion, sondern vielmehr durch intuitives Ahnen hervorgebracht werden. Für die Begriffsbildung bedeute dies, dass es in der Medizin ungewöhnlich viele Pseudo- und Para-Bestimmungen gebe, „z. B. *Typhus – Paratyphus; Psoriasis – Parapsoriasis, Vaccine – Paravaccine, Anämie – Pseudoanämie;* […] *Pseudokrupp,* […] *Pseudosclerosis. Pseudotabes*; weiter auch *Meningitis – Meningismus; Parkinson – Parkinsonismus* usw.“[20] Denn immer dann, wenn man neue symptomatisch ähnliche Phänomene entdeckte, die nicht ganz zu dem bisherigen idealen Krankheitstypus passten, musste man Untergruppen einführen, von denen sich dann aber herausstellen konnte, dass sie ganz und gar nicht verwandt mit dem Ausgangstypus waren, wie z. B. *Tabes – Pseudotabes* (Rückenmarksschwindsucht). Hat man aber dennoch aus der Fülle atypischer Krankheitsphäno-

15 Ebd., S. 42.
16 Vgl. Ludwik Fleck/Olga Ester: *Zur Variabilität der Streptokokken* [1932], in: DT (Anm. 8), S. 126–171.
17 Fleck: *Über einige spezifische Merkmale* (Anm. 12), S. 42.
18 Ebd., S. 42 und 45.
19 Ebd., S. 47.
20 Ebd., S. 43.

mene ideale Typen herausdestilliert, müssen diese auf einen gemeinsamen Nenner gebracht werden, und dies geschieht, indem man die ihnen allen gemeinsame Elemente als Bausteine herausanalysiert.

> Doch Kombinationen mehrerer auf diesem Wege gewonnener, sich immerfort wiederholender Motive (Entzündung, Entartung, Atrophie, Hypertrophie, Hypofunktion, Hyperfunktion usw.) geben nie den ganzen Reichtum individueller Krankheitsmerkmale wieder. Immer wieder bleiben die spezifischsten, charakteristischsten Merkmale außerhalb des Bereichs einer solchen Fassung, was beweist, daß die Elemente der Anatomie und der pathologischen Physiologie allzu unbestimmt sind.[21]

Das wiederum bedeute, dass in der Medizin die Gattungen viele spezifische Merkmale aufweisen, d. h.

> Merkmale, die sich nicht analysieren und nicht auf gemeinsame Elemente [zurück]führen lassen. Auf diese Weise schafft der sehr weit getriebene Abstraktionsprozeß einen Gattungsbegriff, dessen Fiktivität bedeutend größer als in irgendeinem anderen Wissensbereich ist, und einen Elementbegriff von gleichermaßen spezifischer Unbestimmtheit. Infolgedessen hat man in der Medizin die charakteristische Diskrepanz von Theorie und Praxis.[22]

Anders als in den anderen Wissenschaften, könne man deshalb in der Medizin allzu oft den Satz hören: „In der Theorie zwar unmöglich, in der Praxis kommt es aber vor.“[23] Die Kluft zwischen Theorie und Praxis sei sogar noch besser

> in der Therapie sichtbar, und am besten in Erklärungsversuchen für die Wirkung von Heilmitteln, wo es zu einer besonderen Pseudologik kommt. Vor kurzem hat man verboten, bei Blutspucken Kampfer zu geben – und das hatte seine Begründung. Heute empfiehlt man Kampfer – und das hat ebenfalls seine „logische“ Begründung. Jede Heilmethode, einschließlich der Homöopathie und der Psychoanalyse, verfügt über eine „exakte, logische, fast mathematische“ Begründung, meistens umso exakter, je kürzer ihre Lebensdauer ist. Nirgends ist es mit einer solchen pseudologischen Erklärung leichter als in der Medizin, denn umso verzwickter die Menge der Phänomene, um so leichter ist es mit einem auf ganz kurze Sicht kontrollierbaren Gesetz, und um so schwieriger mit einer umfassenden Idee. In der Medizin tritt der in seiner Art einzigartige Umstand auf, daß je schlechter ein Arzt ist, um so „logischer“ seine Therapie ist. Denn scheinbar läßt sich in der Medizin fast alles als Beweis angeben, so daß wir bisher tatsächlich fast nichts aufgeklärt haben.[24]

Betrachtete man aber eine Menge, deren Elemente ganz und gar verschiedenartig bedingt sind, als Ganzheit und konsequent von einem Standpunkt aus, so sei dies irrational. Wir würden dann ständig Ursache-Wirkungsverhältnisse unterstellen, die so nie rein vorlägen, sondern es gäbe nur komplexe Wirkungen von Kausalnetzen:

21 Ebd., S. 44.
22 Ebd.
23 Ebd.
24 Ebd., S. 45.

> Wir anerkennen Kausalbeziehungen, aber die Folge ist nie proportional der Ursache, noch ist sie sogar stets die gleiche. Die Wirkung der pathogenen Ursache ist Resultante ihrer Stärke und Disposition, also schließen sich die Kausalzusammenhänge mit ihren inkommensurablen, prädisponierenden Faktoren an. Aber selbst bei Berücksichtigung dieser beider Wirkungsreihen können wir in der Medizin nichts herleiten, weil immer eine antagonistische Reaktion auftreten kann.[25]

Bei jedem medizinischen Problem werde es „immer wieder und wieder [...] notwendig, den Blickwinkel zu wechseln, von einem konsequenten Denkstandpunkt zurückzutreten. Nur so wird die Welt der Krankheitsphänomene irrational als Ganzes, rational im einzelnen."[26] Zum einen fordert Fleck ein polyperspektivisches Beobachten, zum andern aber macht er klar, dass auch von verschiedenen Standpunkten aus die Phänomene nie fixiert werden können. Da sich die Phänomene vielmehr ständig wandeln, erhält man auch durch das Überblenden der vielen perspektivischen Bilder kein ‚objektives Bild'. Und es ist diese Fluktuanz der Phänomene, mit der auch heute viele nicht zurechtkommen, die sich beklagen, dass vonseiten der Wissenschaft jede Woche andere Empfehlungen ausgesprochen werden und nicht einmal unter den Virologen ein Konsens über deren Sinnhaftigkeit besteht. Fehlt die große einheitliche Konzeption, dann bleibt nichts anderes übrig, als pragmatisch mit nur kurzfristig haltbaren Konzepten zu arbeiten, die dem Zeitkern der Krankheit, ihrer Prozessualität Rechnung tragen. Krankheit gibt es nie als die eine wahre, sondern nur in Verlaufsform. Eine Momentaufnahme erlaubt niemals, eine Krankheit als Krankheit zu fassen, es muss eine Geschichte dazu konstruiert werden:

> Soweit jedoch in der Medizin eine das Ganze umfassende Idee, wie die Atomistik in der Chemie oder die Energetik in der Physik, unmöglich ist, tritt trotzdem immer deutlicher als dominierender Standpunkt eine gewisse methodische Idee hervor, ein gewisser leitender Gedanke, ärztliche Phänomene zu fassen. Das ist eine spezifisch temporäre und dynamische Fassung der Krankheitsphänomene. Der Gegenstand ärztlichen Denkens, die Krankheit, ist kein dauerhafter Zustand, sondern ein sich unablässig verändernder Prozeß, der seine eigene zeitliche Genese, seinen Verlauf und Hingang hat. Diese wissenschaftliche Fiktion, dieses Individuum, geschaffen durch Abstraktion, gestützt auf Statistik und Intuition, das Individuum genannt Krankheit, das bei statistischer Auffassung rundweg irrational ist, unfaßbar und sich nicht eindeutig definieren läßt, wird erst in temporärer Fassung zur konkreten Einheit. Niemals ein status praesens, sondern erst die historia morbi schafft die Krankheitseinheit.[27]

4

Zentraler Angelpunkt von Flecks Argumentation aber ist die Auseinandersetzung mit dem Wechsel vom klassischen zum modernen Begriffsfeld der Immunologie. Ausdrücklich lenkt er die Aufmerksamkeit

[25] Ebd.
[26] Ebd., S. 46.
[27] Ebd., S. 47.

> auf zwei hierher gehörende, durch und durch moderne und fruchtbare Begriffe: auf den Begriff der Hygiogenese und der latenten Infektion (inapparente Infektion [...]) [, s]chließlich auf den Begriff der latenten Krankheit [...]. Die betreffenden Prozesse lassen sich weder zum früheren Gesundheitsbegriff noch zum Krankheitsbegriff zählen. In ihrer Beleuchtung ist die Gesundheit ein bestimmtes wechselseitiges Verhältnis patho- und hygiogenetischer Prozesse, und jedes andere Verhältnis in egal welcher Richtung ist Krankheit. Weil sich die verschiedensten Organe und Drüsen gegenseitig ersetzen können und sich einige Erkrankungen gegenseitig ausgleichen, wobei sie einen günstigeren Zustand ergeben, *müßte man also die Gesundheit konsequent, wenn auch paradox, als die im gegebenen Moment günstigste Krankheit bestimmen*. Auf diese Weise entsteht die spezifische dynamische Fassung des Gegenstandes, bei der wir an Stelle gleichbleibender Ursachen gegenseitig aufeinander einwirkende Prozesse haben. Die Zusammenhänge zwischen ihnen sind verschieden und inkommensurabel, abhängig vom immer wieder notwendigen Wechsel des Gesichtspunktes.[28]

Nietzsche wird ein Bonmot zugeschrieben, das omnipräsent auf den Homepages von Medizinern herumgeistert: „Gesundheit ist dasjenige Maß an Krankheit, das es mir noch erlaubt, meinen wesentlichen Beschäftigungen nachzugehen." Der Satz lässt sich bei Nietzsche nirgends finden, bei Fleck jedoch könnte er so stehen.

Fleck hat sich stets für Bewegungen interessiert, die sich gegen das Impfen wandten, da bei Impfgegnern sich die Persistenz primitiver Denkschemata besonders gut beobachten lasse. Heute genügte ein kurzer Ausflug ins Internet, um sich über die Beharrungstendenz impfkritischer Meinungssysteme zu informieren, Fleck fand seine Belege in Romanen und populärwissenschaftlichen Schriften. So las er den Roman Rider Haggards, *Doctor Therne*,[29] um zu verstehen, was den Denkstil der Impfgegner charakterisiert, wie er sich gebildet hat und wodurch er sich trotz vorherrschender anderer Denkstile hartnäckig behaupten kann.[30] Ein weiteres Beispiel, das Fleck ausführlich zitiert, ist die folgende Invektive aus der Feder des Eremitenpriesters und früheren Vizepräsidenten des Internationalen Bundes der Impfgegner für Österreich Vincenz Pixa:

> Menschliche Pocken und Kuhpocken sind mit Venerologie, Tuberkulose, Scharlach, Masern, Skrofeln, Lungenschwindsucht, Cholera und Krebs verwandt. Jenner impfte erstmals ein Kind nicht mit den Kuhpocken, sondern mit dem Eiter von menschlichen Pocken, der sich an der Oberfläche der venerischen Hand einer Magd – Sarah Nelmes – gebildet hatte.

28 Ebd., S. 48, Hervorhebung d. Verf.

29 Henry Rider Haggard: *Doctor Therne*, Leipzig 1899.

30 Vgl. Flecks *Brief an Witold Ziembicki, Lublin, den 2. Juni 1946*, Ludwik Fleck: *Briefe an Witold Ziembicki (1937–1946)*, in: DT (Anm. 8), S. 566–573, hier S. 569: „Sehr geehrter und lieber Herr Professor, die Antivakzinebewegung in England interessiert mich deswegen, weil ich gerade den englischen Roman von Haggard, Doctor Therne, gelesen habe, dessen Handlung sich um diese Bewegung dreht. Ich möchte verstehen, wie eine solche Dummheit sich in einem so hochstehenden Land entwickeln konnte: bis zu gesetzgebenden Akten. Wenn der Roman den wahren Stand der Dinge verkündet, funktionierte in England eine organisierte Propaganda, und die Ärzte nahmen an ihr teil. Man gründete einen Verband der Gegner der Vakzination. Während der Wahlen verpflichtete man die Parlamentskandidaten dazu, gegen die Zwangsimpfungen einzutreten, usw. Ich möchte die Argumente der Ärzte kennenlernen, die Impfgegner waren."

> Aus den Pockenpusteln des Kindes sammelte er die Eitersubstanz und verkaufte sie Ärzten aus ganz Europa, wodurch sich das venerische Gift ausbreitete und in den Ländern, wo Impfungen durchgeführt wurden, festsetzte. Es ist eine Sünde, das schönste Gottesgeschöpf, das sind die unschuldigen und wehrlosen Kinder, unter dem Vorwand, die menschliche Natur zu vervollkommnen und zu stärken, mit der giftigen, aus dem kranken Tierorganismus ausgestoßenen Substanz, impfen zu lassen und zu verletzen.[31]

Obgleich Fleck meint, dass seine vergleichende Denkstilforschung toleranter gegen andere Denkstile mache, weil sie diese nicht sofort als kompletten Unsinn abtue, ist es für ihn dennoch klar, dass, wenn er selbst als Serologe als Teil seines Kollektivs urteilt, dann nur eine Sicht wahr sein kann. Keineswegs würde er jenen zustimmen, die ihn heute als Kronzeugen für die Anerkennung der Homöopathie als alternativen medizinischen Denkstil aufrufen.[32] Wahrheit ist für Fleck nicht relativ, sondern relational, innerhalb eines Denkstils gelten nicht widersprechende Wahrheiten zugleich und Unsinn bleibt Unsinn.[33] So verstrickt er sich nicht in einen Selbstwiderspruch, wenn er in der Nachkriegszeit in öffentlichen Kampagnen im Namen der medizinischen Aufklärung gegen die Impfgegner zu Felde zieht:

> Doch die Geschichte wiederholt sich in gewissem Maße bei den Impfungen gegen Tuberkulose und Diphtherie. Der Feind ist die Unwissenheit und der Aberglaube. Doch kein geringerer, sondern vielleicht sogar ein größerer, weil schwieriger zu bekämpfender Feind ist die Gleichgültigkeit. Wir gehen gleichgültig am Schmutz vorbei, wir gewöhnen uns an stillgelegte Wasserleitungen, beschädigte Badezimmer, verstopfte und ekelhafte Toiletten. Es empört und beleidigt uns weder die Spucke auf dem Bürgersteig noch ein nach Kot stinkendes Haustor noch der Schmutz auf vielen Bahnhöfen. Selbst die größten Anstrengungen der Wissenschaftler sind umsonst. Umsonst sind die größten Entdeckungen, wenn die sanitäre Schulung fehlt, wenn es an der Popularisierung der ärztlichen Wissenschaft mangelt und wenn in weiten Kreisen der Gesellschaft das Verständnis für Fragen der Gesundheit und Krankheit fehlt.[34]

31 Vincenz Pixa: *Über die schreiende Unsinnigkeit und furchtbare Schädlichkeit des Pockenimpfens*, Berlin 1904, zit. nach: Ludwik Fleck: *[Buchbesprechung von] K. Ostrowski: „Über Zauberei, Quacksalber und das Heilwesen“* [1955], in: DT (Anm. 8), S. 445–449, hier S. 445.

32 Das ist zu studieren bei Karl-Heinz Gebhardt: *Die Homöopathie als wissenschaftstheoretische Herausforderung im 21. Jahrhundert*, in: *Allgemeine Homöopathische Zeitschrift* 260 (2015), S. 13–19, 26–31; Rainer G. Appell: *Homöopathie – Eine Frage des Stils: Statt Paradigmenwechsel den eigenen Denkstil pflegen*, in: *Allgemeine Homöopathische Zeitung* 252 (2007), S. 180–186.

33 Vgl. Ludwik Fleck: *Antwort auf die Bemerkungen von Tadeusz Bilikiewicz*, in: DT (Anm. 8), S. 353–360, hier S. 354: „Die Wahrheit“ als eine aktuelle Etappe der Denkstilumwandlung ist immer nur die eine: Sie ist durch den Stil restlos determiniert. Die Verschiedenheit der Wirklichkeitsbilder ist einfach eine Folge der Verschiedenheit der Erkenntnisobjekte in verschiedenen Denkstilen. „Ich behaupte nicht“, so Fleck weiter, „dass ‚dieselbe Aussage‘ für A wahr, für B dagegen unwahr sein kann. Wenn A und B die Teilnehmer des gleichen Stils sind, ist die Aussage für beide entweder wahr oder falsch. Wenn sie unterschiedliche Denkstile besitzen, gibt es dann eben keine ‚dieselbe Aussage‘, denn für einen von ihnen ist dann die Aussage des Anderen unverständlich oder sie wird von ihm anders verstanden.“

34 Fleck: *[Buchbesprechung von] K. Ostrowski* (Anm. 31), S. 447.

Fleck erhoffte sich für die Zukunft Abhilfe durch populärwissenschaftliche Schriften, die die wissenschaftlichen Erkenntnisse der Hygieneforschung in hoher Auflage verbreiten. Doch wie erfolgreich und nachhaltig selbst die breiteste Unterstützung durch die Medien zur Einhaltung simpler Hygienemaßnahmen sein kann, vermag heute jeder selbst einschätzen.

5

In der Bakteriologie gab es gegen Ende des 19. Jahrhunderts zwei Hauptströmungen – eine französische Schule, die sich auf Metschnikoff berief und für die die Reaktion des Körpers ein Kampf von Zellen gegen Mikroorganismen war, und die deutsche Schule um Robert Koch,[35] die sich vorstellte, der Körper werde nach einer Berührung schleichend vergiftet und reagiere wie bei einer Intoxikation mit chemischen Kampfstoffen.[36] Diese Vorstellungen durchziehen noch heute als Leitbilder sowohl das populärwissenschaftliche als auch das politische Vokabular und sind infolge dieser Übertragung in zweierlei Hinsicht folgenreich – zum einen wird von dem potenziellen Träger von Krankheiten auf diesen selbst geschlossen, dieser sei die Bedrohung, zum andern die entsprechende Säuberungs- und Verteidigungsrhetorik munitioniert (im Falle von Typhus oder Fleckfieber von der Mikrobe oder der Laus auf deren Träger: diese Fremdlinge oder Außenseiter sind es, die die Seuche verbreiten, Terroristen sind Parasiten, die vernichtet werden müssen [G. W. Bush][37] – es ist das Vokabular der Rassisten).[38]

Was aber besonders aufregend ist, ist, dass Fleck sehr genau die Metaphorologie der klassischen Immunologie seziert und dabei die in ihr dominanten militaristischen, auf uralte mythische Krankheitsvorstellungen zurückführbaren Denkschemata freigelegt hat.

35 Vgl. Ludwik Fleck: *Der moderne Begriff der Ansteckung und der ansteckenden Krankheit* [1930], in: DT (Anm. 8), S. 70–90, hier S. 70. Fleck diskutiert auch noch die Theorie der ubiquitär vorhandenen Erreger, gemäß derer eine Krankheit dann ausbricht, wenn eine innere Disposition dafür äußerlich oder innerlich verursacht wurde.

36 Vgl. Marianne Hänseler: *Metaphern unter dem Mikroskop: Die epistemische Rolle von Metaphorik in den Wissenschaften und in Robert Kochs Bakteriologie*, Zürich 2009; Eva Johach: *Krebszelle und Zellenstaat. Zur medizinischen und politischen Metaphorik in Rudolf Virchows Zellularpathologie*, Freiburg/Berlin/Wien 2008; Philipp Sarasin: *Die Visualisierung des Feindes. Über metaphorische Technologien der frühen Bakteriologie*, in: *Bakteriologie und Moderne. Studien zur Biopolitik des Unsichtbaren 1870 –1920*, hg. von dems., Frankfurt a. M. 2007, S. 427–461; ders.: *Infizierte Körper, kontaminierte Sprachen. Metaphern als Gegenstand der Wissenschaftsgeschichte*, in: ders.: *Geschichtswissenschaft und Diskursanalyse*, Frankfurt a. M. 2003, S. 191–230.

37 Vgl. „My hope is that all nations will heed our call, and eliminate the terrorist parasites who threaten their countries and our own." *Selected Speeches from George W. Bush*, in: https://georgewbush-whitehouse.archives.gov/news/releases/2002/01/20020129-11.html (letzter Zugriff 24.04.2021).

38 Siehe auch: Anne Haeming: *Interview mit Philipp Sarasin*: *„Schon Robert Koch beschrieb Erreger als Feinde"*, in: *Der Spiegel (online)* 15.04.2020, https://www.spiegel.de/kultur/sprechen-ueber-corona-schon-robert-koch-beschrieb-erreger-als-feinde-a-483ae3bd-53cd-448f-9518-cc29b2b9f88e (letzter Zugriff 01.04.2021).

Denn obgleich keine Experimente dies bestätigen könnten, lägen dem in den medizinischen Lehrbüchern seiner Zeit zirkulierenden Infektionsbegriff weiterhin

> die Vorstellungen vom Organismus als einer in sich abgeschlossenen Einheit und vom eindringenden feindlichen Erreger zu Grunde. Der Erreger produziere eine böse Wirkung *(Angriff),* der Organismus antworte darauf mit einer Reaktion *(Verteidigung).* So entstehe ein Kampf, der das Wesen der Krankheit bilde. Solche primitive[n] Kampfbilder durchtränken die ganze Immunitätswissenschaft. Diese Auffassung entstammt dem alten Mythus von Krankheitsdämonen, die den Menschen überfallen. Der Dämon wurde zum Erreger, es blieben der Kampf und die Überwindung, oder das Unterliegen der „Ursache" der Krankheit. So lehrt man noch heute. Es gibt jedoch keinen einzigen experimentellen Beweis, der imstande wäre, einen Unvoreingenommenen zu solcher Auffassung zu zwingen. Es führte leider zu weit, gingen wir alle Phänomene der Bakteriologie und der Epidemiologie hier explicite durch, um zu zeigen, daß überall der Krankheitsdämon bei der Geburt der neuzeitlichen Infektionsbegriffe spukte und den Forschern sich unabhängig von allen rationalen Gründen aufzwang. Es muß genügen, wenn wir das, was gegen diese Auffassung spricht, anführen.[39]

Die Aktualität von Flecks Einsicht in die ungebrochene Wirkmacht der traditionellen Kampfbilder im Sprachgebrauch der Medizin bedarf angesichts der heute allgegenwärtigen Rede vom „Krieg gegen das Virus" keines Kommentars. Allzu offensichtlich stilisieren sich damit zumal Politiker zu Feldherren im Kampf gegen die Invasion und verbinden dieses Feindbild sogleich mit diffusen Vorstellungen von einer Bedrohung durch das Fremde („das China-Virus", die Migrantenviertel als Problemzonen usw.). Nach dieser Vorstellung drängen kleinste unsichtbare Aggressoren als Fremdlinge in die gesunden Körper der heimischen Bevölkerung ein, um Krankheiten zu verbreiten. Manche tarnen sich, um die Abwehr des Körpers auszutricksen. Das medizinische Metaphernfeld der ‚Invasion', ‚Einschleppung' und ‚Migration' macht deren Metaphorizität vergessen. Die Metaphern erscheinen als von der Wissenschaft geadelte Fachbegriffe oder ‚objektive Bilder'. Zugleich wird dem Irrglauben Vorschub geleistet, dass jede Infektion schädlich sei, weil unterstellt wird, dass es einen kausalen Nexus zwischen Eindringling und Krankheit gäbe, genauer gesagt, zwischen dem Eindringen eines Fremdkörpers und dem Erkranken.

Die alten Vorstellungen der Immunologie, die mit den Kampfbildern des Eindringens von Fremdkörpern und ihrer Abwehr durch Antikörper operieren, passen jedoch Fleck zufolge nicht zum fortgeschrittenen medizinischen Denkstil, der den Körper als kollektive Lebensform erkennt, in dem immer eine Vielzahl an Migranten leben. Ob eine Invasion im alten Sinne, d. h. ein Eingreifen vollständig fremder Organismen, in natürlichen Verhältnissen möglich ist, sei sehr zweifelhaft, denn ein vollständig fremder Organismus fände überhaupt keine reaktionsfähigen Rezeptoren und könnte folglich keinen biologischen Prozeß auslösen. Man sollte, meint Fleck, bei einer Erkrankung statt von einem Eindringen des Fremden eher „von einer Revolution innerhalb einer komplexen Lebenseinheit" sprechen.[40] Einen Organismus dürfe man aus Sicht der Physiologie also heute „nicht mehr als in sich abgeschlossene, selbständige Einheit mit fixen Grenzen" verstehen,[41] son-

[39] Fleck: EET (Anm. 2), S. 79.
[40] Ebd., S. 82.
[41] Ebd., S. 80.

dern als harmonische Lebenseinheit verschiedener Organismen, die eine Art Staat bilden. Der Mensch sei ein „Komplex, zu dessen Gedeihen z.B. viele Bakterien unumgänglich notwendig“[42] seien.

Nur wenn er auf verwandte Mikroben trifft, könne ein Eindringling eine Wirkung entfalten, und folglich ist er auf einen dafür günstigen Moment angewiesen. In der Medizin habe man also besonders die „Historizität, die Zeitlichkeit des Krankheitsbegriffs“ in Relation zur Augenblickswahrnehmung zu beachten: „Weil die Krankheit eine sich in der Zeit entwickelnde Veränderung der Lebensfunktionen ist, die ebenfalls ihren eigenen zeitlichen Verlauf haben, ist sie als eine Abänderung der Lebensvorgänge gewisser Art doppelt vom Moment abhängig.“[43] Krankheit verhalte sich daher „zu den normalen Funktionen wie die Beschleunigung zur Geschwindigkeit. Das Leben als solches hat seinen zeitlichen Verlauf. Innerhalb dieses Verlaufs, in gewisser Unabhängigkeit von ihm, spielt sich der Verlauf der Krankheit ab.“[44]

Fleck folgert dann konsequent, und dies ist für alle jene relevant, die heute von einer ‚Herdenimmunität‘ träumen, dass die Begriffe ‚Krankheit‘ und ‚Gesundheit‘ „für eine exakte Anwendung unbrauchbar“ geworden sind, denn

> was man Infektionskrankheit oder Seuchenbewegung nannte, gehört zum Teil zur ersten, zum Teil zur zweiten und dritten Gruppe der Phänomene. Hierzu gehören jedoch biologisch auch Phänomene wie Bazillenträgertum, inapparente Infektion, Allergieentwicklung und Serogenese, die mit dem Kranksein unmittelbar nichts Gemeinsames haben, obwohl sie für den Mechanismus der Krankheit sehr wichtig sind, so daß der alte Begriff der Krankheit mit den neuen Begriffen eigentlich inkommensurabel wird und keinen vollständig adäquaten Ersatz erhält.[45]

Genauer gesagt führte diese bakteriologische Revolution zu einer Kluft zwischen der alten Terminologie und den neuen Erkenntnissen, die eigentlich nicht mehr unter das Dach des Begriffs der Immunologie passten, aber dennoch weiter unter ihn subsumiert wurden. Folglich müsse „der Begriff der Immunität in jenem klassischen Sinne aufgegeben werden.“[46] Die Wasserscheide zwischen klassischer und neuer Immunologie markieren die ‚modernen‘ Begriffe der Ansteckung und der ansteckenden Krankheit, und mithin die Vorstellung, dass es symptomfreie Ausscheider von Viren geben kann.[47] Anhänger der klassischen Immunologie wären demzufolge seither so etwas wie die Reichsbürger im Feld der Medizin. Sie halten beharrlich an Vorstellungen fest, über die die Geschichte bereits hinweggeschritten ist. Doch was setzt man an deren Stelle? Fleck ist bewußt, dass ein Problem der neuen Auffassung darin besteht, dass sie „mehr der Zukunft als der Gegen-

42 Ebd., S. 81.
43 Fleck: *Über einige spezifische Merkmale* (Anm. 12), S. 47.
44 Ebd.
45 Fleck: EET (Anm. 2), S. 79.
46 Ebd., S. 83.
47 Fleck hatte diesen Gedanken zuvor in zwei weiteren Aufsätzen konkretisiert, vgl. ders.: *Der moderne Begriff der Ansteckung und der ansteckenden Krankheit* [1930], in: DT (Anm. 8), S. 70–90, sowie ders.: *Über den Begriff der Art in der Bakteriologie* [1931], in: DT (Anm. 8), S. 91–125.

wart gehört", da sie sich „nur implicite in der heutigen Biologie"[48] finde und sich nicht in ebenso anschauliche Bilder wie jene der alten Immunologie kleiden lasse. Aufgrund der fehlenden Anschaulichkeit könne sich die neue Vorstellung nur schwer im kollektiven Bewußtsein durchsetzen. Es bedürfte nicht nur einer ganz anderen Beschreibungssprache, die ohne politisch ‚toxische' Metaphern und polare Denkmuster auskommt, sondern viel mehr eines Umdenkens hinsichtlich der Definitionen von Krankheit und Gesundheit und der Vorstellung des Immunwerdens, eines Denkstils also, der das symbiotische Leben mit Mikroorganismen als selbstverständlich annimmt. Für Fleck operiert die neue Sprache der Immunologie nicht mehr mit Vorstellungen von Stoffen, die als fassbare Entitäten in Körper eindringen. Dieses uns auch heute noch überall begegnende Vokabular stamme aus der „Epoche des chemischen Wahns."[49] Weit angemessener sei vielmehr von Zuständen zu sprechen, um zum Ausdruck zu bringen, dass „ein komplexer chemisch-physisch-morphologischer Zustand die Verantwortung für die veränderte Reaktionsweise trägt."[50] Gesundheit und Krankheit hängen also nur von Verschiebungen in der komplexen Gemengelage des Organismus ab. So gesehen wäre Gesundheit immer nur eine Metapher für eine besondere Erscheinungsform der Krankheit.

48 Fleck: EET (Anm. 2), S. 82.
49 Ebd., S. 83.
50 Ebd.

Kirsten Brukamp

Metaphorik der Gesundheit und Differenzierungen in Medizinphilosophie und Medizintheorie

1 Gesundheit und Metaphorik

Metaphern bereichern poetischen Ausdruck und formen darüber hinaus häufig Konzepte, anhand derer sich Menschen im Alltag austauschen und insofern ihr Leben gestalten.[1] Gerade die Beziehung zwischen Gesundheit und Metaphorik ist diesbezüglich ein vielschichtiges Thema. Das Gesundheitswesen ist sowohl Quelle als auch Zielbereich von Metaphern.

Spezifische Ausdrücke aus den Wissenschafts- und Praxisfeldern von Gesundheit und Krankheit sind auf andere Lebensbereiche übertragen worden, um sinnverwandte Phänomene zu illustrieren. Der Begriff der Gesundheit selbst wird beispielsweise genutzt, um Organisationen, Institutionen oder Strukturen als ‚gesund' zu bezeichnen, sodass Resistenz und Funktionsfähigkeit hervorgehoben werden. Das ‚Virus' (im Genus Neutrum) als mikrobiologischer Infektionserreger war Basis für die Wortneubildung ‚Computer-Virus' (im Genus Maskulinum), weil die Replikationen kleiner, biologischer bzw. informatischer Sinneinheiten jeweils schnell und von extern schwer kontrollierbar ablaufen. Bei modernen Netzwerkmedien wird von ‚viraler Ausbreitung' aktueller Informationen gesprochen, wenn sie annähernd exponentiell verläuft.

Umgekehrt sind Metaphern aus anderen Bereichen zahlreich in das Gesundheitswesen eingewandert. Häufig vorkommende und wiederholte Motive sind solche des Gleichgewichts und solche des Kampfes. Beispiele für das Motiv des Gleichgewichts finden sich in der historischen Humoralpathologie, in zeitgenössischen Regelkreisbeschreibungen der Physiologie, bei der Festlegung von Normwerten für biologische Körpermerkmale sowie bei der landläufigen und populärwissenschaftlichen Sprechweise vom seelischen Gleichgewicht. Beispiele für das Motiv des Kampfes lassen sich in der Mikrobiologie und Immunologie im Hinblick auf die Abwehr von Krankheitserregern nachweisen.

Der Begriff der Gesundheit kann bereits in Bezug auf die Lebenslage und die Lebensqualität einzelner Individuen metaphorisch verstanden werden (siehe Abschnitt „Gesundheit als Metapher"). Differenzierungen bei Gesundheitszuständen in der Medizinphilosophie und in der Medizintheorie könnten analog zu einer notwendigen Krankheitslehre und zu einer möglicherweise ebenso erhellenden Gesundheitslehre führen (siehe Abschnitt „Bedarf für Differenzierungen in einer Gesundheitslehre"). Immunitätszustände bilden

[1] Vgl. George Lakoff/Mark Johnson: *Metaphors We Live By*, Chicago 1980.

dabei ein herausforderndes Thema, weil physiologische und pathologische Prozesse ineinandergreifen (siehe Abschnitt „Gesundheit, Krankheit und Immunität"). Angesichts der globalen Coronapandemiekrise des Jahres 2020 ist zu fragen, inwiefern medizintheoretische und epidemiologische Überlegungen das Verständnis aktueller gesundheitspolitischer Maßnahmen unterstützen (siehe Abschnitt „Präventionsstrategien in der globalen Coronapandemiekrise"). Der Begriff der Gesundheit bietet die Grundlage für viele Metaphernklassen, von denen diejenige der Immunität näher analysiert wird (siehe Abschnitt „Immunität und Immunisierung als Metaphern").

2 Gesundheit als Metapher

Gesundheit als Metapher: Dieser Ausdruck verweist darauf, dass der Begriff der Gesundheit selbst als Metapher verstanden werden kann. Das Wort ‚Gesundheit' steht dabei für etwas anderes. Ein solcher Gebrauch darf in der berühmten Definition des Begriffs der Gesundheit durch die Weltgesundheitsorganisation (World Health Organization) von 1946 erkannt werden: „Health is a state of complete physical, mental and social well-being and not merely the absence of disease or infirmity."[2] Gemäß der Ottawa-Charta der Weltgesundheitsorganisation von 1986 richtet sich Gesundheitsförderung auf das Ziel des „complete physical, mental and social well-being".[3] Die Definition ist oftmals als Ideal oder Utopie bezeichnet worden. Auch eine Lesart als Metapher ist möglich: Zwar intendiert die Weltgesundheitsorganisation eine Definition des Konzepts der Gesundheit, doch schreitet sie dabei weit über den Herkunftsbereich des Konzepts im Gesundheitswesen hinaus und erhebt einen Anspruch auf umfassendes Wohlbefinden der Menschen in allen persönlichen und gesellschaftlichen Lebenszusammenhängen. Insofern kann ‚Gesundheit' an dieser Stelle als Metapher betrachtet werden, und der Begriff deutet eigentlich auf die Ausdifferenzierungen und Operationalisierungen von Wohlergehen hin.

Der Anspruch der Weltgesundheitsorganisation erstreckt sich auf die biologisch-materielle, die psychische und die sozial-gesellschaftliche Ebene.[4] Ein biopsychosoziales Modell von Gesundheit wird vorausgesetzt; die Details dieses Modells werden jedoch an dieser Stelle nicht expliziert. Eine akademische Fundierung des Theorieansatzes wurde ab den 1970er Jahren ausgebaut.[5]

[2] *Constitution of the World Health Organization. Basic Documents: Forty-Ninth Edition*, ed. by World Health Organization, Genf 2020 [1946], https://www.apps.who.int/gb/bd/pdf_files/BD_49th-en.pdf#page7 (letzter Zugriff 30.06.2020).

[3] *The Ottawa Charter for Health Promotion. First International Conference on Health Promotion*, ed. by World Health Organization, Genf 1986, https://www.who.int/healthpromotion/conferences/previous/ottawa/en/ (letzter Zugriff 01.04.2021).

[4] Vgl. *Constitution of the World Health Organization* (Anm. 2).

[5] Vgl. George L. Engel: *The Need for a New Medical Model: A Challenge for Biomedicine*, in: *Science* 196, 4286 (1977), S. 129–136, https://doi.org/10.1126/science.847460 (letzter Zugriff 01.04.2021).

3 Bedarf für Differenzierungen in einer Gesundheitslehre

Die Praxis der Medizin konzentriert sich weitgehend auf die Therapie von Krankheiten. Insofern steht hier der Krankheitsbegriff, im Vergleich zu einer Gesundheitsdefinition, eindeutig im Vordergrund. Im Rahmen einer Rekonstruktion der medizinischen Krankheitslehre[6] lassen sich fünf Kriterien für die Krankhaftigkeit eines Zustands identifizieren, die kurz und vereinfacht zusammengefasst folgende Punkte umfassen:

1. Verkürzung der Lebenserwartung,
2. Verursachung von Leiden,
3. Risikoerhöhung für eines der anderen Krankheitskriterien,
4. Verlust der Reproduktionsfähigkeit,
5. Risikoerhöhung gemäß den Krankheitskriterien für soziale Gemeinschaften.[7]

Gesundheit wird dabei als Abwesenheit von Krankheiten verstanden. Alle Begrifflichkeiten können als rein deskriptiv und nicht als normativ verstanden werden, da eine Kategorisierung von Krankheiten noch keine Wertungen enthalten muss; dieses ist allerdings umstritten. Prävention wird als ärztliche Aufgabe betrachtet.[8]

Die historisch ausgebildete Differenziertheit des Krankheitsbegriffs in der Medizin führt in Verbindung mit idealistischen und ganzheitlichen Ansätzen bei Definitionsversuchen von Gesundheit zur Frage, welche Unterscheidungen sich bei Zuständen der Gesundheit identifizieren lassen. Möglicherweise sollte das zunächst unspezifische Verständnis von Gesundheit auch zu einer Taxonomie, einer Gesundheitslehre führen, analog zu einer Krankheitslehre. Dann könnten Fragen danach beantwortet werden, was für eine Art von Gesundheit vorliegt oder welche Form von Gesundheit sich Menschen wünschen.

Erste Hilfestellungen dafür bieten die Konzepte der Prävention und der Gesundheitsförderung. In Deutschland sind sowohl Prävention als auch Gesundheitsförderung rechtlich in der Sozial- und Gesundheitsgesetzgebung verankert: „Die Krankenkasse sieht in der Satzung Leistungen zur Verhinderung und Verminderung von Krankheitsrisiken (primäre Prävention) sowie zur Förderung des selbstbestimmten gesundheitsorientierten Handelns der Versicherten (Gesundheitsförderung) vor."[9]

Differenzierungen bei Gesundheitszuständen in der Medizinphilosophie und in der Medizintheorie haben bisher noch nicht die Grade an Tiefe und Breite erreicht, die bereits für Krankheitssystematiken wie die *International Classification of Diseases* (ICD)[10]

[6] Vgl. Peter Hucklenbroich: *Die wissenschaftstheoretische Struktur der medizinischen Krankheitslehre*, in: *Wissenschaftstheoretische Aspekte des Krankheitsbegriffs*, hg. von dems./Alena Buyx, Münster 2013, S. 13–83; Peter Hucklenbroich: *Krankheit – Begriffsklärung und Grundlagen einer Krankheitstheorie*, in: Erwägen – Wissen – Ethik 18, 1 (2007), S. 77–90.

[7] Vgl. Hucklenbroich: *Die wissenschaftstheoretische Struktur* (Anm. 6).

[8] Vgl. ebd.; Hucklenbroich: *Krankheit* (Anm. 6).

[9] Sozialgesetzbuch V (SGB 5) 2020: Das Fünfte Buch Sozialgesetzbuch – Gesetzliche Krankenversicherung – (Artikel 1 des Gesetzes vom 20. Dezember 1988, BGBl. I S. 2477, 2482), das zuletzt durch Artikel 5 des Gesetzes vom 12. Juni 2020 (BGBl. I S. 1248) geändert worden ist.

[10] *International Classification of Diseases 11th Revision*, ed. by World Health Organization, Genf 2018, https://icd.who.int/en (letzter Zugriff 01.04.2021).

und das *Diagnostic and Statistical Manual of Mental Disorders* (DSM)[11] erzielt worden sind. Einen Ausgangspunkt hierfür bietet die *International Classification of Functioning, Disability and Health* (ICF; deutsch: *Internationale Klassifikation der Funktionsfähigkeit, Behinderung und Gesundheit*).[12] Die Klassifikation intendiert, die Beziehungen zwischen Komponenten von Gesundheit im Rahmen eines biopsychosozialen Modells zu beschreiben, bei dem eine Perspektive der Funktionsfähigkeit auch ein Verständnis von Behinderung im Kontext von erweiterten Ressourcen- und Defizitorientierungen ermöglicht. Im Unterschied zum Gebrauch des Gesundheitsbegriffs als einer umfassenden Metapher für Wohlbefinden[13] werden in diesem Kategoriensystem Domänen des Wohlbefindens unterschieden, worunter die Domäne der Gesundheit als eine fällt. Über ein enges Verständnis des Gesundheitswesens geht die ICF hinaus, indem sie neben dem Bezug auf Körperlichkeit (mit Körperstrukturen und Körperfunktionen) das werthaltige Konzept der Partizipation (Teilhabe) nutzt, um die soziale Bedeutung der Körperlichkeit hervorzuheben; insofern wird wiederum das biopsychosoziale Modell herangezogen.

4 Gesundheit, Krankheit und Immunität

Die Coronapandemie 2020 stellt einen Anwendungs- und Untersuchungsfall für die Reflexion über Gesundheit, Krankheit und Immunität dar. Auf den ersten Blick erscheint die Einteilung in ‚gesund' und ‚krank' gerade bei Virusinfektionen einfach: Entweder das Virus ist im Körper vorhanden oder nicht. Doch hiermit wird zunächst einmal nur ein Infektionszustand beschrieben, kein Krankheitszustand im engeren Sinn, da Infektionen asymptomatisch verlaufen können. Im praktischen Anwendungsfall der Coronapandemie mit dem durch das SARS-CoV-2-Virus ausgelösten Krankheitsbild *Coronavirus Disease 2019*, COVID-19, existierten früh äußerst unterschiedliche Fall-Verstorbenen-Anteile (englisch: *Case Fatality Rates*) in diversen Regionen. Aus Sicht der klinischen Medizin ist offensichtlich, dass aus einer SARS-CoV-2-Infektion diverse Erkrankungsschweregrade und Mitbeteiligungen verschiedener Organe und Gewebe resultieren können. Insofern führt ein einziger mikrobiologischer Erreger zu verschiedenen Zuständen in einem Krankheitsspektrum.

Aus medizintheoretischer Perspektive stellt sich komplementär die Frage, welche verschiedenen Gesundheitszustände sich am Beispiel der Coronapandemie zeigen. Eine Person kann zwar gesund bleiben, doch dann weist sie auch ein höheres Risiko für eine spätere Infektion auf, da zu Beginn der Pandemie keine Impfung verfügbar war. Alternativ kann eine Person nach überstandener Krankheit Immunität entwickeln oder nach der Entwicklung und Verabreichung von Impfungen Immunschutz besitzen. Immunität kann auf natürlichem Weg durch Immunisierung nach Exposition oder Erkrankung und auf künstlichem Weg durch Impfung erzielt werden. Aus der simplen Dichotomie ‚gesund' vs. ‚krank' lö-

11 *Diagnostic and Statistical Manual of Mental Disorders (DSM-5)*, hg. von der American Psychiatric Association, Washington 2013, https://www.psychiatry.org/psychiatrists/practice/dsm (letzter Zugriff 01.04.2021).

12 *International Classification of Functioning, Disability and Health (Icf)*, ed. by World Health Organization, Genf 2001, https://www.who.int/classifications/icf/en/ (letzter Zugriff 30.06.2020).

13 Vgl. *Constitution oft the World Health Organization* (Anm. 2); *The Ottawa Charter for Health Promotion* (Anm. 3).

sen sich Variationen der Gesundheitsbeschreibungen, die z. B. kurz als ‚risiko-gesund', ‚krank-immun' und ‚immun-gesund' bezeichnet werden könnten. ‚Risiko-gesund' würde bedeuten: „immer gesund geblieben, aber mit Krankheitsrisiko", ‚krank-immun': „früher krank gewesen, aber nun immun ohne erneutes Krankheitsrisiko" und ‚immun-gesund': „gesund bleibend aufgrund von Immunität ohne Krankheitsrisiko".

Systematisch ergibt sich die folgende Kategorisierung:

1. Eine Person war bisher nicht infiziert und weist keine Immunität auf.
2. Eine Person war bisher nicht infiziert und weist eine Immunität auf, z. B. (2.1) endogen wegen einer individuellen, wie einer genetischen, Veranlagung (als angeborener, im Unterschied zu einer adaptiven Immunantwort) oder (2.2) exogen wegen einer natürlichen Kreuzimmunität oder Hintergrundimmunität in der Bevölkerung. Diverse Wege zusammenfassend könnte von einer Disposition zur Immunabwehr aufgrund früherer Bedingungen oder Ereignisse gesprochen werden.
3. Eine Person war bereits infiziert und weist eine Immunität auf.
4. Eine Person war bisher nicht infiziert, wurde geimpft und weist eine Immunität auf.
5. Eine Person war bereits infiziert (oder wurde geimpft) und weist aufgrund einer Immunsuppression keine Immunität auf, zum Beispiel (5.1) wegen der fehlenden Reaktion eines geschwächten Immunsystems oder (5.2) wegen des Verlusts einer ursprünglichen Immunität bei neu eintretender Schwächung des Immunsystems.

Diese Klassifikation berücksichtigt keine spezifischen, virusabhängigen Daten zur Immunität, wie Dauer oder Stärke; diese Informationen sind für das SARS-CoV-2-Virus noch weitgehend unbekannt. Grundsätzlich darf bei vielen bereits etablierten Impfstoffen davon ausgegangen werden, dass der Immunschutz bei der Mehrheit der Geimpften effektiv und für viele Jahre aktiv bleibt. Die Begriffe Kreuzimmunität und Hintergrundimmunität verweisen auf eine Immunität, die nicht durch eine Infektion mit dem ins Auge gefassten Mikroorganismus entstanden ist, sondern durch biologisch verwandte Mikroorganismen, die ähnliche Immunreaktionen auslösen. Im vorliegenden Fall könnte eine das SARS-CoV-2-Virus betreffende Kreuz- oder Hintergrundimmunität durch frühere Kontakte mit anderen bereits in der Virologie bekannten und möglicherweise weniger pathogenen, also krankheitsauslösenden Coronaviren entstanden sein.

Die Tabelle 1 charakterisiert die Kategorien genauer und illustriert die Beziehung zwischen Immunität, Verlauf und Erkrankungsrisiko. Ohne Berücksichtigung von Details der Immunologie beruht die Kategorisierung auf starken Vereinfachungen, um praktische Schlussfolgerungen für die Bevölkerungsgesundheit und Gesundheitspolitik ableiten zu können. Alle Angaben beziehen sich ausschließlich auf die ausgewählte Infektionskrankheit, nicht auf andere, möglicherweise gleichzeitig oder früher hinzukommende Krankheitszustände. Der ‚Gesundheits-Krankheits-Verlauf' gibt an, ob ein Individuum gesund geblieben ist oder eine Infektionskrankheit durchgemacht hat; auch negative gesundheitliche Effekte von Impfungen sind möglich.

Tabelle 1: Kategorisierung im Hinblick auf Immunität, Gesundheits-Krankheits-Verlauf und Krankheitsrisiko bei Infektionskrankheiten.

Nr.	Immunität (mit Dauer)	Anlass der Immunität	Gesundheits-Krankheits-Verlauf	Funktionsfähigkeit des Immunsystems	zukünftiges Krankheitsrisiko
1	keine Immunität	kein Anlass	Gesundheit	nicht relevant	Risiko
2	Immunität, langanhaltend	Disposition	Gesundheit	intakt	kein Risiko
3	Immunität, langanhaltend	Infektion	Krankheit	intakt	kein Risiko
4	Immunität, langanhaltend	Impfung	Gesundheit; eventuell unerwünschte Impfwirkungen	intakt	kein Risiko
5	Immunität, kurzanhaltend oder unterentwickelt	Disposition, Infektion, Impfung	abhängig vom Anlass	Immunsuppression	Risiko

Der Begriff der Gesundheit verweist gemäß der präsentierten Kategorisierung bereits im innermedizinischen Diskurs auf sehr unterschiedliche Zustände. Ein Unterscheidungsmerkmal liegt darin, ob eine Infektion stattgefunden hat oder nicht; demnach kann zumindest von einem temporären vorangegangenen Krankheitszustand gesprochen werden, obwohl er auch durch das Ausmaß der Symptome relativiert wird. Ein weiteres Unterscheidungsmerkmal betrifft die Risikoprognose. Gerade diese ist wesentlich, um bevölkerungsbezogene Maßnahmen der Therapie und Prävention sinnvoll zu planen.

5 Präventionsstrategien in der globalen Coronapandemiekrise

Üblicherweise werden in entwickelten Gesellschaften Impfungen für viele Infektionskrankheiten empfohlen und damit zum Normalzustand gemacht. Anfangs existierten sie für das neuartige Coronavirus jedoch noch nicht. Nachdem Impfstoffe verfügbar wurden, ergaben sich für Gesundheitspolitik und Epidemiologie Fragen nach Freiwilligkeit oder Verpflichtung bei Impfungen. In vielen Fällen bleiben die Entscheidungen für oder gegen Impfungen den betroffenen Individuen und ihren rechtlichen Vertretungen überlassen.

In der internationalen Coronapandemiekrise ließen sich, vor einer Verfügbarkeit von Impfstoffen in der späteren Entwicklung, vereinfacht gesagt zwei sehr unterschiedliche Strategien zur Viruskontrolle in Gesundheitspolitik und öffentlicher Gesundheitsfürsorge beobachten:

1. Strategie der Verminderung von Infektionsketten: Mehrheitlich sollten Infektionen grundsätzlich verhindert werden, um Menschen vor Krankheit zu schützen und um die Versorgungskapazitäten von Gesundheitssystemen nicht zu überlasten. Damit einher ging der fehlende Aufbau von Immunität und somit ein weiter bestehendes Krankheitsrisiko, unter der gegebenen Bedingung, dass noch kein Impfstoff verfügbar war.
2. Strategie der Steigerung von Populationsimmunität: In Einzelfällen wurde die Weiterverbreitung von Infektionen ohne scharfe Gegenmaßnahmen akzeptiert, um bei häufig gut beherrschbaren Symptomen einen schnellen Immunitätsaufbau in der Bevölkerung zu erzielen, verbunden mit der Annahme, dass dann die Weitergabe des Virus durch Populationsimmunität gestoppt werden würde.

Eine Zwischenbilanz auf dem Pfad einer sich dynamisch entfaltenden Entwicklung deutet an, dass die erstere Strategie bessere Ergebnisse erzielt, weil damit kontinuierlich niedrigere Erkrankungsraten erreicht werden und die Verbreitung so unterbrochen wird. Mangels Impfalternativen wurde zunächst die negativ bewertete Virusweitergabe in gewissem Umfang in Kauf genommen, was eine als positiv angesehene Populationsimmunität bewirkt. Das Ziel der zweiten Strategie wurde gleichzeitig mit der ersten verfolgt, wenn auch quantitativ nur deutlich eingeschränkt erreicht. Bei der ersten Strategie werden durchgreifende Maßnahmen bis hin zu Beschränkungen von Freiheitsrechten mit dem Ziel der Limitierung der Erkrankungen eingesetzt und rufen entsprechende Widerstände in demokratischen Gesellschaften hervor.

Beim Blick aus der soziologischen Mikroebene heraus lässt sich nicht pauschal beantworten, ob die erste oder die zweite Strategie auf der Bevölkerungsebene vorzuziehen ist. Auf der individuellen Ebene sollte eine vorerkrankte, ältere Person geschützt werden, doch ein gesunder, jüngerer Mensch könnte das Risiko einer aktuellen Erkrankung mit dem Vorteil einer späteren Immunität auf sich nehmen wollen. Solche individuellen Entscheidungen wurden anfangs in der Coronapandemiekrise nicht gefördert, da angesichts großer Gefahren verpflichtende Maßnahmen für die Gesamtbevölkerung ergriffen wurden. Hier zeigen sich Potenziale für Verbesserungen des öffentlichen Gesundheitsmanagements, hin zu mehr Einzelfallentscheidungen, die von den Betroffenen selbst verantwortet werden. Die ‚Internierung' älterer Menschen in Pflegeheimen wurde öffentlich bemängelt; ihnen könnten selbst einige Entscheidungen überlassen bleiben, ob und wie sie Besuch persönlich empfangen möchten, vielleicht mit einem erhöhten Risiko für sich selbst, aber unter Einhaltung von Schutzmaßnahmen für andere. Auch für Menschen in einer Palliativsituation könnte gefragt werden, welche Lockerungen von Hygienevorschriften für sie selbst umsetzbar sind, sofern sie soziale Kontakte wünschen.

Die Ambivalenzen bei Fachexpertisen der Virologie sowie Epidemiologie und in der Gesundheitspolitik spiegeln sich in Ambivalenzen der Bevölkerung, mit Reaktionen von panikartigen Rückzügen bis hin zu Coronapartys. Innerhalb eines bestimmten rechtlich-politischen Systems entwickeln sich neue rechtliche, soziale und moralische Normen, die in anderen Staaten aufgrund eines unterschiedlichen Krisenmanagements vielleicht (noch) unvorstellbar sind. Sind unsere Gesellschaften noch gesund, schon krank oder nach Lerneffekten bald immun gegenüber mikrobiologisch-psychosozialen Risiken?

6 Immunität und Immunisierung als Metaphern

Metaphern aus dem Bereich Gesundheit enthalten eine Untergruppe von Metaphern, die sich auf Immunität, Immunisierung, Immunsystem (in seiner physiologischen Funktionsweise) und Impfung beziehen. Weitere Untergruppen von Metaphern der Gesundheit, die hier nicht untersucht werden, werden durch die Prozesse Heilung und Genesung, durch prophylaktische Medikation wie Vitamine sowie durch Präventionsmaßnahmen wie Hygiene, Sterilität, Sterilisierung und Desinfektion charakterisiert. Zu Letzteren könnten auch sich entwickelnde Wortübertragungen im Zusammenhang mit Abstandsregeln, Schutzkleidungen und Mund-Nase-Bedeckungen in Zeiten der Coronapandemiekrise gezählt werden.

Immunität im Gesundheitsbereich war ursprünglich selbst eine Metapher, entnommen aus dem antiken römischen Recht zur Anzeige von Schutz oder Ausnahme.[14] Die Beschreibung des Immunsystems ist außerordentlich metaphernreich. Häufige Komplexe sind solche des ‚Konflikts'[15], der ‚Identität'[16] und der ‚Kognition'.[17] Unter Nutzung eines Konzepts des ‚Konflikts'[18] wird beispielsweise von einem Kampf des Körpers gegen mikrobiologische Eindringlinge gesprochen, bis hin zu einem Krieg, resultierend in Sieg oder Niederlage. Diese Gedankengänge spiegeln sich sogar in Personifikationen von Zellen als biologischen Entitäten mit wertenden Benennungen als ‚helper cells', ‚suppressor cells' und ‚killer cells'. Bei der Metaphorik der ‚Identität', der Individualität oder der Abgrenzung[19] wird Wert auf eine Unterscheidung zwischen Selbst und Nichtselbst gelegt; der Körper soll erhalten werden, und das Körperfremde soll kontrolliert oder ausgeschieden werden. Das Metaphoriksystem der ‚Kognition'[20] zeigt sich bei Zuschreibungen, nach denen das Immunsystem erkennt, erinnert, (zwischen Selbst und Nichtselbst) unterscheidet, kommuniziert und lernt.

In der Philosophie der Biologie ist im Hinblick auf das Motiv der ‚Identität' infrage gestellt worden, ob die frühere, klassische Theorie, die besagt, dass das Immunsystem für die Unterscheidung von Selbst und Nichtselbst zuständig sei, weiterhin aufrechterhalten werden kann.[21] Möglicherweise könne sie durch eine Diskontinuitätstheorie[22] verbessert

14 Vgl. Ed Cohen: *Metaphorical Immunity: A Case of Biomedical Fiction*, in: *Literature and Medicine* 22, 2 (2003), S. 140–163, https://doi.org/10.1353/lm.2003.0016 (letzter Zugriff 01.04.2021).

15 Vgl. Patrick Wallis/Brigitte Nerlich: *Disease Metaphors in New Epidemics: the UK Media Framing of the 2003 SARS Epidemic*, in: *Social Science & Medicine* 60, 11 (2005), S. 2629–2639, https://doi.org/10.1016/j.socscimed.2004.11.031 (letzter Zugriff 01.04.2021).

16 Vgl. Thomas Pradeu: *Philosophy of Biology: Immunology and Individuality*, in: *eLife* 8:e47384 (2019), https://doi.org/10.7554/eLife.47384 (letzter Zugriff 01.04.2021); John Stewart/Antonio Coutinho: *The Affirmation of Self: A New Perspective on the Immune System*, in: Artificial Life 10, 3 (200), S. 261–276, https://doi.org/10.1162/1064546041255593 (letzter Zugriff 01.04.2021).

17 Vgl. ebd.

18 Vgl. Wallis/Nerlich: *Disease Metaphors* (Anm. 15).

19 Vgl. Pradeu: *Philosophy of Biology* (Anm. 16); Stewart/Coutinho: *The Affirmation of Self* (Anm. 16).

20 Vgl. ebd.

21 Vgl. Pradeu: *Philosophy of Biology* (Anm. 16).

22 Vgl. ebd.

oder ersetzt werden. Gemäß der Selbst-vs.-Nichtselbst-Theorie tritt Toleranz bei endogenen Elementen auf und werden Immunantworten bei exogenen Elementen erzeugt.[23] Die Diskontinuitätstheorie besagt jedoch, dass Toleranz bei Persistenz oder langsamen Änderungen vorliegt, unabhängig von endogenen oder exogenen Elementen, und dass Immunantworten bei schnellen Veränderungen auftreten, ebenfalls gleichermaßen bei endogenen und exogenen Elementen.[24] Diese Diskontinuitätstheorie sei eher mit modernen Erkenntnissen über das Immunsystem vereinbar.[25] Beispielsweise werden Mikroorganismen im humanen Gastrointestinaltrakt toleriert, und der Abbau von zerstörtem Gewebe kann als Autoimmunreaktion aufgefasst werden. Eine internalistische Perspektive wird durch eine interaktionistische ersetzt.

Im Folgenden demonstrieren vier Beispiele, wie Metaphern der Immunität und Immunisierung wirken, um außerimmunologische und medizinferne Phänomene zu illustrieren. Häufig werden dabei die oben aufgeführten Metaphernfelder aufgegriffen.

Die sprachliche Neubildung ‚soziale Impfstoffe' wird von einigen als hilfreiche Metapher empfunden, um soziale Hemmfaktoren in der Gesundheitsförderung zu adressieren.[26] Damit würden Aktivitäten bezüglich sozialer Determinanten von Gesundheit unterstützt.[27] Medizinische und soziale Impfstoffe könnten miteinander verglichen werden; im sozialen Bereich seien Aufmerksamkeitslenkung, Mobilisierung, Ausbreitung, Resistenzbildung und Empowerment wichtig,[28] also Begriffe, die teilweise starke Anklänge an Mikrobiologie und Immunologie aufweisen. Das Konzept einer sozialen Impfung basiert auf dem biopsychosozialen Gesundheitsmodell der Weltgesundheitsorganisation[29] und versucht, die unbestrittenen Präventionserfolge von Impfungen auf der biologischen Ebene für soziale Zusammenhänge zu nutzen. Metaphorische Bezüge ergeben sich im Hinblick auf ‚Konflikt' und ‚Identität'. Die Übertragung hat sich im Sprachgebrauch bisher noch nicht durchgesetzt und erscheint daher artifiziell und arbiträr.

Immunität und Immunisierung sind Themen der Literatur geworden, wie unter anderem der Titel des Romans *Der Immune*[30] demonstriert. Obwohl der Protagonist durch die Eigenschaft, immun zu sein, charakterisiert wird, lassen sich entsprechende wörtliche Aussagen und explizite Zuschreibungen im schriftstellerischen Werk eher selten auffinden.[31] Im Roman werden aus der Immunologie metaphorisch vorrangig die Aspekte der ‚Identität' und der Unterscheidung zwischen Selbst und Nichtselbst aufgenommen und

23 Vgl. ebd.

24 Vgl. ebd.

25 Vgl. ebd.

26 Vgl. Fran Baum u. a.: *Social Vaccines to Resist and Change Unhealthy Social and Economic Structures: a Useful Metaphor for Health Promotion*, in: Health Promotion International 24, 4 (2009), S. 428–433, https://doi.org/10.1093/heapro/dap026 (letzter Zugriff 01.04.2021).

27 Vgl. ebd.

28 Vgl. ebd.

29 Vgl. *Constitution of the World Health Organization* (Anm. 2); *The Ottawa Charter for Health Promotion* (Anm. 3).

30 Hugo Loetscher: *Der Immune*, Zürich 2004 [1975].

31 Vgl. Waldo Grové: *Die Immunitätsmetapher als kohäsionsstiftendes Element in Hugo Loetschers* Der Immune, Magisterarbeit University of Pretoria 2015, online unter https://repository.up.ac.za/bitstream/handle/2263/50911/Grove_Immunitatsmetapher_2015.pdf;sequence=1 (letzter Zugriff 01.04.2021).

variiert. Immunisierung bedeutet hier Abgrenzung von der Gesellschaft, die teilweise als fremd und feindlich erlebt wird. Die Ausdrucksweisen ‚immun werden wollen' oder ‚sich immunisieren' zielen auf eine Distanzierung und einen Schutz hin. Gleichzeitig tritt eine Gewöhnung ein, die Wiederholungsmöglichkeiten erlaubt. Einige Emotionen werden abgewehrt, damit andere Emotionen weiterhin empfunden werden können. Partielle Rückzüge des Protagonisten dienen dazu, ihn intakt und funktionsfähig zu erhalten.

Verwandte Überlegungen finden sich in der aufklärerischen Kritik an ideologischen Immunisierungsstrategien.[32] Diese Kritik richtet sich gegen unterstellte Strategien von vornehmlich theologischen und philosophischen Weltanschauungsgruppen, die ihre Theorien gegen Angriffe immun, also unangreifbar, machen möchten, indem sie vage Aussagen tätigen und abstrakte Begriffe mit mehrdeutigen Attributen füllen. Daraus folgen Vorwürfe, dass unseriöse Pseudowissenschaften am Werk seien. „*Man kann empirische Widerlegungen stets vermeiden.* Es ist stets möglich, jede Theorie gegen Kritik zu ‚immunisieren'. (Dieser ausgezeichnete Ausdruck […] stammt von Hans Albert.)"[33] Solche sogenannten Immunisierungsstrategien werden negativ bewertet, da sie als Bestrebungen von Ideologien zur Kritikunterdrückung interpretiert werden. Auch in diesem Kontext wird das Konzept der ‚Identität' aufgegriffen. Aktive Selbstimmunisierung soll zur schärferen Unterscheidung von gesellschaftlichen Gruppen genutzt werden. Gleichzeitig tritt auch das Motiv des Konflikts deutlich hervor, weil die Theorieunterschiede zwischen Gruppen betont werden, woraus im Alltag reale Auseinandersetzungen zwischen Menschen resultieren können.

Immunität spielt eine Rolle in Science-Fiction-Literatur und -Serien.[34] Beispielsweise bleibt eine Invasion vom Mars[35] letztendlich erfolglos, weil die außerirdischen Lebensformen durch Mikroorganismen sterben, gegen die die Menschheit während langer Evolutionszeit kollektiv immun geworden ist. In einem anderen Beispiel dient ein Impfstoff zur Verteidigung gegen Aliens.[36] Impfung stellt hier eine Steigerung natürlicher Immunität dar.[37] Diese Schilderungen nehmen das Motiv des Konflikts in veränderter Form wieder auf. Immunität bedeutet Verteidigung und Selbstverteidigung. Daraus resultieren innere Stärke und Widerstandsfähigkeit. Nach einer Kampfphase entstehen also Stärke und Souveränität. Die Verteidigung gegen eine Invasion geschieht auf einer biologischen und nicht auf einer technologischen Ebene. Paradoxerweise erscheinen die mikrobiologischen Kreaturen, gegen die das Immunsystem in der Evolution ausgerichtet wurde, nun als Verbündete, da sie sich gegen Außerirdische wenden.[38] Insofern bedeutet die Konfrontation mit immunogenen Substanzen Training und Vorbereitung auf spätere Herausforderungen.

32 Vgl. Hans Albert: *Traktat über kritische Vernunft*, Tübingen 1991 [1968]; Karl R. Popper: *Objektive Erkenntnis. Ein evolutionärer Entwurf*, Hamburg 1973.

33 Ebd., Kap. 1: 13, Hervorhebung im Original. Vgl. auch Albert: *Traktat über kritische Vernunft* (Anm. 32).

34 Vgl. Cohen: *Metaphorical Immunity* (Anm. 14).

35 Vgl. Herbert George Wells: *The War of the Worlds*, London 2018 [1898].

36 Vgl. Cohen: Metaphorical Immunity (Anm. 14).

37 Vgl. ebd.

38 Vgl. Wells: *The War of the Worlds* (Anm. 35).

7 Zukunftsaufgaben für Medizinphilosophie, Medizintheorie und Metaphorologie

Gesundheits- und Krankheitszustände sind Quellen von und Ziele für Metaphern. Ein idealistisches Verständnis von Gesundheit darf metaphorisch als Platzhalter für umfassendes Wohlergehen von Menschen verstanden werden. Gesundheit als Metapher wird unter anderem im Feld der Immunität wirksam. Der Gesundheitsbegriff bedarf in der Medizintheorie, im Vergleich zu einer elaborierten Nosologie mit einer systematischen Lehre von Erkrankungen, noch ausgedehnterer Differenzierungen, beispielsweise im Hinblick auf Prävention und Immunität. Hier öffnet sich der Blick auf zukünftige Aufgaben für Medizinphilosophie, Medizintheorie und Metaphorologie im Bereich der Gesundheit.

Daniel Teufel/Pascal O. Berberat

Eine feste Burg ist unsere Gesundheit. Ein Beispiel für den Sinn und Nutzen metaphorischer Gedankenspiele in der Medizin(-ausbildung)

1 Ein Ausweg aus der metaphorischen Unmündigkeit der Medizin(-ausbildung)

Weder in der Gesellschaft noch in der Wissenschaft ist es trotz anschaulicher Darlegungen – wie etwa George Lakoff und Mark Johnson in ihrem Werk *Metaphors We Live By*[1] gezeigt haben – ein omnipräsenter Gemeinplatz, dass und wie unsere Wahrnehmungen, unsere Überlegungen, unsere Erklärungen, unsere Entscheidungen und damit auch unsere Handlungen von Metaphern beeinflusst werden. So sehr sich einige gesellschaftliche Bereiche und wissenschaftliche Disziplinen dem (fremden wie eigenen) metaphorischen Denken und den daraus resultierenden Konsequenzen bewusst sind, so sehr sind es viele andere nicht. Zu den letzteren Bereichen gehören zweifelsfrei die Medizin und das Medizinstudium.

Diese Aussage ist pauschal, provokativ und ungerecht gegenüber allen Personen, Projekten und Publikationen, die das Gegenteil beweisen und der Metaphernblindheit in der Medizin(-ausbildung) entgegenwirken. Zumindest in unseren Augen bestätigen jedoch genau solche Ausnahmen die eigentliche Regel: Die zentralen und alltäglichen Diskurse der Medizin und des Medizinstudiums reflektieren den metaphorischen Gehalt ihrer Sprache – wenn überhaupt – sehr selten und es steht zu vermuten, dass sie sich dieser Metaphern auch kaum bewusst sind. Ohne an dieser Stelle differenziert darlegen zu können, wieso das so ist, sehen wir Erklärungsansätze hierfür im positivistischen Credo der modernen Medizin und in der immer noch weitverbreiteten Unterscheidung von *harten, genauen Naturwissenschaften* und *weichen, unverbindlichen Geisteswissenschaften*. Demnach würden Metaphern den Geisteswissenschaften und Künsten, insbesondere der Lyrik, zugerechnet; die selbsternannten ‚genauen' Wissenschaften hingegen würden einen ‚objektiven' Diskurs pflegen und sollten Metaphern als Öffnung einer sprachlichen ‚Büchse der Pandora' besser vermeiden, durch die Einseitigkeiten, Ungenauigkeiten, Missverständnisse und subjektive Bedeutungsdimensionen in die Sprache kämen. Solche Befürchtungen haben durchaus ihre Berechtigung, da jede Metapher gewissermaßen eine sprachliche Verlegenheit ausdrückt, die anzeigt, dass etwas nicht auf direktem Wege gesagt werden kann. Jede Metapher ist selektiv, wenn nicht tendenziös – vermeidbar sind figurative Ausdrücke trotzdem nicht.

[1] George Lakoff/Mark Johnson: *Metaphors We Live By*, Chicago/London 1980.

Metaphern mögen sprachliche Unzulänglichkeiten offenlegen, sie sind dennoch kognitive und kommunikative Notwendigkeiten, ohne die sich (vor allem abstrakte) Begriffe, Konzepte und Zusammenhänge nicht erfassen und nicht weiter verarbeiten lassen.[2] Man kann sich dafür entscheiden, offensichtlich und ausdrücklich in Metaphern zu denken und zu sprechen, so wie wir es hier in diesem Beitrag tun. Man kann ebenso versuchen, dies auf ein Minimum zu reduzieren. Aber auch das ändert nichts daran, dass die bewusste oder unbewusste Verwendung von Metaphern früher oder später unumgänglich ist – gerade in der Medizin. Patienten[3] müssen z.B. beschreiben, wie sie sich fühlen, wie sie ihren Körper erleben, ob der Schmerz brennt, sticht oder drückt – und Ärzte sollten diese Beschreibung entsprechend verstehen können. Ärzte müssen z.B. erklären, wie unsichtbare organische Prozesse ablaufen, wie die Medikamente darauf einwirken, wie die Prognosen und nächsten Schritte aussehen – und Patienten sollten diese Erklärungen entsprechend nachvollziehen können. Und über all dem stehen die abstrakten Begriffe ‚Gesundheit', ‚Krankheit', ‚Leben', ‚Tod', ‚Leiden', ‚Lebensqualität' usw., die so zentral und existenziell sind, dass sie nicht abstrakt bleiben können, sondern eine konkrete Vorstellung dessen verlangen, was sich hinter ihnen verbirgt.

Die Ausblendung der Bedeutung figürlicher Sprache könnte man daher als eine Art ‚metaphorische Unmündigkeit' bezeichnen, ein Nicht-Erkennen-Können/Wollen, dass erstens Metaphern fest im eigenen Denken und Sprechen verankert sind und zweitens welche Denk- und Handlungsmuster sie fördern und welche sie ausschließen. Die Folge dieser Unmündigkeit ist, dass man den Vertrag mit diesen Denk- und Handlungsmustern samt den daraus resultierenden, für sich und für andere wirklichkeitskonstituierenden Konsequenzen ungelesen unterschreibt.

Bewusst auf eigene wie fremde Metaphern zu achten, eröffnet hingegen die Möglichkeit, das, was diese Metaphern auslöst, und das, was diese Metaphern auslösen, kritisch zu reflektieren, entsprechende Rückschlüsse zu ziehen und zumindest die eigenen Metaphern und ihre Konsequenzen bis zu einem gewissen Grad selbst in die Hand zu nehmen. Wir sind daher der Überzeugung, dass eine solche ‚metaphorische Mündigkeit' in der Medizin und im Medizinstudium – zum Wohle letztlich aller Beteiligten – nachhaltig gefördert und fest verankert werden sollte. Die nachfolgenden Seiten wollen hierfür eine Lanze brechen und darüber hinaus – am Beispiel eines bildlichen Nachdenkens über die Gesundheit – veranschaulichen, welchen Sinn und welchen Nutzen metaphorische Gedankenspiele für die Medizin haben können.

2 *LET ME ... know your enemy!*

Zum Wintersemester 2016/17 haben wir an der medizinischen Fakultät der TU München das Programm *LET ME* (kurz für *Lettered Medicine & Lettered Medical Education*) ins Leben gerufen. Das selbsterklärte Ziel von *LET ME* ist die nachhaltige Förderung einer umfassenden, differenzierten und kritischen (Selbst-)Reflexion des medizinischen Sys-

[2] Vgl. ebd., S. 3 ff.

[3] Wo immer in diesem Text aus Gründen der Lesbarkeit nur das Maskulinum verwendet wird, soll das grammatikalische Subjekt/Objekt dennoch ausdrücklich geschlechtsneutral verstanden werden.

tems und vor allem der ärztlichen Profession, der professionellen ärztlichen Identität und der menschlichen Subjektivität.[4] Um diese Reflexion entscheidend anzustoßen, setzt *LET ME* auf die stimulierende und irritierende Wirkung von künstlerischen, literarischen und philosophischen Impulsen und versucht, die produktive Auseinandersetzung mit diesen fest in die medizinische Aus- und Weiterbildung sowie den klinischen und ärztlichen Alltag zu integrieren. Das ausdrückliche Denken mit und in Metaphern ist dabei ein fester Bestandteil.

Im Rahmen dieses Programms wurde im Sommersemester 2018 der vierstündige Workshop *LET ME ... know your enemy!* entwickelt, in dessen Zentrum die Auseinandersetzung mit der Krankheit als ‚zu bekämpfendem Feind' und mit den dieser Metaphorik sowohl vorausgehenden als auch nachfolgenden, medizinischen wie gesellschaftlichen Normalisierungs- und Pathologisierungsprozessen steht. Diese Auseinandersetzung musste den didaktischen Grundsätzen und Rahmenbedingungen des *LET ME*-Workshops entsprechend jedoch gewissermaßen bei null anfangen, um alle Teilnehmenden voraussetzungslos dort abzuholen, wo sie gerade stehen. Eine inhaltliche Vorbereitung oder Einstimmung war daher nicht vorgesehen, was wiederum bedeutete, dass alle relevanten Aspekte in den gegebenen vier Stunden bearbeitet werden mussten. Zwar ist die martialische Metaphorik im Umgang mit Krankheiten, das ‚Abwehren', das ‚Bekämpfen', das ‚Besiegen' der ‚drohenden', der ‚eindringenden', der ‚angreifenden', der ‚zerstörenden' Krankheit im alltäglichen Sprachgebrauch des Medizinstudiums und der Klinik omnipräsent, zugleich jedoch so alltäglich, dass man sich seiner Metaphorik überhaupt erst wieder bewusst werden muss. Zugleich war davon auszugehen, dass die Teilnehmenden des Workshops zuletzt in ihrer Schulzeit mit Metaphern in Berührungen gekommen sind und diese, wie bereits oben vermutet, in ästhetischen Werken und nicht in alltäglichen und schon gar nicht medizinischen und wissenschaftlichen Diskursen verorten. Die erste Herausforderung des Workshops bestand daher darin, das Denken in und mit Metaphern überhaupt ins Bewusstsein zu rufen. Da eine Einführung in die Theorie der Metaphern erstens den zeitlichen wie inhaltlichen Rahmen des Workshops gesprengt hätte und zweitens für das Erreichen des Workshopziels nicht notwendig war, haben wir das Denken in Metaphern vereinfacht als Denken in Bildern, in Figuren und in Szenen[5] eingeführt – und auch dies nicht theoretisch, sondern konkret anhand eines Bildes, das dieses Denken plastisch begreifbar und bewusst machen soll (Abb. 1).

[4] Vgl. Daniel Teufel/Pascal O. Berberat: *Arzt, nicht „nur" Mediziner*, in: *Deutsches Ärzteblatt* 115, 47 (2018), S. 2172 f.; dies.: *Einem großen Teil des Materials verständnislos gegenüber ... Was die moderne Medizin von der Freud'schen Psychoanalyse lernen kann – und sollte*, in: *Psychoanalyse in technischer Gesellschaft. Streitbare Thesen*, hg. von Eckhard Frick/Andreas Hamburger/Sabine Maasen, Göttingen 2019, S. 45–56.

[5] So folgen beispielsweise dem metaphorischen Gedankenbild ‚Krankheit = Feind' unterschiedliche Figurationen dieser Feinde (gerade in der Medikamentenwerbung oder in Kinderbüchern und Zeichentrickserien schön zu sehen) als fratzenhafte Fieslinge oder bedrohliche Monster und daran anknüpfend Kampfszenen, die den Angriff dieser Feinde auf den Körper mit scharfen Zähnen oder Waffen zeigen bzw. wie diese Angriffe von der körpereigenen Verteidigungslinie abgewehrt werden.

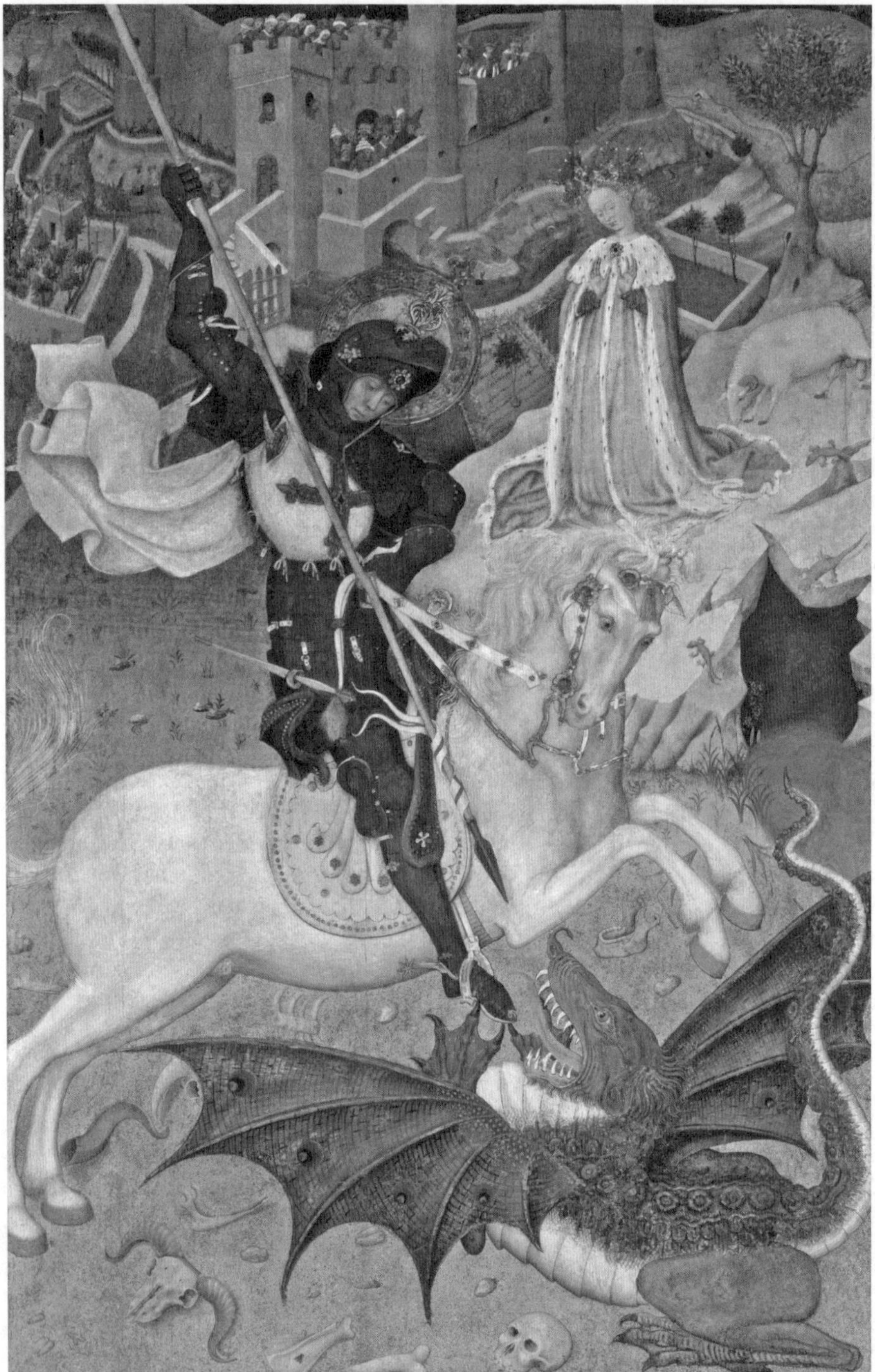

Abbildung 1: Bernat Martorell: *Der Heilige Georg im Kampf gegen den Drachen*, 1434/35. The Art Institute of Chicago.

Dieses Gemälde von Bernat Martorell aus dem 15. Jahrhundert, das die Legende des heiligen Georg im Kampf mit dem Drachen zeigt, stellte sowohl den Ausgangs- als auch den Dreh- und Angelpunkt aller Überlegungen und Diskussionen unseres Workshops dar. Dabei war die Behandlung des Workshopthemas – der Behandlung der Krankheit als Feind – anhand dieses Bildes zu jeder Zeit eine offensichtliche und nachvollziehbare Veranschaulichung eines metaphorischen Denkens in Bildern, in Figuren und in Szenen. Denn wie die Vokabel ‚Feind' nicht der medizinischen Sprache entspringt, und doch als Metapher für Krankheit genommen wird, hat dieses Gemälde selbst keinerlei medizinische Elemente und Kontexte, und kann doch leicht als eine Darstellung des medizinischen und gesellschaftlichen Umgangs mit Krankheit herangezogen werden. So lässt sich unmittelbar vor Augen führen und erfahren, dass und wie wir abstrakte Begriffe und komplexe Beziehungen in konkreten und komplexitätsreduzierten Bildern fassen können und dass und wie dabei bestimmte Denkrichtungen eingeschlagen und andere ausgeschlossen werden.

Zu Beginn des Workshops wurde das Gemälde zunächst offen betrachtet und gemeinsam zusammengetragen, was darauf zu sehen ist. Die dem Gemälde zugrundeliegende Legende des heiligen Georg wird dabei ausdrücklich vernachlässigt, da es uns hier allein um die dargestellte, bildimmanente Szene losgelöst von allen Entstehungs- und Erklärungskontexten geht. Im Anschluss wurde diesem Bild ein anschauliches Zitat aus der *Enzyklopädie* von Denis Diderot und Jean Le Rond d'Alembert zur Seite gestellt, das kurz und prägnant den „Feind" definiert:

> Jener, *der gegen uns* in den Krieg zieht, oder *gegen den wir* in den Krieg ziehen, weil es uns *ein Herrschender befohlen* hat. […] [Dabei; d. Verf.] betrachten wir nicht nur jene als Feinde, die uns auf dem Land- oder Seeweg *tatsächlich angreifen*, sondern auch jene, die einen solchen *Angriff vorbereiten*, die ihre Waffen auf unsere Häfen, unsere Städte und unsere Festungen richten, auch wenn sie noch nicht in direkter Auseinandersetzung mit uns stehen.[6]

Nach einem kurzen Abgleich, ob und inwiefern es sich bei dem Drachen auf dem Bild um einen so definierten Feind handelt, wurden vor dem gemeinsamen Hintergrund des Gemäldes und der bildlichen Definition folgende vier Fragenkomplexe eröffnet – und zwar unter der metaphorischen Prämisse: „Wenn nun Krankheit als Feind verstanden wird":

1. Was und/oder wen bedroht der Feind?
2. Wie sieht der Feind aus? Wie (und durch was oder wen) wird man auf ihn aufmerksam (gemacht)?
3. Wer erklärt den Feind zum Feind? Wer erklärt die Feindschaft? Wer sagt den Kampf an? Wer hat das Recht dazu? Wer hat ein Interesse daran? Welche Konsequenzen sind damit verbunden?
4. Welche Rolle(n) spielt dabei die Medizin und welche der einzelne Arzt?

Im weiteren Verlauf und während des eigentlichen Programms des Workshops wurden diese Fragen einzeln aufgegriffen und die Diskussion sowie die wiederkehrende Betrachtung des Gemäldes um unterschiedliche Impulse aus der Medikamentenwerbung und ei-

[6] Louis de Jaucourt: *Ennemi*, in: *Encyclopédie*, Bd. V, éd. par Denis Diderot/Jean Le Rond d'Alembert, Paris 1755, S. 692 f., hier S. 692, Hervorhebungen d. Verf., Übersetzung D.T.

nige Zitate aus George Canguilhems *Das Normale und das Pathologische* ergänzt, die sich ebenso auf die Feindlichkeit (gegenüber) der Krankheit beziehen und dabei die medizinischen Normen mit ins Feld führen, z. B.: „Sie [die an dieser Stelle thematisierten Krankheitsvorstellungen; d. Verf.] sehen in der Krankheit, oder besser: in der Erfahrung des Kranken, eine *‚polemische' Situation*, d. h. entweder den *Kampf des Organismus mit einem fremden Wesen* oder den *inneren Kampf gegensätzlicher Kräfte*."[7] Oder:

> Eine Norm erhält ihren Sinn, ihre Funktion und ihren Wert daraus, dass es außerhalb ihrer etwas gibt, was dem Anspruch nicht genügt, dem sie selber dient.
>
> Das Normale ist *kein statischer und friedlicher Begriff*, sondern ein dynamischer und *polemischer*. […] Normieren und normalisieren, das bedeutet: einem Daseienden, Gegebenen eine Forderung aufzuzwingen, von der aus sich Vielfalt und Disparatheit dieses Gegebenen *als ein nicht bloß fremdes, sondern feindliches Unbestimmtes* darstellt.[8]

In der Schlussphase des Workshops nahmen wir mit Emil Noldes Radierung *Kranker, Arzt, Tod und Teufel* aus dem Jahre 1911 noch ein alternatives Bild und eine alternative Metaphorik für den Umgang mit Krankheit hinzu: Statt eines Kampfes ist hier ein Gespräch auf Augenhöhe zu sehen, in dem der Arzt als Vermittler und nicht als Bekämpfer und Besieger auftaucht. An- und abschließend wurde gemeinsam das Fazit des zu jeder Zeit ergebnisoffenen Workshops gezogen und von jedem/jeder einzelnen Teilnehmenden eingeholt, welche Konsequenzen sich für ihn/sie – insbesondere in Bezug auf das eigene Arztwerden und Arztsein – aus der Analyse und Diskussion ergeben haben und was für ihn/sie dafür und dagegen spricht, Krankheiten bzw. Abweichungen von medizinischen Normen als Feinde zu verstehen und entsprechend zu behandeln bzw. zu bekämpfen.

Am Ende jedes *LET ME*-Workshops steht ein kurzes Feedbackblitzlicht aller Teilnehmenden, ob und wie ihnen der Workshop gefallen hat und was sie uns als Veranstaltern mitteilen wollen. In diesem Rahmen hat uns einmal ein Studierender gefragt, ob auch wir aus diesen Workshops etwas mitnehmen. Die Antwort ist eindeutig ja, da auch wir durch die intensive und jederzeit ergebnisoffene Auseinandersetzung neue Perspektiven aufgezeigt bekommen, uns Fragen stellen und Gedanken machen, die wir zuvor nicht hatten. Eine der Fragen, die wir aus *LET ME ... know your enemy!* mitgenommen haben, lautet: Ist eigentlich die Gesundheit – vor dem Hintergrund der ‚Krankheit als Feind'-Metaphorik – auch auf dem Gemälde von Martorell zu finden? Und wenn ja, wo? Und wenn nein, was heißt das für die Gesundheit?

3 Die Topologie der Gesundheit

Um etwas zu finden, hilft es, zu wissen, was man sucht. Allein zu sagen, wir suchen die Gesundheit, erfüllt diese Voraussetzung noch nicht. Denn so oft ‚Gesundheit' in alltäglichen wie wissenschaftlichen Diskursen als selbstverständlicher Begriff gebraucht wird, so selten ist klar, was genau darunter zu verstehen sein soll. Wir bräuchten demnach zu-

7 George Canguilhem: *Das Normale und das Pathologische*, Berlin 2017, S. 27, Hervorhebung d. Verf.

8 Ebd., S. 253 f., Hervorhebung d. Verf.

erst eine Definition von Gesundheit, bevor wir beantworten können, ob und wo die(se) Gesundheit auch auf dem Gemälde von Martorell zu finden sein könnte. Tatsächlich kann man und wollen wir hier jedoch genau andersherum vorgehen und zuerst das Bild daraufhin befragen, welche Elemente und Figuren es zeigt, die für eine Darstellung von Gesundheit in Frage kämen, und welche Gesundheitsbegriffe sich davon ableiten lassen. Die nicht weniger spannende Frage, was es für unseren Gesundheitsbegriff bedeutet, wenn wir die Gesundheit nicht auf dem Bild finden können, vernachlässigen wir damit zunächst.

Bleiben wir dabei, dass der Drache bereits für die feindliche Krankheit reserviert ist, so gibt es nach unserer Ansicht und Zählung noch sieben andere Bildelemente, die als sichtbare Präsenz von Gesundheit betrachtet werden könnten. Zuerst könnte die Gesundheit die gesamte Landschaft, die gesamte Welt des Bildes sein. Sie wäre dann der (Hinter-)Grund und Boden des Kampfes mit der Krankheit – und die Krankheit selbst wäre ein zwar ungewollter, aber dazugehöriger Teil der Gesundheit. Zweitens bietet sich auch die bedrohte Jungfrau, der reine, unschuldige, unverletzte Körper, das noch unversehrte Leben als Gesundheitsfiguration an – oder drittens, mit fast ähnlichen Konnotationen, das Lamm, das hinter dieser Jungfrau steht und dabei eine Natürlichkeit betont, die sich deutlich von dem durchkultivierten Wesen der Jungfrau abhebt. Viertens steht hinter diesen beiden ein einzelner Baum, der unabhängig von der eigentlichen Szene sinnbildlich für Gesundheit als ein zyklisches Moment der Zu- und Abnahme stehen könnte. Auf der anderen Seite könnte, fünftens, der Ritter die Gesundheit als das, was gegen die Krankheit kämpft, verkörpern – oder, sechstens, sein (hohes?) Ross die Gesundheit darstellen, von dessen Rücken aus der medizinisch-ärztliche Ritter seinen Kampf gegen die Krankheit aufnimmt.[9] Zwar reizt uns jede dieser sechs Möglichkeiten, sie hier weiter auszubreiten und bildlich-metaphorisch durchzuspielen, wir wollen es jedoch bei diesen skizzierten Andeutungen belassen und uns dafür hier nun voll und ganz der siebten Möglichkeit widmen: die Gesundheit in der Burg oder als die Burg im Hintergrund des Kampfes zu verorten.

Die Burg ist von Mauern umgeben und bietet den Menschen in ihr Schutz vor dem Drachen.[10] Wäre die Jungfrau hinter diesen Mauern, wäre sie sicher. Die Gesundheit wäre demnach der (einzige) Bereich, in dem die Krankheit einen nicht erreichen kann. Und die Gesundheit wäre so gesehen genau das: ein *Bereich*, ein besonderer Ort und Raum – und nicht wie die Krankheit: ein *Wesen*, ein *Zustand*, ein *Ereignis*. Folglich ergibt sich aus dieser Lokalisation der Gesundheit auch weniger eine Ontologie noch eine Pathologie, sondern zuerst eine *Topologie*.

Das entscheidende Element dieser Topologie ist die Grenze zwischen dem Bereich hinter und dem Bereich vor den Mauern, dem sicheren, dem gesunden und dem gefährlichen, dem ungesunden – aber deshalb nicht gleich kranken (!) – Bereich. Voreingenom-

9 Wir möchten an dieser Stelle betonen, dass wir hier und im Folgenden die Bezeichnungen ‚Jungfrau' und ‚Ritter' den bildlichen Darstellungen entnehmen und damit allein die entsprechenden Positionen und Rollen auf dem Bild angeben wollen. In diesen Bezeichnungen schwingen leider unweigerlich Geschlechterrollenbilder mit, von denen wir uns jedoch deutlich distanzieren und daher beide Bezeichnungen ausdrücklich geschlechtsneutral verstanden wissen wollen.

10 All unsere folgenden Überlegungen gehen von der Prämisse aus, dass die Burg vor dem Drachen schützt und er ihre Mauern nicht überwinden oder unterwandern kann. Die Metapher von der Gesundheit als Burg ließe sich jedoch auch ohne diese Prämisse ausbreiten und würde dadurch entscheidende Änderungen erfahren, die wir hier aus Platzgründen nicht weiter verfolgen können.

men durch die im Workshop behandelten Textstellen von Canguilhem, liegt es uns nahe, die Mauern des gesunden Bereichs als Sinnbilder der Normen zu verstehen – zumal Canguilhems etymologische Herleitung der Norm aus einem Winkelmaß und einer senkrechten Linie genau in dieses Bild passen.[11] Wer sich folglich innerhalb der Normen der Gesundheit, der Mauern der Burg, bewegt, der kann sich sicher fühlen, denn in diesem gesunden Bereich kann ihn keine Krankheit erreichen. Wer diese Mauern und diesen Normbereich jedoch verlässt und in den ungesunden Bereich gelangt, der bietet der Krankheit eine direkte Angriffsfläche und läuft so Gefahr, krank zu werden. Dabei stellt sich sogleich die Frage, ob das Verlassen des gesunden Normbereichs zwangsläufig zur Krankheit führt, ob es nur eine Frage der Zeit ist und/oder die Wahrscheinlichkeit der Krankheit steigt, je nachdem wie oft, wie lange und wie weit jemand den gesunden Bereich verlassen hat. Möglicherweise sind kurze Abstecher in den ungesunden Bereich weniger gefährlich als längere Aufenthalte, und je mehr Normen man missachtet hat, desto mehr Krankheitsangriffe muss man fürchten.

Sicher ist lediglich eines: Im gesunden Bereich wird man nicht krank. Die erste Bedingung und damit die erste Erklärung der (Möglichkeit einer) Krankheit ist damit das Verlassen des Normbereichs. Anders sind Krankheiten nicht möglich und auch nicht erklärbar. Bei jedem Kranken ist daher klar, dass er sich nicht im Normbereich aufgehalten hat. Offen ist jedoch: wie und wieso er diesen verlassen hat – und wer die Schuld dafür trägt. Denn tatsächlich geht mit dieser Topologie der Gesundheit eine ständige Schuldfrage einher, denn zum Kontakt mit der Krankheit kommt es nur, wenn die Grenzen wissentlich oder unwissentlich übertreten wurden.

In Samuel Shems Medizinerroman *The House of God* wird der Glaube formuliert, „that disease was some wild and hairy monster to be locked up in the neat medical grids of differential diagnosis and treatment."[12] Die Topologie der Gesundheit als Burg ersetzt oder erweitert diesen Glauben durch seine Kehrseite: Zwar ist auf Martorells Gemälde nur ein Monster zu sehen, aber was, wenn es mehrere Monster gibt – und zwar mehr, als man schnell und einfach einfangen könnte. Dann ist es einfacher und konsequenter, die bedrohten Menschen einzusperren. Die Bedrohung durch die Krankheit kann auf Kosten der eigenen Freiheit ausgesetzt werden, wenn man sich bereit erklärt, das Dasein im festen Rahmen bzw. in den Burgmauern der medizinischen Normen zu führen. So gesehen liefert die Gesundheit als Burg auch eine Antwort auf die Frage(n) nach der Henne und dem Ei: Erst die Erfahrung der Krankheit lässt die Menschen einen gesunden Norm- und Sicherheitsbereich errichten. Es gäbe keinen Grund, Normen aufzustellen und Normen einzuhalten, wenn nicht die Krankheit, die im ungesunden Bereich lauert, eine Gefahr darstellen würde. Am Anfang steht folglich nicht die Norm, auf die eine Abweichung folgt; am Anfang steht die Krankheitserfahrung und die Normen sind die Folgen eines Wunsches und/oder einer Angst, dieser oder einer ähnlichen Krankheit nicht noch einmal ausgeliefert zu sein. Noch weiter gedacht ist damit die Krankheit auch nicht der direkte Gegenspieler der Gesundheit. Die Krankheit greift nicht die Gesundheit an, diese wird durch die Krankheit nicht infrage gestellt. Beide haben keinen direkten Kontakt, da Krankheit als ein Ereignis außerhalb der Gesundheit und nur im ungesunden Bereich stattfindet, während die Gesundheit als ein schützender und selbst unantastbarer Bereich eingerichtet wurde.

[11] Vgl. Canguilhem: *Das Normale und das Pathologische* (Anm. 7), S. 253.

[12] Samuel Shem: *The House of God*, London 1985, S. 100.

Das Extrem auf der anderen Seite in der Mitte rechts im Bild ist die Höhle des Drachens, der kranke Bereich, in den das Monster seine Beute schleppt und festhält. In Höhlen wie dieser sind dann die schwer Kranken, die chronisch Kranken, die hoffnungslos Kranken gefangen. Doch auch in diese Höhle gelangt man nur, wenn man zuvor im ungesunden Bereich war. Selbst wenn die Topologie der Gesundheit von den beiden extremen Polen gesunder und kranker Bereich, Burg und Höhle, gerahmt wird, lautet die grundsätzliche Einteilung des Raumes nicht *entweder gesund oder krank*, sondern *entweder gesund oder ungesund*. Die Krankheit und auch der kranke Bereich sind drohende, aber nicht zwingende Bestandteile des ungesunden Bereichs. Ein unmittelbarer Konflikt zwischen Gesundheit und Krankheit findet hier nicht statt.

4 Die Metaphorik und ihre Wirklichkeit

In einem Gemälde sinnbildlich das Verhältnis von Krankheit und Gesundheit durchzuspielen und dadurch ‚Gesundheit' als Burg zu imaginieren, die von Mauern aus Normen umgeben ist, ist das eine. Das andere ist, nun dieses bildliche Gedankenspiel mit der Wirklichkeit abzugleichen und zu fragen, ob und wie diese Metapher und ihre Topologie auch zur Beschreibung, Erfassung und Erklärung der modernen Medizin, der ärztlichen Praxis und deren gesellschaftlichem Kontext dienen.

Unsere These dazu ist, dass tatsächlich jede medizinisch-ärztliche Untersuchung als Vermessung eines imaginären Raumes angesehen werden kann, die zu klären versucht, inwiefern die zu untersuchende Person den gesunden Bereich der medizinischen Normen verlassen hat. Hat sie ihn nicht verlassen und auch keine Beschwerden, befindet sie sich voll und ganz im gesunden Bereich, ist diese Person auch kein Fall für die Medizin und stellt bis zur nächsten Untersuchung keine weitere Aufgabe für den Arzt dar – abgesehen von der Ermunterung und Warnung, auch weiter in diesem Bereich zu bleiben. Wird jedoch festgestellt, dass die Person sich an bestimmten Stellen mehr oder weniger deutlich außerhalb des gesunden Bereichs befindet, qualifiziert sich diese Person als Patient für weitere medizinisch-ärztliche Schritte, egal ob sie nun tatsächlich bereits krank ist und/oder Beschwerden hat. Denn ihre Mission bzw. der Kampf gegen die Krankheit beginnt für die moderne Medizin mit dem präventiven Finden und Beheben von Gefahren und Angriffsflächen und nicht erst mit dem tatsächlichen ‚Feindkontakt' und den kurativen Gegenmaßnahmen. Ein nichtnormales Blutbild, ein nichtnormaler Hormonwert, ein nichtnormaler Puls, ein nichtnormaler Blutdruck, ein nichtnormaler BMI – all das und vieles andere gibt Anlass zur Beunruhigung, denn damit hat jemand den sicheren gesunden Bereich verlassen und bewegt sich in jenem ungesunden Bereich, in dem die Krankheiten lauern. Zwar sind auch Beschwerden und Leiden des Patienten deutliche Indikatoren für einen ungesunden Bereich und eine mögliche Erkrankung, die nötigen gesicherten Informationen für den Befund liefert allerdings erst die Vermessung. Für eine Diagnose und eine entsprechende Therapie ist es unabdingbar, die genaue Stelle zu kennen, an der die Gesundheit verlassen wurde, denn hinter unterschiedlichen Mauern lauern unterschiedliche Monster – und je nach Mauerabschnitt verlangt die weitere Diagnose und Therapie einen darauf spezialisieren Facharzt.

Der für unsere Metapher spannendste Fall ist jedoch der, in dem die Vermessung keinen ungesunden Bereich feststellen kann, die vermessene Person aber dennoch über Beschwerden und Leiden klagt. Denn nach den Gesetzen unserer Topologie ist eine Erkrankung im gesunden Bereich nicht möglich. Nach ihr müsste man zuerst ungesund sein, bevor man krank werden kann. Und genau mit dieser Paradoxie scheint auch die moderne Medizin zu hadern, was eher für unsere Metapher als gegen sie spricht. In der Praxis lassen sich vor allem drei Arten und Weisen unterscheiden, diese Paradoxie aufzulösen:

1. Wenn schon für den Gesunden das geflügelte Wort gilt, dass er nur gesund ist, weil er nicht ausreichend untersucht wurde, dann erst recht für den Gesunden mit Beschwerden. Demnach wird so lange weitergesucht, bis etwas gefunden wird, was als Erklärung für die Beschwerden dienen kann, denn irgendwo müsse der Patient mit mindestens einem Fuß im ungesunden Bereich stehen, sonst hätte er keine Beschwerden.
2. Für den Fall, dass keine physische wie psychische wie soziale Normabweichung festgestellt werden kann, der Patient sich also zweifelsfrei im gesunden Bereich befindet, aber sich dennoch nicht gesund fühlt, bleibt das Gesetz der Topologie dadurch in Kraft, dass dieses Gefühl zur und als Abweichung von der Norm einer gesunden Selbstwahrnehmung erklärt wird: Hypochondrie o. Ä.
3. Die Paradoxie lässt sich aber auch dadurch auflösen bzw. ignorieren, dass man allein die Beschwerden und Symptome behandelt und die nichterkennbaren Ursachen im Dunkeln lässt.

Das umgekehrte Phänomen dieser Paradoxie ist der Arztbesuch mit Beschwerden, die allein dadurch verschwinden, dass der Arzt bestätigt, dass man sich komplett und mit beiden Beinen fest im gesunden Bereich befindet. Hierzu lässt sich die weitere These aufstellen, dass jeder Mensch zwar selbst sagen kann, ob er sich gut oder schlecht fühlt, aber nur der Arzt oder die Medizin – oder zumindest deren Messwerkzeuge in Form von z. B. Waagen, Blutdruckmessgeräten oder Fitness wie Schlaf überwachende Smartwatches – bewerten können, ob man im gesunden oder ungesunden Bereich ist. Ärzte werden deshalb nicht selten ohne konkrete Beschwerden, aber mit vagen Unsicherheiten und Sorgen um die eigene Gesundheit aufgesucht.

Dass derjenige, der sich gesund hält, nicht krank wird, ist auch in vielen gesellschaftlichen Diskursen verankert und ein kompletter Wirtschaftszweig an Lifestylemagazinen und -webseiten, an Nahrungs(-ergänzungs-)mitteln, an Fitness- und Stressbewältigungsprogrammen usw. lebt (sehr gut) von dem Glauben, physische und psychische Krankheiten dadurch vermeiden zu können, dass man sich im festen Rahmen eines gesunden Lebens bewegt. Und selbst jene, die diesem Glauben keine Folge leisten, beweisen dann ihre Gläubigkeit, wenn sie mit Verwunderung und Unverständnis darauf reagieren, dass jemand trotz der Einhaltung aller Werte und Verhaltensregeln dennoch krank wurde (schließlich habe er sich doch immer so gesund ernährt und hatte immer viel Bewegung an der frischen Luft). Auf der anderen Seite gilt die Überzeugung, dass jene, die ungesund leben, mit dem Feuer spielen. Und jene, die sich bereits verbrannt haben, mögen gerade dadurch überzeugt worden sein, lieber in den engen Mauern der Gesundheit als weiter mit der Gefahr einer erneuten Krankheitserfahrung zu leben, auch wenn das bedeutet, die Zigaretten gegen die Laufschuhe und die Currywurst gegen den Brokkoli einzutauschen.

Zusammenfassend könnte man nun sagen, dass sowohl das medizinische als auch das gesellschaftliche Denken und Reden über Gesundheit zuallererst eine räumliche Erhebung entlang der normierten Trennungslinie zwischen einem gesunden und einem ungesunden

Bereich ist – und dann davon ausgehen, dass man im gesunden Bereich beruhigt sein darf und im ungesunden Bereich besorgt sein muss. Allein die Frage, ob der ungesunde Bereich zwangsläufig zu einer Erkrankung, zu Beschwerden und Leiden führt, ist damit noch nicht beantwortet – und ebenso die Frage, in welchem Bereich man lieber und besser lebt.

5 Konkrete Konsequenzen für Medizin und Ärzte

Wie im ursprünglichen Workshop, so sollen auch die hier angestellten Überlegungen und Gedankengänge keinen spielerischen Selbstzweck erfüllen, sondern Grundlage und Anstoß für professionsorientierte Reflexionen liefern: Welche Konsequenzen, welche Aufgaben, welche Rollen, welche Verantwortungen, welche Herausforderung ergeben sich für die moderne Medizin und für jeden einzelnen Arzt, wenn Gesundheit als eine sichere Burg umgeben von festen Normen verstanden wird und alle medizinisch-ärztlichen Schritte von einer Einteilung des Lebens in gesunde und ungesunde Bereiche ausgehen?

Wenn allein die Medizin jene Instanz ist, die bestätigen kann, ob jemand gesund oder ungesund ist, so ist es auch allein die Medizin samt der ihr zuarbeitenden Wissenschaften, welche die damit verbundenen Grundsatzfragen beantworten muss: Wie hoch müssen die einzelnen Mauern gebaut werden? Was sind die entscheidenden Grenzwerte der Norm? Wie viel Frei- und Spielraum ist zu verantworten? Die Burg der Gesundheit erwächst schließlich nicht allein aus Naturgesetzen, sondern braucht entsprechende Architekten und Mauererbauer, die sie berechnen, errichten und erhalten. Vor diesem Hintergrund stellt sich dann für jeden einzelnen Mediziner und Arzt die Frage, ob es ausreicht, sich allein auf die Vermessung und Bestätigung der Gesundheit zu verstehen, oder ob jeder von ihnen auch ein kritisches Grundverständnis braucht, wie und wieso die einzelnen Mauern und Grenzen zwischen gesundem und ungesundem Bereich eingezogen wurden. Denn genaugenommen erkennen die Medizin und der einzelne Arzt nicht, ob jemand gesund oder ungesund ist, sondern sie entscheiden es – und tragen damit auch die Verantwortung für diese Entscheidung.

Dem medizinisch-ärztlichen Vermessen der Gesundheit folgt ein Ermessen der Gefahr – und die Gretchenfrage der Gesundheits- bzw. Krankenversorgung: Muss hier etwas getan werden? Dabei liegt es zuallererst in der Verantwortung des einzelnen Arztes, ob und wie er einem Patienten die Gesundheit abspricht. Reicht dafür bereits eine minimale Abweichung von der Norm, reicht dafür bereits ein einzelner erhöhter Wert? Ist der Patient damit bereits weit genug von der Burg entfernt? Auf der einen Seite besteht die Gefahr, einen Fall zu unterschätzen. Auf der anderen Seite besteht die Gefahr, einem beschwerdefreien Menschen unnötige Ängste und Sorgen vor einer Gefahr zu machen, die in diesem Stadium noch gar nicht eintreten könnte (nicht zu vergessen, dass zu große Ängste und Sorgen wiederum selbst Krankheiten hervorrufen können). Bevor der Patient erfahren kann, wie es um seine Gesundheit steht, muss der Arzt eine bewusste oder unbewusste Entscheidung für oder gegen maximale Sicherheit und für oder gegen den Spielraum im ungesunden Bereich getroffen haben.

Eine ähnliche Entscheidung muss auch der Arzt als ‚Ritter' gegenüber der ‚Jungfrau' treffen, die sich offensichtlich außerhalb der Burg befindet: Muss der Patient mit allen Mitteln zurück in die sichere Burg gebracht werden oder kann man ihn guten Gewissens seinem Schicksal außerhalb der Normen überlassen, gerade wenn er sich z. B. trotz extremer

Blutzucker- oder Cholesterinwerte nicht auf eine Ernährungsumstellung und Medikamente einlassen will? Wie viel Überzeugungsarbeit muss ein Arzt leisten? Wie viel Angst darf er machen, in der Hoffnung, den Patienten zur Umkehr in den gesunden Bereich zu bewegen – und sich mit dieser Angst als Schlüssel selbst hinter die Burgmauern einzusperren? Oder sollte man eher dem Patienten eine ärztliche Schutzdienstleitung im ungesunden Bereich anbieten, ihm dort zur Seite stehen, ihn begleiten und erst dann einschreiten, wenn es tatsächlich zum Angriff durch die Krankheit kommt? Die moderne Medizin kann eine uneinnehmbare Festung der Gesundheit anstreben und/oder ein risikominimiertes Leben in Freiheit und/oder doch eine Ausrottung aller Krankheiten, Feinde und Übel. Der einzelne Arzt kann sich streng an den Normen oder flexibel an den Patienten orientieren.

Alle diese Fragen, Überlegungen und Entscheidungen hängen vom Selbstverständnis des medizinischen Systems und des einzelnen Arztes ab, wobei es wiederum gerade nicht selbstverständlich ist, was für ein Mauererbauer, Landvermesser, Wächter, Missionar und Ritter man sein muss, kann und will; wo die Grenzen zwischen gesund, ungesund und krank zu ziehen sind; und ob bei der Frage der Lebensqualität die Sicherheit über die Freiheit und das ständige Besorgtsein über der Sorglosigkeit zu stehen haben. Um hierauf (selbst-)kritisch durchdachte Antworten finden und angemessene Lösungen erarbeiten zu können, müssen einem jedoch erst diese Fragen und Probleme bewusst geworden sein. Und genau das ist die Leistung des hier vorgestellten metaphorischen Denkens.

6 Schlusswort und -plädoyer

Unser Workshop *LET ME ... know your enemy!* hat die Metapher der Krankheit als Feind aufgegriffen und kritisch reflektiert. Dieser Beitrag hat die Metapher der Gesundheit als Burg *erprobt* und daraus ein bildliches Denken abgeleitet und dessen Konsequenzen für die medizinischen, ärztlichen und gesellschaftlichen Wirklichkeit(en) durchgespielt. Passend dazu haben wir den Titel dieses Beitrages in Anspielung an Martin Luthers Lied *Ein feste Burg ist unser Gott*[13] gewählt. Denn so wie der Gott dieses Liedes als Burg wehrhaften Schutz vor Feinden bietet, so bietet auch die Gesundheit als Burg Sicherheit – in beiden Fällen unter der Voraussetzung, dass man daran glaubt und die Burg nicht verlässt.

Diese Metapher ist eine von unzähligen Möglichkeiten, ‚Gesundheit' zu fassen. Allein das Gemälde von Martorell hat sechs Alternativen aufgezeigt, deren jeweilige Ausarbeitung zu gänzlich anderen Gesundheitsbegriffen geführt hätte. Gesundheit ist jedoch einer jener abstrakten Begriffe, die aus einem vermeintlichen Selbstverständnis heraus als unproblematisch gelten und keiner weiteren und erst recht keiner kritischen Reflexion bedürfen, da der vermeintliche Gegenspieler ‚Krankheit' so präsent und so unmittelbar am eigenen Leib erfahrbar ist, dass es als ausreichend gilt, ‚Gesundheit' als Abwesenheit dieser Präsenz und Erfahrung zu fassen.[14] Tatsächlich geht diese Rechnung aber nur so lange auf, bis aus dem Begehren, nicht krank zu werden, ein systematisches Bestreben

[13] Martin Luther: *Eine feste Burg ist unser Gott*, in: *Evangelisches Gesangbuch*, hg. von Klaus Engelhardt/Michel Hoeffel/Antoine Pfeiffer, Karlsruhe-Strasbourg 1995, Liednummer 362.

[14] Vgl. Niklas Luhmann: *Der medizinische Code*, in: ders.: *Soziologische Aufklärung 5. Konstruktivistische Perspektiven*, Wiesbaden 1990, S. 183–195, hier S. 187 f.

wird – und Gesundheit als positiver Begriff insofern problematisch wird, als man nun genau wissen muss, was man zu sein, zu tun und zu lassen hat, um nicht krank zu werden. Unser Beitrag ist keine Lösung dieses Problems. Die Definition, was Gesundheit ist und sein soll, ist und bleibt eine ständige Herausforderung. Was wir hier vorgestellt und durchgespielt haben, ist *eine* mögliche Betrachtungsweise – und diese ist als metaphorische Betrachtungsweise selektiv und tendenziös. Mit ihr betonen wir gewisse Aspekte und blenden andere komplett aus. Man muss Gesundheit nicht so verstehen, man könnte es jedoch, bewusst wie unbewusst. Man mag aber auch unsere Einschätzung, dass diese Metapher der Gesundheit als Burg bis zu einem gewissen Grad funktioniert und anschlussfähig ist, nicht teilen und diese Metapher stattdessen *falsch* und *unpassend* nennen – doch auch ein falsches Bild und eine falsche Herleitung von Gesundheit holt die Gesundheit aus dem blinden Fleck ihrer vermeintlichen Selbstverständlichkeit. Wenn Sinn und Nutzen des aktiven Denkens in und mit Gesundheitsmetaphern die Auseinandersetzung mit Gesundheitskonzepten ist, dann erreicht auch die falsche und unpassende Metapher dieses Ziel allein dadurch, dass sie eine Begründung verlangt, wieso sie falsch und unpassend ist. Die Metapher der Gesundheit als Burg ist wohl eine Antwort auf die Frage, was Gesundheit ‚ist' – aber eine Antwort, die mehr Fragen aufwirft, als sie beantwortet, nicht zuletzt, weil sie bereits beantwortete Fragen noch einmal neu stellt.

Ein solches lautes, bildliches und spielerisches und dabei selbstreflexives Denken in und mit Metaphern in der Medizin(-ausbildung) zu verankern, verfolgt nicht das Ziel und erhebt nicht den Anspruch, richtige Antworten zu liefern und sichere Aussagen zu treffen, sondern Fragen zu zentralen, aber abstrakten, komplexen und vielschichtigen Bereichen des medizinischen Alltags zu eröffnen. Der Vorwurf der Zeitverschwendung liegt gerade mit Blick auf die begrenzten Zeitfenster des medizinischen Studiums und Alltags nicht fern (und ist uns auch nicht neu). Die Notwendigkeit, die Mediziner zum selbstreflexiven und selbstkritischen Denken zu motivieren und sie dabei auch aus ihrer ‚Metaphern-Unmündigkeit' herauszuführen, liegt dennoch näher – und wiegt die investierte Zeit gebührend auf.[15] Denn Ärzte denken bereits, wenn auch unbewusst, in Bildern und Metaphern, und dieses Denken hat spürbare Konsequenzen für den einzelnen Patienten. Zwar ist es oft alles andere als einfach, diese Bilder und Metaphern, die fest im System und im einzelnen Kopf verankert sind, zu erkennen, zu befragen, zu ändern, zu ersetzen. Aber das sollte keine Entschuldigung sein, es nicht zu versuchen. Unserer Erfahrung nach erleichtert eine spielerische, bildgestützte Herangehensweise diesen Versuch ungemein.

15 Vgl. z. B. auch die Arbeiten von Anita Wohlmann: *Analyzing Metaphors*, in: *Research Methods in Health Humanities*, ed. by Erin Gentry Lamb / Craig Klugman, Oxford 2019, S. 25–38; dies. / Susanne Michl: *„Hooked up to that damn machine:" Working with Metaphors in Clinical Ethics Cases*, in: *Clinical Ethics* 14, 2 (2019), S. 80–86.

Katharina Fürholzer

Hygieia, die Göttin der Sauberkeit? Das Konzept der Hygiene als Allegorie, Metonymie, Metapher und Symbol

Vorbemerkungen

Hygiene und Gesundheit gehen wortwörtlich Hand in Hand. Nicht zuletzt die Erkenntnisse der modernen Medizin haben heute zu einem ausgeprägten Bewusstsein für die Bedeutung der Hygiene als Notwendigkeit und Möglichkeit der Krankheitsprävention geführt.[1] Was genau nun aber unter diesem Begriff verstanden wird, welche De- und Konnotationen damit assoziiert werden, unterlag im Laufe der Jahrtausende einem spürbaren Wandel.[2] Neben seiner ursprünglichen Bedeutung als einer Form des Gesundheitserhalts kam es zu vielfältigen Übertragungen des Hygienekonzepts auf gesundheitsunabhängige Bereiche wie Schönheit und Sauberkeit, um nur einige zu nennen. Verankert im Forschungsfeld der *Medical Humanities* sucht der vorliegende Beitrag einigen dieser Facetten mithilfe literaturtheoretischer, genauer: rhetorischer Konzepte auf die Spur zu kommen. Angesichts der Vielschichtigkeit des Hygienebegriffs liegt der Fokus weniger auf – hier schlicht zu weit führenden, jedoch ebenso relevanten – Fragen öffentlicher Hygiene (wie etwa der Umwelt-, Sozial- oder Krankenhaushygiene), sondern ist zugespitzt auf den Bereich privater Körperhygiene. Ausgehend von Hygieia, der antiken Göttin der Gesundheit, werden, angefangen von der Antike bis in die Gegenwart, anhand von Beispielen aus Mytholo-

[1] Man denke aus der langen Reihe der hier nennenswerten Personen etwa an Ignaz Semmelweis' Arbeiten zur Bedeutung des Händewaschens oder auch an den ‚Vater der Hygiene', Max von Pettenkofer, der die Hygiene im späten 19. Jahrhundert in Deutschland als eigenständiges, medizinisches Lehrfach etablierte.

[2] Zur Geschichte der Hygiene siehe etwa *Bodily and Spiritual Hygiene in Medieval and Early Modern Literature. Explorations of Textual Presentations of Filth and Water*, ed. by Albrecht Classen, Berlin/Boston 2017; *Hygieneaufklärung im Spannungsfeld zwischen Medizin und Gesellschaft*, hg. von Hans Werner Ingensiep/Walter Popp, Freiburg/München 2016; Peter Burschel: *Die Erfindung der Reinheit. Eine andere Geschichte der frühen Neuzeit*, Göttingen 2014; Kathleen M. Brown: *Foul Bodies. Cleanliness in Early America*, New Haven/London 2009; Virginia Smith: *Clean. A History of Personal Hygiene and Purity*, Oxford/New York 2007, darin gesondert auch zur Hygiene im antiken Griechenland auf S. 74–101; Marie-Paule Jungblut: *„Sei sauber ...!" Eine Geschichte der Hygiene und öffentlichen Gesundheitsvorsorge in Europa*, Köln 2004; *Sittengeschichte des Intimen. Bett, Korsett, Hemd, Hose, Bad, Abtritt: die Geschichte und Entwicklung der intimen Gebrauchsgegenstände*, hg. von Leo Schidrowitz, Wien 1926; für eine Geschichte der Gesundheit siehe Roy J. Shephard: *A History of Health and Fitness. Implications for Policy Today*, Cham 2018.

gie, Kunst, Medien und Literatur verschiedene semantische Dimensionen des Hygienebegriffs nachgezeichnet: So lassen sich Hygieia und Hygiene sowohl als Allegorien der Gesundheit, der Heilkunde und gar des Todes deuten, finden sich darüber hinaus aber auch als Metonymien der Genesung, Metaphern der Sauberkeit, Symbole der Läuterung sowie schlussendlich gar als Mittel zur Wahrung soziokultureller und -moralischer Normen. Das führt letztlich zu der Frage nach den (gesundheitlichen) Implikationen, die mit einer zunehmenden Bedeutungsverschiebung des Hygienebegriffs von einer Form des Gesundheitserhalts hin zu einem Stellvertreter für Sauberkeitsprophylaxe einhergehen können.

Hygieia als Göttin und Allegorie

Wie eng Hygiene und Gesundheit miteinander verzahnt sind, zeigt bereits der Blick auf ihre etymologischen Wurzeln. So übersetzt sich das Wort ‚Hygiene' als „der Gesundheit dienende [Kunst]" (von altgriech. *ὑγιεινή [τέχνη]/hygieiné [téchne]*), abgeleitet von *ὑγίεια/hygíeia* = ‚Gesundheit'. Mythologisch hat das abstrakte Phänomen der Hygiene in der allegorischen Personifikation der Hygieia, der griechischen Göttin der Gesundheit, ein greif- und damit begreifbares Äußeres erhalten (Abb. 1).[3]

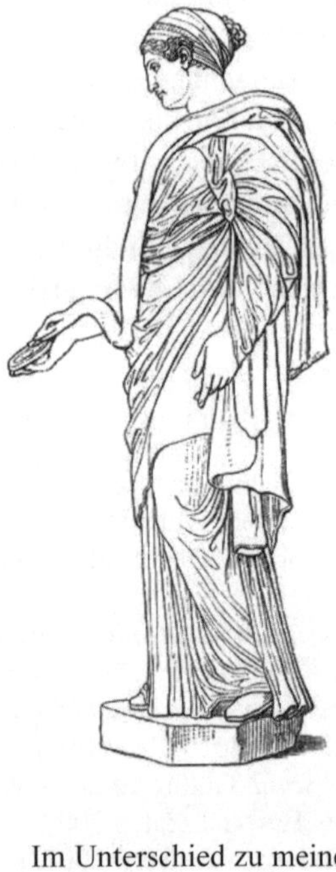

Abbildung 1: Hygieia, die Göttin der Gesundheit, in: *Meyers Großes Konversations-Lexikon, Bd. 9: Hautgewebe bis Ionicus*, Leipzig/Wien 1905, S. 699.

[3] Im Unterschied zu meinem eigenen Verständnis der Hygieia als Allegorie lehnt Mark Beumer personifizierende Interpretationen mythologischer Figuren generell ab; siehe für diese konträre Perspektive Mark Beumer: *Hygieia. Identity, Cult and Reception*, in: *Open Library of Humanities* 2056 (2015), https://www.researchgate.net/publication/288835936_Hygieia_Identity_Cult_and_Reception_peer_reviewed, (letzter Zugriff 01.04.2021). Zu den komplexen Dimensionen der Allegorie als beispielsweise Gattung, Trope oder Verfahren im Wandel der Zeit siehe *The Cambridge Companion to Allegory*, ed. by Rita Copeland/Peter T. Struck, Cambridge 2011.

Hygieias Insignien – Äskulapnatter und Trinkschale – zeigen zugleich ihre Nähe, ja Verwandtschaft zur Medizin, teilt sie diese Beigaben doch mit ihrem Vater Asklepios, dem Gott der Heilkunst und zugleich Namensgeber der Äskulapnatter, die bis heute weltweit als eines der zentralen Symbole der Medizin gilt.[4] Neben Asklepios weist zudem Hygieias Mutter Epione, die Göttin der Linderung, Attribute von Gesundheit und Heilung auf, ebenso wie Hygieias Schwestern Panakeia, die Göttin der Allheilmittel, Iaso, die Göttin der Genesung, Akeso, die Göttin des Heilens, und Aigle, die Göttin der (vor Gesundheit) strahlenden Schönheit.[5]

Wie in diesen mythologischen Allegorien zu erkennen ist, wurden Gesundheit und Heilung in antiker Zeit als eng verwandt verstanden, aber dennoch als eigenständige Entitäten eines breiteren Spektrums betrachtet. Michael T. Compton zufolge lässt sich diese Differenzierung der den einzelnen Familienmitgliedern zugeschriebenen Attribute aus dem Spektrum von Gesundheit und Heilung durch ihre inhärente Widersprüchlichkeit erklären:

> [I]f the god was fully able to provide maintenance of health, there would be no need for miraculous cures of illnesses. That is, though health and cure of illness seem intimately related, they can also be seen as mutually exclusive. Combining the two functions into one divinity creates the dilemma of why the sustainer of health would also need to provide cures. Arranged as they are in art, literature, and the minds of suppliants, Health follows cure; Hygieia stands behind Asklepios. The god restored health; his daughter preserved it.[6]

Galens *Hygieina*,[7] eines der im Altertum einflussreichsten Werke zur Gesundheit, verschafft in diesem Kontext Aufschluss darüber, welches Verständnis man im antiken Griechenland von Hygiene hatte:

[4] Ausführlicher zu dieser Symbolik siehe Robert A. Wilcox: *The Symbol of Modern Medicine. Why One Snake is More than Two*, in: *Annals of Internal Medicine* 138, 8 (2003), S. 673–677; Warwick Wroth: *Hygieia*, in: *The Journal of Hellenic Studies* 5 (1884), S. 82–101, vor allem S. 91–101.

[5] Zur Mythologie der Hygieia vgl. Gerald Tannock: *Hygeia versus Asclepios*, in: *Future Microbiology* 1, 4 (2006), S. 345–349, https://doi.org/10.2217/17460913.1.4.345 (letzter Zugriff 01.04.2021); Emma Stafford: *‚Without You No One Is Happy'. The Cult of Health in Ancient Greece*, in: *Health in Antiquity*, ed. by Helen King, London/New York 2005, S. 120–135, hier S. 131; Michael T. Compton: *The Association of Hygieia with Asklepios in Graeco-Roman Asklepieion Medicine*, in: *Journal of the History of Medicine and Allied Sciences* 57, 3 (2002), S. 312–329; Emma Stafford: *Worshipping Virtues. Personification and the Divine in Ancient Greece*, London 2000, S. 147–172; Eduard Thraemer: *Hygieia*, in: *Ausführliches Lexicon der griechischen und römischen Mythologie*, hg. von Wilhelm Heinrich Roscher, Bd. 1, Tl. 2, Leipzig 1890, Sp. 2772–2792; Wroth: *Hygieia* (Anm. 4).

[6] Compton: *The Association of Hygieia* (Anm. 5), S. 325 f.

[7] Claudii Galeni Pergameni: *De Sanitate tuenda [Hygieina]. Libri sex. Nuperrime ad Exemplar Venetum recogniti et divulgati*, Lugduni 1549, http://nbn-resolving.de/urn:nbn:de:hbz:061:2-148543 (letzter Zugriff 01.04.2021); eine englischsprachige Übersetzung findet sich über Galen: *A translation of Galen's Hygiene (De sanitate tuenda)*, übers. v. Robert Montraville Green, Springfield 1951.

> In *Hygieina* Galen assigned the preservation of health to „hygiene" („the art of health") but the restoration of health to therapeutics. […] Food, drinks, exercise, rest, bathing, massage, the surrounding air, sleeping, being awake, excretions, and emotions are interactive factors that can be regulated quantitatively and qualitatively by „hygiene" to preserve health in different human types and under different conditions.[8]

Gesundheit suchte man also durch eine spezifische, holistisch ausgerichtete Lebensführung (vgl. ‚Diät', altgriech. *δίαιτα/díaita* = ‚tägliche Lebensweise') zu erhalten. Wie Gerald Tannock darlegt, verband sich mit Hygieia die Überzeugung, „that humans could remain well if they lived their lives according to reason."[9] Der Glaube an die Möglichkeit und auch Eigenverantwortlichkeit für den aus einer solchen vernünftigen Lebensführung resultierenden Gesundheitserhalt änderte allerdings nichts daran, dass sich der Mensch zunehmend auf die Möglichkeiten der Medizin verließ und verlässt.[10] Diese Verlagerung von eigenverantwortlichem Gesundheitserhalt hin zu fremdverantwortlicher Krankheitsprävention und -therapie (eine Abgabe an Verantwortung und Veränderung von Machthierarchien, die sich mit Blick auf das heutige Gesundheitssystem nach wie vor feststellen lassen) spiegelte sich in damaliger Zeit unter anderem darin, dass der Kult um Hygieia bereits im 5. Jahrhundert v. Chr. mehr und mehr durch jenen um ihren Vater Asklepios, den Gott der Heilkunde, verdrängt wurde.[11]

Die zunehmende Fokusverschiebung von der Gesundheit zum Gesundheitssystem veränderte auch die Wahrnehmung und Repräsentation Hygieias – nicht nur in der Heilkunst, sondern auch in der bildenden Kunst: So hat die göttliche Allegorie zu vielseitigen Auseinandersetzungen mit dem Spektrum von Gesundheit und Krankheit inspiriert und wurde hierbei auch mit den Schattenseiten des Medizinischen, mit Aspekten von Verderb und Verhängnis assoziiert. Die Vielfalt der Perspektiven auf die „launische Muse"[12] Hygieia lässt exemplarisch eine ihrer berühmtesten künstlerischen Darstellungen in Gustav Klimts Fakultätsbild der *Medizin* (1901) erahnen (Abb. 2).

Nicht etwa Asklepios oder eine seiner für Heilung stehenden Töchter, sondern Hygieia selbst ist es hier, welche die über den Titel des Gemäldes explizit in den Vordergrund gestellte Medizin repräsentiert – die Allegorie der Gesundheit, schnell erkennbar durch ihre bewährten Insignien Schlange und Schale, ist zur Allegorie der Heilkunde geworden. Gekleidet in ein opulentes, flammend-rotes Gewand, zeigt sie sich indes als Femme fatale, die das Bild göttlicher Gesundheitsfürsorge harsch kontrastiert.[13]

8 Heinrich von Staden: *Health*, in: *Encyclopedia of Ancient Greece*, ed. by Nigel Wilson, New York/London 2006, S. 336 ff., hier S. 337; für einen Kurzüberblick zur Geschichte der Hygiene im antiken Griechenland siehe Smith: *Clean* (Anm. 2), S. 74–101.

9 Tannock: *Hygeia versus Asclepios* (Anm. 5).

10 Vgl. ebd.; René Jules Dubos: *Mirage of Health. Utopia, Progress, and Biological Change*, New Brunswick 1987.

11 Vgl. Tannock: *Hygeia versus Asclepios* (Anm. 5); René Jules Dubos: *Mirage of Health* (Anm. 10).

12 Polyxeni Potter: *Hygeia as Muse*, in: *Emerging Infectious Diseases* 14, 3 (2008), S. 534 f., hier S. 535, Übersetzung d. Verf.

13 Vgl. Siobhan Lam: *Gustav Klimt's* Hygieia. *A Source of Cold Comfort*, in: *Victorian Web*, 2006. http://www.victorianweb.org/painting/klimt/paintings/lam14.html (letzter Zugriff 01.04.2021).

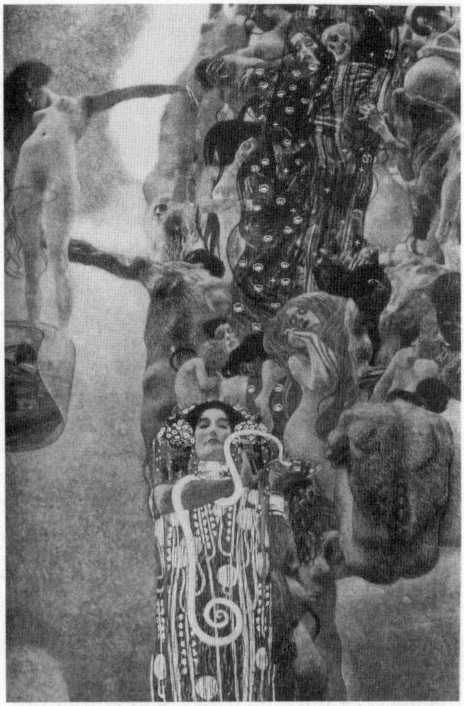

Abbildung 2: Gustav Klimt: *Medizin* (1901).

> Hygieia confronts the viewer almost scornfully, her haughtiness is implied by her upraised chin and inscrutable gaze and her posture is slightly ominous, the golden snake twines sinuously along her upraised arm and it is unclear whether she offering [sic] the bowl or withholding it. The stylization of her encompassing red and gold robe serves to hide her body and her hair is covered beneath her rich headdress, the only indication of humanity and feminine sensuality lie in Hygieia's bare face and arms, and even here, her sensuality becomes a source of power, though she stares out of the painting, her eyes are hidden in shadow. It is clear that Hygieia is powerful and dangerous in her own right.[14]

Machtvoll zeigt sich Hygieia, doch umgibt sie dabei die Ahnung des Inhumanen, des Unheils. Im wortwörtlichen Sinne droht die Femme fatale Hygieia den von ihr Hilfe Erhoffenden zum Verhängnis zu werden: Sie allein vermag über das Schicksal des Menschen zu entscheiden, hat es in der Hand, ob sie die heilsbringende Schale reicht und somit Gesundheit gewährt – oder verwehrt. Nicht (nur) die Krankheit, sondern (auch) Hygieia selbst richtet so schlussendlich über Leben und Tod, wovon die sich in ihrem Rücken auftürmenden Toten – die Klimts Zeitgenosse Karl Krauss als Spiegelung der chaotischen Zustände damaliger Krankenhäuser verstand[15] – erschreckendes Zeugnis abzulegen scheinen. Die Allegorie der Gesundheit hat erneut die Gestalt getauscht, hin zu einer im Tarnmantel der

[14] Ebd.

[15] Vgl. Maria Bitsori/Emmanouil Galanakis: *Doctors versus Artists. Gustav Klimt's „Medicine"*, in: *British Medical Journal* 325, 7378 (2002), S. 1506 ff., hier S. 1507.

Medizin versteckten Allegorie des Todes, die wie ein Zerrbild einstiger, göttlicher Hygieia-Vorstellungen erscheint.

Metonymie, Metapher und Markenname

Während die allegorische Verkörperung der Gesundheit zwischen dem 18. und frühen 20. Jahrhundert noch einmal einen Aufschwung nahm – wovon beispielsweise die in Kurorten beliebten Hygieia-Statuen Zeugnis ablegen[16] –, scheint sie heute weitgehend in Vergessenheit geraten zu sein. Als Marken- bzw. Firmenname erfreut sich Hygieia hingegen nach wie vor erstaunlicher Beliebtheit. Firmen wie Hygieia[17] oder Hygeia Medical Supplies and Services, Inc.[18] bewerben im Namen der antiken Göttin der Gesundheit medizinische Leistungen und Produkte wie etwa Insulintherapien, Wundsprays oder Rollstühle, und auch in der Patientenversorgung und medizinischen Forschung taucht ihr Name mitunter auf: So findet sich etwa in Griechenland, dem ‚Geburtsland' der antiken Göttin, ein Hygieia Hospital,[19] das Unternehmen Hygieia Homeopathy bietet unter dem Beistand der antiken Göttin alternative Heilmethoden an,[20] und die Hygieia Biological Laboratories[21] widmen sich wiederum der Erforschung und Entwicklung veterinärmedizinischer Impfstoffe. Als stellvertretende Gottheit für die dem Beworbenen zugeschriebenen Eigenschaften präsentiert sich die einstige Allegorie der Hygieia nun als Metonymie, stehen Eigentliches und Uneigentliches hier doch in einem realen Ähnlichkeitsverhältnis, genauer: in der logischen Kontiguität des hier erkennbaren Spektrums von Gesundheit, Krankheit und Genesung.[22] Hygieia leiht dem Beworbenen also, ganz im Sinne des Metonymischen, ihren Namen (vgl. ‚Metonymie' = ‚Namensvertauschung' von griech. *metá* = ‚(da)nach, später' + *-ónyma* = ‚Name'). Dass es sich dabei gar um einen Personennamen handelt, ist in diesem Kontext durchaus von Bedeutung. Denn indem die angebotenen Gesundheitsprodukte personifiziert werden, wird selbst ein ansonsten anonym-abstraktes Unternehmen mit einer konkret-fassbaren Figur attribuiert, bekommt also ein ‚menschliches' Gesicht – und nicht irgendein Gesicht, sondern das der Hygieia als einem Inbegriff von Gesundheit schlechthin. Der rhetorische Kniff des metonymischen Namenstausches entbehrt insofern nicht einer gewissen Ironie, wird der eigentliche Bereich der Krankheit sprachlich doch *ex negativo* durch den uneigentlichen Bereich der Gesundheit erfasst.[23] Durch die zunehmende semantische Umwidmung Hygieias ins Uneigentli-

16 Vgl. Zbigniew Bela: *Hygieia, Goddess and Pharmacy's It Girl*, in: *The Pharmaceutical Journal* 289, 7737/7738 (2012), S. 716 ff.

17 Vgl. https://hygieia.com (letzter Zugriff 01.04.2021).

18 Vgl. https://www.hygeiamedicalsupplies.com (letzter Zugriff 01.04.2021).

19 Vgl. http://www.hygeia.gr/en (letzter Zugriff 01.04.2021).

20 Vgl. https://www.hygieiahomeopathy.com (letzter Zugriff 01.04.2021).

21 Vgl. http://www.hygieialabs.com (letzter Zugriff 01.04.2021).

22 Zum Konzept des ‚realen Ähnlichkeitsverhältnisses' vgl. Clemens Ottmers: *Rhetorik*, Stuttgart 1996; zur Kontiguitätsrelation vgl. Roman Jakobson: *Two Aspects of Language. Metaphor and Metonymy*, in: *European Literary Theory and Practice. From Existential Phenomenology to Structuralism*, ed. by Vernon Gras, New York 1973, S. 119–129.

23 Angesichts dessen, dass die angebotenen Leistungen weniger in den Bereich traditionellen Gesundheitserhalts, sondern vielmehr in jenen der Krankheitstherapie fallen, würden so – möch-

che verschwimmt die Trennung zwischen Gesundheit und Heilung – die antike Allegorie der Gesundheit wurde verschoben zu einer metonymischen Stellvertreterin der (nun zum Glück nicht mehr Tod, sondern Gesundheit verheißenden) Medizin. Die so erzeugte Polysemie ist also nicht folgenlos: Denn ebenso, wie das Gemeinte durch die Metonymie an der mit ihr verknüpften Bedeutung gewinnt, wird auch das metonymisch Gebrauchte mit Attributionen desjenigen assoziiert, was es als uneigentliche Designation erfassen soll. In unserem Kontext geht der Hygieia-Begriff so auch weniger mit einer allegorischen Verkörperung des jeweils im Fokus stehenden Produkts einher als vielmehr mit einer Assoziierung des Beworbenen mit den Hygieia eigenen De- und Konnotationen, färben durch die Verknüpfung doch die jeweiligen Eigenschaften der miteinander in Beziehung gebrachten Konzeptbereiche unweigerlich aufeinander ab: Während Hygieia mit dem Kranken assoziiert wird, verleiht sie umgekehrt den sie im Namen tragenden Institutionen, Leistungen und Produkten den positiven Beiklang des Gesunden(s). Ihr Name lenkt den Blick von der Krankheit auf die Genesung, betont weder Krankheit und damit verbundene negative Konnotationen wie Angst oder Schmerz noch Krankheitstherapie und die darin stets implizit mitklingende Gefahr des Scheiterns, sondern suggeriert stattdessen in Gesundheit mündenden Behandlungserfolg.

Durch die über den Namen Hygieias aufgerufene Nähe zum Begriff der Hygiene werden nicht zuletzt heute konventionalisierte Vorstellungen von Sauberkeit und Reinlichkeit auf die beworbenen Leistungen und Produkte übertragen. Da sich sowohl Hygieia als auch das in ihrem Namen Beworbene jedoch weiter im Konzeptbereich von Gesundheit und Heilung bewegen, also in systematischem Zusammenhang zueinander stehen, bleibt die Assoziation des Sauberen als ‚hygienisch' unverändert verbunden mit Aspekten des Gesundheitserhalts. Anders verhält sich dies, wenn der Hygieia-Begriff auf Sektoren übertragen wird, die keinen unmittelbaren Bezug zum Gesundheitswesen aufweisen. Zu erwähnen ist hier etwa die Hygieia Group Ltd., die im Namen der antiken Gesundheitsgöttin Reinigungsgeräte vertreibt,[24] das Unternehmen Hygieia Pro Clean säubert Fenster und Regenrinnen,[25] und auch Hygieia Cleaning Services bewirbt seinen Reinigungsservice unter Anrufung göttlichen Beistands: „Every time your home needs a special touch to be *beautiful and spotless* – we will be there for you."[26] Hygieia wird hier zum Werbemittel für einen Bereich, für den, wenn überhaupt, ihre Schwester Aigle, die Göttin der strahlenden Schönheit, geeigneter schiene. Schönheit und Gesundheit können nun zwar durchaus miteinander einhergehen, sind aber natürlich nicht synonym. Schon in der Antike galt Gesundheit als höchstes, der Schönheit vorgestelltes Gut. So heißt es etwa bei Platon: „[D]as Beste sei die Gesundheit, und das zweite in Schönheit einherzugehen und das dritte […] reich sein ohne Falsch."[27] Nicht länger die Opposition von Gesundheit und Krankheit bzw. Heilung, sondern vielmehr die von Sauberkeit vs. Schmutz steht nun im

te man sich weiterhin mit dem Schutz antiker Götter assoziieren – eine metonymische Nutzung von Asklepios oder Hygieias Schwester Akeso, der Göttin des Heilens, eine engere Nähe zwischen eigentlichem Sinn und uneigentlichem Stellvertreter erlauben.

24 Vgl. http://www.hygieiagroup.com (letzter Zugriff 01.04.2021).

25 Vgl. https://hygieia-pro-clean.business.site (letzter Zugriff 01.04.2021).

26 *Welcome to Hygieia Cleaning Services*, Homepage, https://www.hygieia.cleaning (letzter Zugriff 01.04.2021), Hervorhebung d. Verf.

27 Platon: *Platons Werke. Zweiten Teiles erster Band: Gorgias*, übers. von Friedrich E. D. Schleiermacher, Berlin [3]1865, 451 St.1 A. Das Verständnis von Gesundheit als wichtigstem Gut des

Fokus, Konzeptbereiche also, die mit der antiken Vorstellung des Hygieia-Begriffs inhaltlich nur noch wenig gemein haben. Die einstige Allegorie hat erneut ihre – rhetorische – Gestalt getauscht und sich von ihren eigentlichen Ursprüngen entfernt, ist sie nun doch nicht länger (von realer Kontiguität geprägte) Metonymie, sondern (nur mehr auf Similarität beruhende) Metapher.[28]

Hygiene zwischen Schmutz und Symbolik

Gerade in der Literatur kann eine solche Engführung mit Facetten des Säuberns und Reinigens nicht nur in Bezug auf Hygieia, sondern auch für Hygiene beobachtet werden.[29] Das Motiv des Händewaschens lässt in diesem Kontext synekdochisch nachvollziehen, wie fest die Hygiene als Symbol für innere Reinigung verankert ist. Eine der eindrücklichsten Szenen findet sich in William Shakespeares *Lady Macbeth* (ca. 1606), die sich durch exzessives Händewaschen vom imaginären Blut ihres Widersachers und damit von ihrer eigenen Schuld an seiner Ermordung zu reinigen sucht[30] – eine Reaktion auf Schuldgefühle, die als Lady-Macbeth-Effekt auch in die Psychologie Einzug gehalten hat. Es sollte noch gut 300 Jahre dauern, bis es insbesondere durch den ungarischen Chirurgen und Hygieniker Ignaz Semmelweis zu einem zunehmenden Bewusstsein für die gesundheitserhaltende Bedeutung der Handhygiene kam.[31] Dennoch blieb und bleibt der Pilatus'sche Gestus der Handwaschung als Symbol für das Schuldbewusstsein jener, die sich ‚die Hände schmutzig gemacht haben', in der Literatur weiter erhalten: In Ian McEwans Roman *Atonement* (2001) ist es sogar eine Krankenschwester selbst, die, nachdem sie einen Unschuldigen wider besseres Wissen der Vergewaltigung bezichtigt hat, durch extensives Händewaschen eine moralische Läuterung[32] für ihre Schuld zu erreichen sucht, symbolisch unterstützt durch weitere Prozeduren wie die Reinigung des Krankenhauses oder die Säu-

Menschen findet sich ähnlich bei Isocrates, Philemon, Meander und Hippokrates, vgl. Staden: *Health* (Anm. 8), S. 337.

28 Grundlegend zum Dualismus von Metonymie = Kontiguität vs. Metapher = Similarität vgl. Jakobson: *Two Aspects of Language* (Anm. 22); zur Diffusität, welche die Grenze zwischen Metapher und Metonymie dennoch bestimmt, siehe J[ohn] A. Barnden: *Metaphor and Metonymy. Making Their Connections More Slippery*, in: *Cognitive Linguistics* 21 (2010), S. 1–34.

29 Auch wenn hier nicht näher darauf eingegangen wird, kann insbesondere mit Blick auf die nationalsozialistische Hygienemetaphorik nicht oft genug daran erinnert werden, welche Verbrechen gegen die Menschlichkeit eine Instrumentalisierung des Hygienebegriffs nach sich ziehen kann; siehe zu dieser Thematik exemplarisch A[xel] W. Bauer: *Metaphern. Bildersprache und Selbstverständnis der Medizin*, in: *Anaesthesist* 55, 12 (2006), S. 1307–1314, hier S. 1313.

30 Vgl. William Shakespeare: *Macbeth* [ca. 1606], ed. by A. R. Braunmuller, Cambridge [6]2005, vor allem S. 216–220 (Akt 5, Szene 1).

31 Zu verweisen ist hier insbesondere auf Semmelweis' Schrift *Die Aetiologie, der Begriff und die Prophylaxis des Kindbettfiebers*, Pest/Wien/Leipzig 1861, vor allem S. 266–272.

32 Man beachte nicht von ungefähr die Etymologie des Begriffs von mhd. *liutern*: ‚rein machen', ‚klären', vgl. *Mittelhochdeutsches Handwörterbuch von Matthias Lexer*, digitalisierte Fassung, in: *woerterbuchnetz.de*, s. v. liutern, lûtern, Bd. 1, Sp. 1944 f., https://woerterbuchnetz.de/?sigle=Lexer&mode=Vernetzung&lemid=LL01912#0 (letzter Zugriff 01.04.2021).

berung von Patientenwunden.[33] Doch nicht nur bei schuldhaften Figuren, sondern auch jenen, denen zu Unrecht Leid zugefügt wurde, findet sich der äußere Akt der Händewaschung als Symbol für eine innere Reinigung. So wird etwa in Jane Smileys *A Thousand Acres* (1991) oder Loranne Browns *The Handless Maiden* (1998) obsessives (Hände-)Waschen zum Sinnbild für den verzweifelten Versuch der sexuell missbrauchten Protagonistinnen, sich vom Gefühl der Besudelung zu befreien.[34] In Joseph Zoders *Das Glück beim Händewaschen* (1976) wird das Händewaschen schließlich gänzlich ohne Schuld oder Schamgefühle zum übergreifenden Sinnbild für „die Leistungsgesellschaft, die Seifengesellschaft, die Heucheleigesellschaft […]. Das Glück beim Händewaschen empfindet nicht nur Pilatus, sondern eben eine Gesellschaft, die mehr denn je Wert darauflegt, daß nach außen alles in Ordnung ist.“[35]

In den Beispielen des hier unternommenen kurzen Streifzugs lässt sich das Motiv der äußeren Waschung als das vertraute, durchaus konventionalisierte Symbol für innere Läuterung oder Reinigung deuten. Dessen Relation zur ursprünglichen Bedeutung von Hygiene als einer Form des – hier: inneren, moralischen, psychischen – Gesundheitserhalts bleibt weiterhin nachvollziehbar, obgleich Hygieia in all diesen Beispielen nicht selbst in Erscheinung tritt. D. h. nun allerdings nicht, dass Hygieia aus heutigen literarischen Texten gänzlich ausgeschlossen wäre, was erklärlicherweise namentlich dann gilt, wenn diese thematisch explizit auf Dimensionen des Hygienischen fokussiert sind. Denn so fest verankert das antagonistische Bild von Beschmutzung und Reinigung in der Literaturgeschichte ist, finden sich nichtsdestoweniger Werke, in denen Hygiene nicht im übertragenen, sondern – zumindest auf den ersten Blick – ‚eigentlichen‘ Sinne des Wortes in Erscheinung tritt. Zu denken ist in diesem Kontext etwa an den Kinderbuchmarkt, in dem eine Vielzahl an (auch fiktionaler) Literatur[36] dezidiert der Gesundheitsaufklärung gewidmet ist. Beispielhaft hierfür ist Julia Volmerts Bilderbuch *Händewaschen* (2020). Als der kleine Protagonist des Buches beispielsweise angeniest wird, ruft er sofort: „Nicht in meine Richtung! […] Ich will doch nicht deine Hustenbakterien abbekommen und krank werden.“[37] Auf die Frage, wie man sich hiervor schützen könne, wird explizit über Notwendigkeit und Möglichkeit des eigenen und fremden Gesundheitserhalts aufgeklärt: „Auf keinen Fall solltest du in deine Hand husten oder niesen. Denn sonst sind die Bakte-

[33] Vgl. Ian McEwan: *Atonement*, London 2001. Für eine Interpretation hierzu siehe Kathleen Plant: *Water Imagery Used By McEwan*, in: *UKEssays.com*, November 2018, https://www.ukessays.com/essays/english-literature/water-imagery-used-by-mcewan-english-literature-essay.php?vref=1 (letzter Zugriff 01.04.2021).

[34] Vgl. Jane Smiley: *A Thousand Acres*, New York 2001; Loranne Brown: *The Handless Maiden*, Toronto 1998. Vgl. zu dieser Interpretation auch Marinella Rodi-Risberg: *Writing Trauma, Writing Time and Space. Jane Smiley's* A Thousand Acres *and the* Lear *Group of Father-Daughter Incest Narratives*, Dissertation, University Vaasa, 2010, S. 238. Die hier gewählten Beispiele geben nur einen kleinen Ausschnitt aus dem breiten Spektrum dieses Motivs wieder. Ausführlicher zu dieser Thematik siehe etwa *Bodily and Spiritual Hygiene*, ed. by Classen (Anm. 2).

[35] Vgl. Joseph Zoder: *Das Glück beim Händewaschen*, München 1976. Für das Zitat siehe: Alexander Schacht: *Das Glück beim Händewaschen. Interviews mit Romanautor und Filmregisseur*, in: *Augen-Blick. Marburger Hefte zur Medienwissenschaft* 5 (1988), S. 45–64, hier S. 52.

[36] ‚Literarisch‘ ist hier in einem dezidiert weiten, über die Trias von Epik, Dramatik und Lyrik hinausgehenden Sinne verstanden.

[37] Julia Volmert: *Händewaschen – ich mach mit! oder Wie man sich vor ansteckenden Keimen schützen kann*, Haan 2020, o. S.

rien an der Hand und können von dort weiterwandern, wenn du jemandem die Hand gibst oder etwas anfasst!“[38]

Die hier erkennbare Nutzung kinderliterarischer Medien als Möglichkeit, bereits Kleinkindern die Standards körperlicher Hygiene zu vermitteln, hat eine jahrhundertelange Tradition.[39] Eines der bis heute bekanntesten Beispiele ist wohl der *Struwwelpeter* (1845) des Ärzteliteraten Heinrich Hoffmann, in dem das schmutzige Kind mit Schimpf und Schande an den Pranger gestellt und so zu körperlicher Ordnung und Sauberkeit gemahnt wird (Abb. 3).

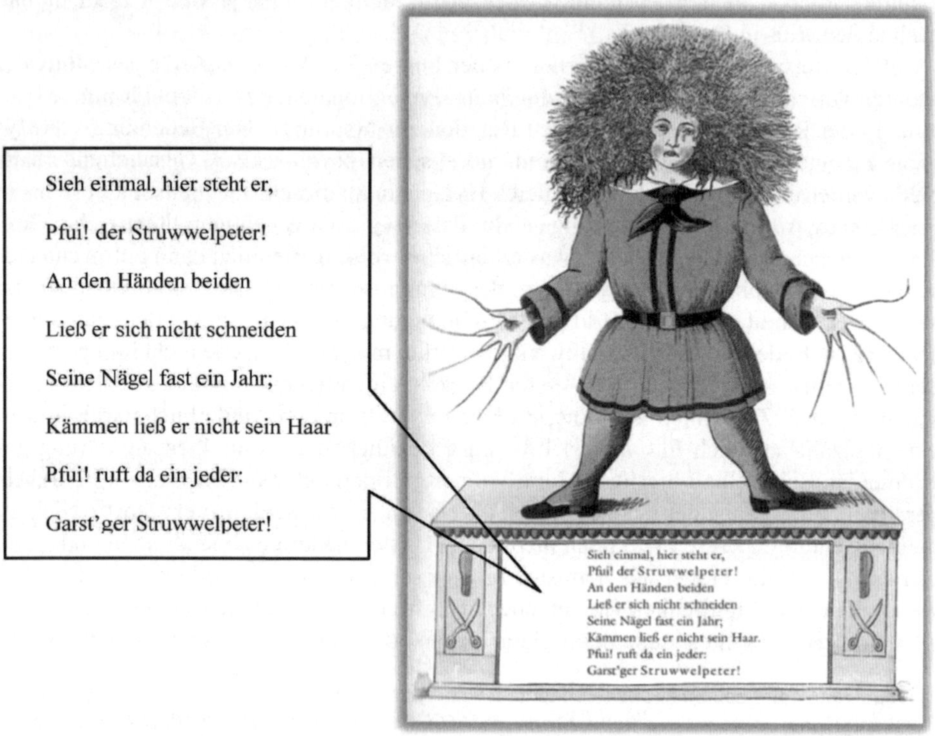
Sieh einmal, hier steht er,
Pfui! der Struwwelpeter!
An den Händen beiden
Ließ er sich nicht schneiden
Seine Nägel fast ein Jahr;
Kämmen ließ er nicht sein Haar
Pfui! ruft da ein jeder:
Garst'ger Struwwelpeter!

Abbildung 3: Heinrich Hoffmann: *Der Struwwelpeter* (1845),
in: Heinrich Hoffmann: *Der Struwwelpeter*, Frankfurt a. M. [400]1917, S. 2.

38 Ebd., o. S.

39 Vgl. Katharina Fürholzer: *‚Iiiieh! Wie eklig!‘ Kinderliteratur als Medium der Hygieneaufklärung*, in: *Hygiene-Aufklärung*, hg. von Ingensiep/Popp (Anm. 2), S. 309–328; siehe zu dieser Thematik auch Uta Schwarz: *„Der Schmutzfink“ und „Großalarm bei Kundi“. Film und Gesundheitsaufklärung nach 1945*, in: *Hauptsache gesund! Gesundheitsaufklärung zwischen Disziplinierung und Emanzipation*, hg. von Susanne Roeßiger/Merk Heidrun, Köln 1998, S. 154–168. Ein Überblick über die historische Entwicklung der medizinischen Kinder- und Jugendliteratur findet sich in *Kind, Krankheit und Krankenhaus im Kinder- und Jugendbuch: Die Sammlung Professor Dr. Dr. Axel Hinrich Murken*, hg. von A[xel] H[inrich] Murken/M[aria] Linsmann/B[ernhard] Schmitz, Troisdorf 2004.

Die einstige Drohgebärde ist heute weitestgehend obsolet geworden und einer Kinderliteratur gewichen, die primär durch Spaß und Humor zu Hygiene zu erziehen sucht. Dass dem Kind wie bei Volmerts *Händewaschen* eine tatsächliche Begründung für die Notwendigkeit körperlicher Hygiene geliefert wird, ist hingegen nach wie vor keine Selbstverständlichkeit.[40] Fehlt nun die Verknüpfung von Hygiene und Gesundheit, stellt sich die Frage, wozu entsprechende Maßnahmen eigentlich dienen: der Krankheitsprävention oder der Sauberkeitsprophylaxe? Und für wen ist sie gut: für das Kind oder die Eltern? Man kann sich in diesem Kontext bisweilen des Eindrucks nicht erwehren, dass die kindliche Hygieneerziehung oftmals weniger der kindlichen Gesundheit denn primär der Wahrung soziokultureller Normen dient: Das Kind

> soll das „Ekelgesicht", das Naserümpfen, den Ekel im Antlitz des Anderen fürchten lernen, d. h. es soll lernen, sich eigenen Schmutzes vor anderen und sogar vor sich selbst zu schämen. Es soll sich dem bedeutsamen Anderen durch Reinlichkeit annehmlich machen. […] Schmutz ist der Feind menschlicher Tadellosigkeit. Schmutz beleidigt. […] Wer die Sitten der Körperhygiene, der Haar- und Kleidungs- und Küchenpflege missachtet, verstößt gegen Regeln der Höflichkeit, Verträglichkeit und Dezenz und läuft Gefahr, Platzverweis zu erhalten und Zutrittsrechte zu verwirken.[41]

Die gezielte Attribuierung einer Person als schmutzig ist dabei nicht zuletzt Ausdruck soziomoralischer Normierungsvorstellungen: Denn bei der moralischen Beurteilung einer Person erfreute sich die „überaus reichhaltige[] Metaphorik des Schmutzes […] als Einschüchterungs-, Disqualifizierungs- und Beschämungsrede" immer wieder grausamer

40 Vgl. Fürholzer: *‚Iiieh! Wie eklig!‘* (Anm. 39).

41 Brigitte Boothe: *Psychoanalyse des Schmutzes. Das Ekelregime*, in: *Figurationen* 9, 2 (2008), S. 7–25, hier S. 9 f. Man beachte anknüpfend daran zudem Sjaak van der Geests Verweis auf die Engführung von Hygiene, Sauberkeit und Schönheit: „During my fieldwork in Ghana, I came to realize that cleanliness is the pre-eminent metaphor to express positive appreciation. Clean = beautiful = attractive = good = civilized = respectable. In Ghanaian English, the expression ‚she is neat‘ is almost synonymous with ‚she is pretty,‘ with the connotation that she is also beautiful in a moral sense: pure. In short, body cleanliness stands for physical and moral attractiveness, whereas dirt symbolizes physical and moral decay. Dirt, or rather the abhorrence of it, plays a central role in human relations. To say that someone is dirty is almost a rejection of the whole person. Cleanliness of the body (the skin, the orifices, the teeth, the nails) and cleanliness with regard to housekeeping, clothing, or one's children, constitutes a basic condition for a person's attractiveness. Physical beauty and attraction are commonly explained in terms of cleanliness." Sjaak van der Geest: *Hygiene and Sanitation. Medical, Social and Psychological Concerns*, in: *Canadian Medical Association Journal* 187, 17 (2015), S. 1313 f., hier S. 1313. Siehe in diesem Zusammenhang auch die Geschichte der Hygiene und Sauberkeit im 20. Jahrhundert bei Smith: *Clean* (Anm. 2), S. 307–344. Für einen historischen Kurzabriss zu Geschichte und Theorie des Schmutzes siehe zudem *Filth. Dirt, Disgust, and Modern Life*, ed. by William A. Cohen/Ryan Johnson, Minneapolis/London 2005. Um sich danach wieder sauber zu fühlen, sei im Anschluss daran Albrecht Classens Abriss über die jahrtausendealte Wahrnehmung von Wasser als gesundheitsförderndem Element empfohlen in Albrecht Classen: *Introduction*, in: *Bodily and Spiritual Hygiene*, ed. by Classen (Anm. 2), S. 1–87.

Beliebtheit.[42] Es wird vor diesem Hintergrund wenig verwundern, dass in der entsprechenden Kinderliteratur das schmutzige, schmutzende Kind nur zu häufig mit dem Affekt des Ekels quittiert wird, Hygieneerziehung also in gewisser Weise durch Abjektsuggestion erfolgt.[43] Was dem Kind damit droht, ist nichts Geringeres als Liebesentzug: Denn während wir Nähe suchen zu dem, was wir lieben, wollen wir das, was uns ekelt, möglichst von uns fernhalten.[44] Inwiefern sich eine solche Botschaft positiv auf den Gesundheitserhalt auszuwirken vermag, bleibt dahingestellt. Werden eigentlich als Gesundheitsmaßnahmen geltende Hygienemaßnahmen wie Händewaschen zum Erhalt soziokultureller oder -moralischer Normen ‚umfunktioniert', verschiebt sich die Beziehung von Bezeichnetem und Bezeichnendem hin zu einem metaphorischen Bezugsverhältnis zweier getrennter Felder (Hygiene vs. Sauberkeit, Äußeres, Schönheit usw.). Diese Verschiebung hat über das Rhetorische hinausreichende Realitätsbedeutung: Denn der Wandel des Hygienischen von körperlichem Gesundheitserhalt hin zu soziokulturell oder -moralisch normierten Bestrebungen des Sauberkeitserhalts birgt die Gefahr, dass die körperliche Hygiene vernachlässigt wird, wenn hierfür Zeugen fehlen:

> Hygienic behavior [...] has more to do with impression management and showing respect to others than with prevention of disease. If we give our house a special cleaning when we expect visitors, we do not do so because we are worried about their health but because we want to make a good impression on them. Washing your hands after defecation – a spear point in present-day sanitation campaigns – is mainly a sign of being civilized and respectful. *Several studies have shown that people are much less motivated to carry out this act of hygiene when nobody is around to observe their good manners.*[45]

So reichhaltig und bereichernd die tropische Nutzung eines Konzeptbereichs wie dem des Hygienischen sein kann, vermag sich diese Verschiebung stets auch auf das Eigentliche, Ursprüngliche auszuwirken – im Guten wie im Schlechten. Denn verblasst die Metapher, kann dies mitunter nichts Geringeres darstellen als eine Bedrohung der eigenen Gesundheit, was dem ursprünglichen Gedanken der Hygieia konträr entgegensteht.

[42] Boothe: *Psychoanalyse des Schmutzes* (Anm. 41), S. 21. Man beachte in diesem Kontext auch Reinhold Bergler: *Psychologie der Hygiene*, Heidelberg 2009. Für die Auswirkungen von Sprachbildern auf unser Bewusstsein, unsere Ich- und Weltwahrnehmung ist in diesem Zusammenhang darüber hinaus zu verweisen auf George Lakoff/Mark Johnson: *Metaphors We Live By*, Amsterdam/Philadelphia 1980.

[43] Vgl. z. B. David Roberts (Text u. Illustration): *Iiiieh! Wie eklig, Berti!*, übers. von Ursula Tanneberger, Leipzig/Frankfurt a. M. 2004. Siehe zu dieser Thematik detaillierter Fürholzer: *‚Iiieh! Wie eklig!'* (Anm. 39). Zur Theorie des Abjekten vgl. Julia Kristeva: *Powers of Horror. An Essay on Abjection*, übers. v. Leon S. Roudiez, New York 1982.

[44] Vgl. Winfried Menninghaus: *Ekel: Theorie und Geschichte einer starken Empfindung*, Frankfurt a. M. 2002, S. 7.

[45] Geest: *Hygiene and sanitation* (Anm. 41), S. 1313, Hervorhebung d. Verf.

Brauchen wir eine neue Hygieia?

Wir genießen heute das Privileg, von den Errungenschaften einer hochentwickelten Medizin zu profitieren. Heißt das nun aber, dass dadurch auch Hygieia in der Medizin des 21. Jahrhunderts ihren festen Platz gefunden hat? Gerald Tannock sieht dies skeptisch: „Medical knowledge focuses on the pathogenesis of diseases and the derivation of intervention strategies, but outside of public health medicine, where fundamental improvements have been driven by hygiene, Hygeia has been neglected. We know a lot about diseases but do we really understand ‚health'?"[46]

Das Wissen um die Möglichkeiten der Medizin zur Krankheitsbekämpfung ebenso wie das gesellschaftliche Vertrauen, das dem Gesundheitswesen entgegengebracht wird, sind von unermesslicher Wichtigkeit – sie dürfen jedoch nicht dazu führen, dass eigene Verantwortungsbereiche in Vergessenheit geraten. Die Coronaviruspandemie, die 2019 ihren Anfang nahm, hat die Bedeutung von Hygiene als Notwendigkeit eigenen und fremden Gesundheitserhalts unmissverständlich deutlich gemacht. Die Maßnahmen, die der Bevölkerung zur Verhinderung von COVID-19 weltweit empfohlen werden, sind dabei Grundformen der Hand-, Hust- und Nieshygiene, wie sie bereits im Kleinkindalter vermittelt werden (sollten).[47] Sind wir uns dieser eigenen Hygieneverantwortung und -möglichkeit nicht (mehr) bewusst und fokussieren stattdessen auf Momente der Therapie und Heilung – schlicht: der Medizin –, drohen zentrale Möglichkeiten der Infektionseindämmung bzw. -verhinderung verloren und das Gesundheitssystem vor unnötige, kaum gerechtfertigte Belastungen gestellt zu werden. Aufgabe der Medizin ist die Krankheitsbehandlung, Aufgabe der Gesellschaft der Gesundheitserhalt – dazu gehört auch, dass Hygiene nicht auf eine reine Trope reduziert wird, die mit Fragen des Gesundheitserhalts nur noch in entfernter Verbindung steht. Es liegt in der eigenen Hand, ob man – schon zu Zeiten der antiken Hygieia bekannte – Maßnahmen einer gesunden Lebensführung oder auch Erkenntnisse der modernen Hand-, Hust- und Nieshygiene im eigentlichen Sinne versteht – oder sie lieber als reine Metaphorik begreifen möchte und sich stattdessen die Hände in Pilatus'scher Unschuld wäscht.

[46] Tannock: *Hygeia versus Asclepios* (Anm. 5); unter Verweis auf Dubos: *Mirage of Health* (Anm. 10).

[47] Vgl. *Coronavirus disease (COVID-19) advice for the public*, ed. by World Health Organization, in: *WHO.int*, 18. März 2020, https://www.who.int/emergencies/diseases/novel-coronavirus-2019/advice-for-public (letzter Zugriff 01.04.2021).

Korrespondenzadressen der Autorinnen und Autoren

Dr. med. Mona Baie
Universität Heidelberg
Institut für Geschichte und Ethik der Medizin
Im Neuenheimer Feld 327
D-69120 Heidelberg
monabaie@hotmail.com

Dr. Amelie Bendheim
Universität Luxemburg
Institut für deutsche Sprache, Literatur und für Interkulturalität
11, Porte des Sciences
L-4366 Esch-sur-Alzette
amelie.bendheim@uni.lu

Prof. Dr. med. Pascal O. Berberat, MME
Technische Universität München
Fakultät für Medizin – Klinikum rechts der Isar
TUM Medical Education Center (TUM MEC)
Lehrstuhl für Medizindidaktik, medizinische Lehrentwicklung und Bildungsforschung
Ismaninger Straße 22
D-81675 München
berberat@tum.de

PD Karin Bischof
Universität Wien
Institut für Politikwissenschaft
Universitätsstraße 7
A-1010 Wien
karin.bischof@univie.ac.at

Prof. Dr. Kirsten Brukamp
Evangelische Hochschule Ludwigsburg
Forschungsgruppe Gesundheit – Technik – Ethik
Paulusweg 6
D-71638 Ludwigsburg
k.brukamp@eh-ludwigsburg.de

Dr. Katharina Fürholzer
University of Pennsylvania
Comparative Literature & Literary Theory
720 Williams Hall
US-Philadelphia, PA 19104
kfuer@sas.upenn.edu

Prof. Dr. Katharina Grätz
Deutsches Seminar
Albert-Ludwigs-Universität Freiburg
Platz der Universität 3
D-79085 Freiburg im Breisgau
katharina.graetz@germanistik.uni-freiburg.de

lic. phil. Yvonne Ilg
Universität Zürich
Deutsches Seminar
Schönberggasse 2
CH-8001 Zürich
yvonne.ilg@ds.uzh.ch

PD Dr. Sebastian Kaufmann
Albert-Ludwigs-Universität Freiburg
Deutsches Seminar - Neuere Deutsche Literatur
Platz der Universität 3
D-79085 Freiburg
sebastian.kaufmann@germanistik.uni-freiburg.de

PD Dr. Sonja Kerth
Universität Bremen
Fachbereich 10
GW2, B3374
Universitäts-Boulevard 13
28359 Bremen
skerth@uni-bremen.de

Prof. Dr. Jennifer Pavlik
Universität Kassel
FB 02 Geistes- und Kulturwissenschaften
Institut für Germanistik
Kurt-Wolters-Str. 5
D-34125 Kassel
jennifer.pavlik@uni-kassel.de

Dr. Irene Poczka
Politologinnen Institut
https://politologinnen.org
irene.poczka@politologinnen.org

Daniel Teufel, M.A.
Technische Universität München
Fakultät für Medizin – Klinikum rechts der Isar
TUM Medical Education Center (TUM MEC)
Lehrstuhl für Medizindidaktik, medizinische Lehrentwicklung und Bildungsforschung
Ismaninger Straße 22
D-81675 München
daniel.teufel@tum.de

Dr. Felix Tirschmann
Evangelische Hochschule Ludwigsburg
Forschungsgruppe Gesundheit – Technik – Ethik
Paulusweg 6
D-71638 Ludwigsburg
f.tirschmann@eh-ludwigsburg.de

Prof. Dr. Claus Zittel
Università Ca‘ Foscari Venezia
Dipartimento di studi linguistici e culturali comparati
Germanistica
Palazzo Cosulich – Zattere, Dorsoduro 1405
I-30123 Venezia
claus.zittel@unive.it